A. Kruse ■ E. Schmitt Wir haben uns als Deutsche gefühlt

A. Kruse
E. Schmitt

Wir haben uns als Deutsche gefühlt

*Lebensrückblick
und Lebenssituation
jüdischer Emigranten
und Lagerhäftlinge*

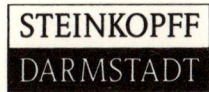
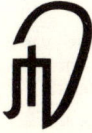

Prof. Dr. Andreas Kruse
Dr. Eric Schmitt
Institut für Gerontologie
Ruprecht-Karls-Universität
Bergheimer Straße 20
69115 Heidelberg

ISBN 3-7985-1035-0 Steinkopff Verlag, Darmstadt

Die Deutsche Bibliothek – CIP-Einheitsaufnahme
Wir haben uns als Deutsche gefühlt: Lebensrückblick und Lebenssituation jüdischer Emigranten und Lagerhäftlinge/A. Kruse; E. Schmitt. – Darmstadt: Steinkopff, 2000
ISBN 3-7985-1035-0

Dieses Werk ist urheberrechtlich geschützt. Die dadurch begründeten Rechte, insbesondere die der Übersetzung, des Nachdrucks, des Vortrags, der Entnahme von Abbildungen und Tabellen, der Funksendung, der Mikroverfilmung oder der Vervielfältigung auf anderen Wegen und der Speicherung in Datenverarbeitungsanlagen, bleiben, auch bei nur auszugsweiser Verwertung, vorbehalten. Eine Vervielfältigung dieses Werkes oder von Teilen dieses Werkes ist auch im Einzelfall nur in den Grenzen der gesetzlichen Bestimmungen des Urheberrechtsgesetzes der Bundesrepublik Deutschland vom 9. September 1965 in der jeweils geltenden Fassung zulässig. Sie ist grundsätzlich vergütungspflichtig. Zuwiderhandlungen unterliegen den Strafbestimmungen des Urheberrechtsgesetzes.

© Steinkopff Verlag, Darmstadt 2000
Printed in Germany

Redaktion: S. Ibkendanz   Herstellung: K. Schwind
Umschlaggestaltung: Erich Kirchner, Heidelberg
Sazt: K+V Fotosatz GmbH, Beerfelden

SPIN 10502494   85/7231-5 4 3 2 1 0 – Gedruckt auf säurefreiem Papier

Danksagung

Den Gesprächspartnern in Argentinien, Deutschland, Israel und den Vereinigten Staaten gilt unser Dank für die Teilnahme an der Studie und für das Vertrauen, das sie uns geschenkt haben. Wir bedanken uns weiterhin bei allen Einrichtungen und Personen, die uns bei der Herstellung von Kontakten unterstützt oder die uns wichtige Anregungen während der Entstehung des vorliegenden Buches gegeben haben. Stellvertretend für diese Einrichtungen und Personen möchten wir nennen:

Prof. Dr. Bernhard Baum, Northwestern University, Chicago
Dorothy Becker, Leiterin Self Help, Chicago
Prof. Dr. Manfred Bergener, Köln
Prof. Dr. Simon Bergman, Brookdale-Institute, Jerusalem; University Tel Aviv
Marcela Bertone, Altenheim San Miguel, Buenos Aires
Dr. Thomas Dreyfus, Buenos Aires
Dr. Brita Eckert, Leiterin Exilarchiv 1933–1945, Deutsche Bibliothek, Frankfurt/Main
John Fink, Chicago
Prof. Dr. Sanford Finkel, Northwestern University, Chicago
Samuel Finkelstein, Herausgeber der Semanario Israelita, Buenos Aires
Dipl. Psych. Monika Gottschalk, Altenheim San Miguel, Buenos Aires
Prof. Dr. Carl-Friedrich Graumann, Universität Heidelberg
Jakob Gross, Berlin

Dr. Ruth Gross, Leiterin Bildarchiv Abraham Pisarek, Berlin

Hans Harf, ehem. Rabbiner der Nueva Comunidad Israelita, Buenos Aires

Jochen Henrichsmeier, ehem. Vorstandsvorsitzender der Allgemeinen Hypothekenbank, Frankfurt/Main

Bundesministerin a. D. Prof. Dr. Dr. h.c. Ursula Lehr, Universität Heidelberg

Manfredo Lewin, ehem. Präsident der Zentralvertretung der Juden in Argentinien, Buenos Aires

Lisa Moos-Liebmann, Bad Soden

Prof. Dr. Erhard Olbrich, Universität Erlangen

Ernst Oppenheimer, Präsident des Hilfsvereins deutschsprechender Juden, Buenos Aires

Erna Redlich, Bad Kissingen

Dr. Kurt Julio Riegner, Buenos Aires

Simon Schlachet, ehem. Mitglied des Zentralrats der Juden in Deutschland, Aachen

Prof. Dr. Frank Schulz-Nieswandt, Universität Köln

Dr. Alfredo Schwarcz, Buenos Aires

Prof. Dr. Joel Shanan, Hebrew University, Jerusalem

Prof. Dr. Dr. h.c. mult. Hans Thomae, Universität Bonn

Dr. Alfred Wachs, Haifa

Edith Wachs, Haifa

Prof. Dr. Hannah Weihl, Brookdale-Institute, Jerusalem; Hebrew University, Jerusalem

Dr. Joachim Wilbers, Trier

Frau Ibkendanz und Herrn Schwind, Steinkopff Verlag, danken wir für die sehr gute Zusammenarbeit im Prozeß der Herstellung des Buches.

Das Projekt wurde durch die Stiftung der Allgemeinen Hypothekenbank, Frankfurt/Main, großzügig gefördert. Der Stiftung gilt unser Dank.

Heidelberg   *Andreas Kruse*
                                                 Eric Schmitt

Inhaltsverzeichnis

KAPITEL 1 Einführung: Zur Idee und Geschichte
           des Projekts   3

KAPITEL 2 Zur Geschichte
           der jüdischen Emigration
           im Nationalsozialismus   13
   2.1 Historische Daten zur Emigration
        der deutschen Juden während der Zeit
        des Nationalsozialismus   14
   2.2 Bedeutsame gesellschaftliche Merkmale
        der jüdischen Emigration
        im Nationalsozialismus   16
   2.3 Die Auswahl der Länder
        für unser Forschungsprojekt   25

KAPITEL 3 Fünf Lebensgeschichten
           (ehemaliger) jüdischer Emigranten . .   31
     Frau H.   34
     Herr A.   50
     Frau M.   64
     Herr B.   82
     Frau W. 101

KAPITEL 4 Methodik der Untersuchung 119
   4.1 Das halbstrukturierte Interview 120
   4.2 Vorbereitung der Interviews 122
   4.3 Durchführung der Interviews 128

Kapitel 5 Stichprobe (ehemaliger) jüdischer Emigranten 139

5.1 Gewinnung der Stichprobe 139
5.2 Stichprobe im Überblick 142

Kapitel 6 Erinnerungen an traumatische Erlebnisse im Nationalsozialismus bei (ehemaligen) jüdischen Emigranten 149

6.1 Die Bedeutung von Erinnerungen an die Zeit im Nationalsozialismus für das Erleben der gegenwärtigen Situation 149
6.2 Analyse von Themen der Erinnerungen an die persönliche Geschichte im Nationalsozialismus 152
6.3 Analyse alltäglicher Kontexte der Erinnerungen an traumatische Erlebnisse im Nationalsozialismus 156
6.4 In welchen Kontexten treten Erinnerungen auf? 158
6.5 Unterschiede in der Bedeutung alltäglicher Kontexte für das Auftreten von Erinnerungen zwischen Emigranten in verschiedenen Ländern 166
6.6 Werden Erinnerungen im Alter stärker? .. 168

Kapitel 7 Formen der Auseinandersetzung mit Erinnerungen bei (ehemaligen) jüdischen Emigranten 177

7.1 Bestimmung von Formen der Auseinandersetzung mit Erinnerungen an erlittene Traumatisierungen im Nationalsozialismus 177
7.2 Welche Formen der Auseinandersetzung lassen sich differenzieren? 178

Kapitel 8 Formen sozialer Identität
bei (ehemaligen) jüdischen
Emigranten 191
8.1 Zum Begriff der sozialen Identität 191
8.2 Die Erfassung unterschiedlicher Formen
sozialer Identität (ehemaliger) jüdischer
Emigranten 194
8.3 Welche Formen sozialer Identität lassen
sich differenzieren? 197
8.4 Vergleich zwischen
den verschiedenen Ländern 204

Kapitel 9 Motive für oder gegen die Rückkehr
nach Deutschland 211
9.1 Einige Bemerkungen zur Akzeptanz
der Entscheidung, heute wieder
in Deutschland zu leben 212
9.2 Einige Bemerkungen zum Selbstverständnis
der jüdischen Minorität – Vom „deutschen
Juden" zum „Juden in Deutschland"? 214
9.3 Kommt in der Rückkehr
nach Deutschland ein Selbstverständnis
als „deutsch" zum Ausdruck? 215
9.4 Die Lebenssituation nach Deutschland
zurückgekehrter jüdischer Emigranten
als potentieller Identitätskonflikt 221
9.5 Haben die jüdischen Emigranten
ihre Entscheidung, nach Deutschland
zurückzukehren, bereut? 222
9.6 Die Frage der Auswanderung bei jüdischen
Emigranten, die im Zielland der Emigration
geblieben sind 226
9.7 Kinderlosigkeit und Rückkehr
nach Deutschland 230

KAPITEL 10 Erinnerungen an traumatische
Erlebnisse im Nationalsozialismus
bei ehemaligen jüdischen
Lagerhäftlingen 235

10.1 Zur Geschichte der Konzentrations-
und Vernichtungslager
im Nationalsozialismus 237

10.2 Stichprobe der befragten
ehemaligen Lagerhäftlinge 242

10.3 Themen der Erinnerungen
an das persönliche Schicksal
im Nationalsozialismus 248

10.4 Alltägliche Kontexte der Erinnerungen
an das persönliche Schicksal
im Nationalsozialismus 252

10.5 Haben im Alter Erinnerungen
an traumatische Erlebnisse in der Zeit
des Nationalsozialismus zugenommen? ... 257

KAPITEL 11 Zusammenfassung und Ausblick ... 263

Literaturverzeichnis 277

Sachverzeichnis 281

Bildnachweis 285

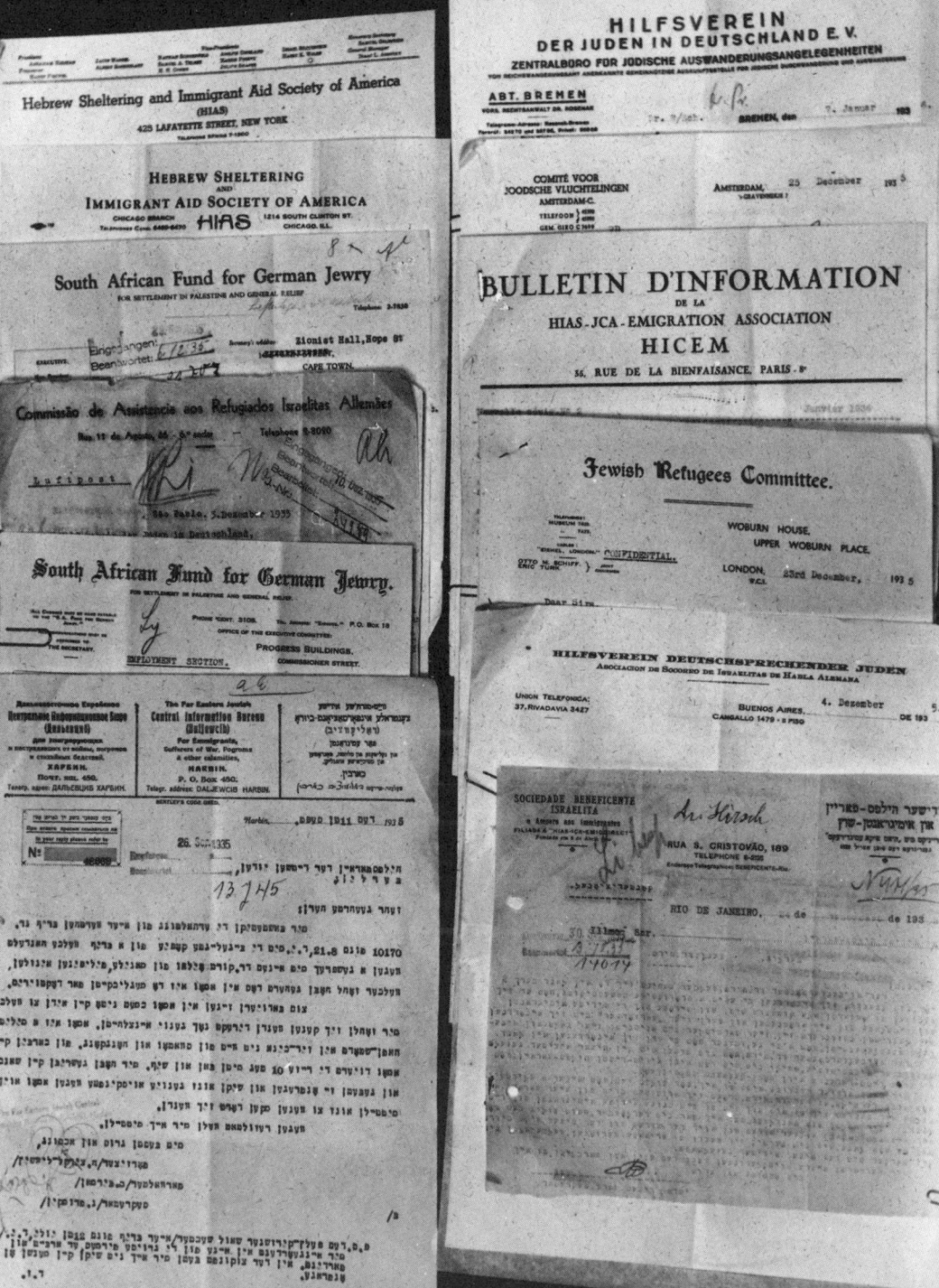

Kapitel 1 Einführung: Zur Idee und Geschichte des Projekts

„Wir haben uns als Deutsche gefühlt": Diese Feststellung wurde in unseren Interviews mit jüdischen Überlebenden der nationalsozialistischen Gewaltherrschaft häufig getroffen. Sie verweist nicht nur auf ein Gefühl der Verbundenheit mit Deutschland, seiner Geschichte und Kultur, wie es bis zum 30. Januar 1933, dem Tag der „Machtergreifung" durch die Nationalsozialisten, vor allem für das jüdische (Bildungs-)Bürgertum der Weimarer Republik, über dieses hinaus aber auch für die deutliche Mehrzahl der damaligen deutschen Juden charakteristisch gewesen ist. In der Aussage „Wir haben uns als Deutsche gefühlt" spiegelt sich auch das aktuelle persönliche Verhältnis zu Deutschland wider: Indem unsere Gesprächspartner rückblickend berichteten, sich als Deutsche „gefühlt zu haben", brachten sie auch zum Ausdruck, daß dies heute für sie nicht mehr oder nicht mehr uneingeschränkt möglich ist. Ihr Verhältnis zu Deutschland war in keinem Fall frei von Problemen. Unabhängig davon, ob zu einem späteren Zeitpunkt der Biographie die Entscheidung getroffen wurde, die deutsche Staatsangehörigkeit wieder anzunehmen, waren die Begriffe „deutsch" oder „Deutschland" eng mit quälenden Erinnerungen verknüpft. Aber auch wenn unsere Gesprächspartner berichteten, sich heute nicht mehr als Deutsche zu fühlen, so bedeutet dies nicht, daß ihnen Deutschland heute gleichgültig wäre, daß sie sich uneingeschränkt als Argentinier, Israelis oder US-Amerikaner fühlen könnten, daß sie eine eindeutige Identität als „Nicht-Deutsche" besitzen würden. Unabhängig von der Staatsangehörigkeit wurden in den Interviews immer wieder Gefühle persönlicher Nähe zur deutschen Literatur, Musik und Kunst sowie zur Natur in Deutschland deutlich. Auch jene Menschen, die die deutsche Staatsangehörigkeit nicht wieder angenommen und nach dem Zusammenbruch der nationalsozialistischen Gewaltherrschaft deutschen Boden nicht mehr betreten haben, sprachen zumindest in Teilen des Interviews Deutsch.

Mit der Formulierung „Wir haben uns als Deutsche gefühlt" wird zum Ausdruck gebracht, daß ein ehemals ungestörtes Verhältnis zur deutschen Nation aufgrund des persönlichen Schicksals in der Zeit des Nationalsozialismus zerstört oder tiefgreifend in Frage gestellt wurde. Bis heute ist das Verhältnis zu Deutschland in hohem Maße *ambivalent*. Dies gilt auch für jene Menschen, die nach der Befreiung aus den Vernichtungslagern in Deutschland geblieben oder die nach Jahrzehnten der Emigration wieder nach Deutschland zurückgekehrt sind. Keine der heute in Deutschland lebenden Personen hat für sich befunden, daß Deutschland wieder *wirkliche Heimat* geworden sei. Denn die Erinnerungen an das persönliche Schicksal in der Zeit des Nationalsozialismus lassen keine Gefühle der Heimatverbundenheit entstehen. In den Gesprächen über Deutschland und die Deutschen wurde immer differenziert zwischen jenen Deutschen, die sich im „Dritten Reich" nicht schuldig machten, die sich von der nationalsozialistischen Ideologie distanzierten und diese zum Teil zu bekämpfen versuchten, und jenen, die sich mit ihr identifizierten, die die Politik der nationalsozialistischen Diktatur begrüßten und diese auch aus freien Stücken persönlich unterstützten. Weiterhin differenzierten unsere Gesprächspartner zwischen jenen Menschen, die heute die Ansicht vertreten, man müsse sich mit der Geschichte im „Dritten Reich" und der nationalsozialistischen Judenverfolgung beschäftigen und versuchen, aus diesem ebenso schrecklichen wie bedeutsamen Teil der deutschen Geschichte zu lernen, und jenen, die der Auffassung sind, Deutschland habe ein Recht darauf, daß die von den Nationalsozialisten begangenen Verbrechen heute nicht mehr thematisiert werden.

Wir haben für das vorliegende Buch den Titel „Wir haben uns als Deutsche gefühlt" gewählt, weil sich in dieser Aussage die ursprüngliche Idee unserer Forschungsarbeiten zur Lebenssituation und zum Lebensrückblick der im Nationalsozialismus verfolgten deutschen Juden widerspiegelt: aus psychologischer Perspektive zu untersuchen, welche Auswirkungen die nationalsozialistische Gewaltherrschaft auf die psychische Situation der verfolgten Juden gehabt hat und noch hat. Diese Fragestellung ist bis heute fast ausschließlich unter einer psychopathologischen Perspektive bearbeitet worden. Unseres Erachtens zählt die Beschreibung eines „Überlebendensyndroms" oder „KZ-Syndroms" ohne Frage zu den bedeutendsten Ergebnissen der wissenschaftlichen Auseinandersetzung mit dem Holocaust. Sie hat dazu beigetragen, daß man dem Schicksal der im Nationalsozialismus verfolgten Menschen in unserer Gesellschaft besser gerecht geworden ist. Es ist ein bleibendes Verdienst psychopathologischer Arbeiten zu den Folgen der nationalsozialistischen Verfolgung, daß die bis zum Beginn der 60er Jahre vorherrschende Lehrmeinung einer geradezu unbegrenzten Ausgleichsfähigkeit des Organismus nach psychischer Belastung revidiert worden ist. Erst durch die Anerkennung originär erlebnisreaktiver Folgeschäden und die damit verbundene Zurückweisung einer Unterstellung ungerechtfertigter Begehrensvorstellungen als eigentlicher Ursache abnormer seelischer Reaktionen wurde eine psychiatrische Begutachtung von Überlebenden möglich, die als eine Grundlage für die Regelung künftiger Wiedergutmachungsleistungen dienen konnte. Dennoch wird unseres Erachtens eine Analyse der gegenwärtigen Lebenssituation von Opfern der nationalsozialistischen Gewaltherrschaft unter einer *ausschließlich* psychopathologischen Perspektive den betroffenen Menschen nicht gerecht. Unsere Forschungsarbeiten zur Lebenssituation und zum Lebensrückblick der jüdischen Opfer des Nationalsozialismus standen unter der Leitidee, neben charakteristischen Folgeschäden der Verfolgung *auch spezifische Kompetenzen, die in der Gestaltung der eigenen Lebenssituation und in der Auseinandersetzung mit Belastungen deutlich werden, zu beschreiben.* Aus Deutschland vertriebene Juden bereicherten das kulturelle Leben in zahlreichen Zielländern der Emigration, trugen zu der nach 1945 dominierenden Stellung der US-amerikanischen Wissenschaft auf zahlreichen Gebieten bei, gaben entscheidende Impulse für die wirtschaftliche und soziale Entwicklung in Israel, wie auch in latein- und mittelamerikanischen Staaten. Doch beschränken sich aus unserer Perspektive die außerordentlichen Leistungen der jüdischen Opfer des Nationalsozialismus nicht auf spezifische wissenschaftliche, wirtschaftliche oder andere kulturelle Leistungen. Die Zeit des „Dritten Reiches" markiert sicherlich eine zumindest in der deutschen Geschichte, wenn nicht überhaupt einzigartige Periode der Diskriminierung, Verfolgung und Vernichtung von Menschen aufgrund ihrer Zugehörigkeit zu einer vermeintlichen Rasse. Die Auswirkungen der nationalsozialistischen Ideologie und Politik auf die Biographien der damals in Deutschland lebenden Juden sind vielfältig und dauerhaft, erstrecken sich auf den beruflichen wie auf den familiären Bereich, betreffen die Frage nach der eigenen sozialen und persönlichen Identität ebenso wie die finanzielle Absicherung oder den Gesundheitszustand sowie die Verfügbarkeit sozialer Unterstützungs- und Sicherungssysteme. Aus diesem Grunde interessierte uns zu Beginn unserer Forschungsarbeiten vor allem die

Frage, *ob und wie es jüdischen Emigranten gelungen ist, sich an eine derart grundlegend veränderte Lebenssituation anzupassen und eine neue, persönlich zufriedenstellende und tragfähige Lebensperspektive aufzubauen.* Diese Frage erschien uns aus drei Gründen als besonders bedeutsam: Erstens gingen wir davon aus, daß, angesichts der Judenverfolgung im Nationalsozialismus und der persönlich erfahrenen Zurückweisung und Ausgrenzung durch andere Menschen, die Aufrechterhaltung eines Selbstverständnisses als „deutsch" für die betroffenen Menschen problematisch war. Zweitens erschien uns auch ein Selbstverständnis als Bürger des Aufnahmelandes erheblich erschwert: Zum einen waren die Emigranten mit der Sprache und Kultur im Zielland der Emigration sowie mit der Mentalität der Bevölkerung nicht ausreichend vertraut. Zum anderen gingen wir davon aus, daß schon allein durch die persönliche Geschichte im Nationalsozialismus eine Identifikation mit der Bevölkerung des Aufnahmelandes nur in Grenzen möglich war. Ein dritter Grund für unser Interesse an der Frage, wie es jüdischen Emigranten gelungen ist, im Zielland der Emigration eine neue Lebensperspektive aufzubauen, leitet sich aus den vorliegenden Arbeiten zu Folgeschäden der Verfolgung im Nationalsozialismus ab. Wir gingen davon aus, daß die Konfrontation mit Erinnerungen an erlittene Traumatisierungen neu aufgebaute Lebensperspektiven gefährden kann. Aus diesem Grunde galt unser Forschungsinteresse auch der in unterschiedlichen Lebensabschnitten empfundenen Intensität belastender Erinnerungen und der Art der Auseinandersetzung mit diesen Erinnerungen.

Für die Beantwortung unserer forschungsleitenden Frage – „(Wie) Ist es den aus Deutschland vertriebenen Juden nach der nationalsozialistischen Gewaltherrschaft gelungen, eine neue Lebensperspektive aufzubauen und aufrechtzuerhalten?" – erschien es notwendig, zwischen verschiedenen Zielländern der Emigration zu unterscheiden. Wir wählten jene drei Länder aus, in die der größte Teil der Emigranten während des „Dritten Reichs" ausgewandert war: Argentinien, Israel (zum Zeitpunkt der Emigration: Palästina) und die USA. Diese Emigrationsländer stellten durchaus unterschiedliche Anforderungen in bezug auf die Anpassung an Gesellschaft, Kultur und klimatische Bedingungen sowie die Gründung einer neuen Existenz. In diesen drei Ländern wurden jeweils 30 Emigranten befragt. Aus den Interviews ging hervor, daß es den meisten gelungen ist, sich an die Lebensverhältnisse in diesen Ländern anzupassen und eine neue Existenz zu gründen. Weiterhin war eine relativ hohe Identifikation mit Gesellschaft und Kultur des jeweiligen Landes erkennbar. Doch fiel auf, daß vor allem die in Argentinien oder in den USA lebenden

Emigranten eine hohe *innere Verbundenheit mit der deutschen Sprache und Kultur* zeigten, obwohl viele von ihnen betonten, daß sie sich eine Rückkehr nach Deutschland nicht mehr vorstellen könnten. Manche lehnten es ab, Deutsch zu sprechen; doch nicht selten rezitierten sie im Laufe des Interviews Gedichte oder Passagen aus der deutschen Literatur; zudem sprachen sie in späteren Abschnitten des Interviews manchmal dann doch Deutsch.

Wenn Aussagen zur Lebenssituation von Emigranten getroffen werden sollen, so ist auch zu berücksichtigen, daß ein Teil von ihnen wieder nach Deutschland zurückgekehrt ist. Die Rückkehr nach Deutschland und das Leben in diesem Land stellen für die im Nationalsozialismus verfolgten Juden besondere Probleme dar. Zum einen werden sie in Deutschland wieder stärker mit den Erinnerungen an die erlittenen Traumatisierungen konfrontiert. Zum anderen können sie sich nicht vor Gesprächen mit Personen schützen, die ihre Abneigung gegen Juden oder zumindest Gleichgültigkeit gegenüber dem Schicksal der Juden im „Dritten Reich" erkennen lassen. Und schließlich lösen Ausschreitungen gegen ausländische Mitbürger in Deutschland Ängste aus. Wir wollten in unserer Forschungsarbeit auch den *Gründen für die Rückkehr nach Deutschland* nachgehen: Wie ist es zu erklären, daß Menschen in ein Land zurückkehren, in dem sie Jahrzehnte zuvor verfolgt und diskriminiert worden sind und aus dem sie fliehen mußten? Zur Beantwortung dieser Frage wurden Interviews mit Emigranten geführt, die *im Alter* aus Argentinien, aus Israel und aus den USA nach Deutschland zurückgekehrt sind (diese Gruppe umfaßt 90 Personen, 30 Personen aus jedem dieser drei Emigrationsländer).

Bislang haben wir nur von (ehemaligen) jüdischen Emigranten gesprochen. Tatsächlich hatten wir zunächst nicht die Absicht, in unsere Untersuchungen auch Menschen einzubeziehen, die während der Zeit des Nationalsozialismus in einem Vernichtungslager interniert waren. Ausschlaggebend für diese Entscheidung war die Annahme, daß für die betroffenen Menschen Fragen nach der Deportation oder nach der Zeit im Vernichtungslager zu belastend wären und deshalb in Interviews nicht thematisiert werden sollten. Andererseits erschien es uns zu Beginn unserer Forschungsarbeiten nicht möglich, Interviews mit ehemaligen Vernichtungslagerhäftlingen zu führen, in denen nicht oder nur am Rande über Deportation und Lagerhaft gesprochen wird. Da wir die Frage nach einer angemessenen Form der Thematisierung von Deportation und Lagerhaft in Interviews nicht beantworten konnten, entschieden wir uns für eine Beschränkung unserer Forschungsarbeiten auf (ehemalige) jüdische Emigranten. Unsere Untersuchungen führten uns aber bald auch zu jenen Menschen, die in einem Vernichtungslager interniert waren. Entgegen unseren Erwartungen bestand bei diesen ein ausgeprägtes Interesse an einem Gespräch über die Zeit der nationalsozialistischen Gewaltherrschaft sowie über deren Bedeutung für die weitere persönliche wie für die weitere gesellschaftliche Entwicklung. Unsere Zweifel an der Möglichkeit einer adäquaten Thematisierung von Deportation und Lagerhaft waren insofern unbegründet, als wir unseren Gesprächspartnern die Entscheidung überlassen konnten, inwieweit sie über spezifische Ereignisse sprechen wollten. Nachdem wir davon ausgehen konnten, daß bei ehemaligen Vernichtungslagerhäftlingen nicht nur ein Interesse an unseren Forschungsarbeiten bestand, sondern über dieses hinaus auch eine Bereitschaft zur persönlichen Teilnahme an unserem Forschungsprojekt, entschlossen wir uns, eine zusätzliche Stichprobe ehemaliger Vernichtungslagerhäftlinge aufzunehmen, die insgesamt 68 Personen umfaßt. Von diesen leben heute 48 in Israel, 20 sind nach der Befreiung aus dem Lager in Deutschland geblieben.

Uns war die Frage wichtig, wie viele der um Teilnahme gebetenen Personen eine solche Teilnahme ablehnten, um einschätzen zu können, (a) wie groß das persönliche Interesse an dem Projekt ist und (b) ob wir mit der Befragung ehemaliger Emigranten und Lagerhäftlinge möglicherweise gegen ethische Prinzipien verstoßen würden – wäre dies der Fall gewesen, so hätte eine große Zahl der angesprochenen Personen die Teilnahme ablehnen müssen.

Insgesamt wurden 298 Menschen angesprochen; nur 14 von ihnen lehnten die Teilnahme ab (10 Emigranten, 4 ehemalige Lagerhäftlinge). 257 Personen gaben nicht nur ihre Zustimmung zur Befragung, sie betonten zugleich, daß sie einer solchen Befragung große Bedeutung beimessen. Der wichtigste Beweggrund für die Teilnahme wurde von den Befragten folgendermaßen umschrieben: Viele der potentiellen *Zeitzeugen der Geschichte* seien bereits verstorben, die noch lebenden hätten nur noch eine sehr begrenzte Lebenszeit. Aus diesem Grund solle die verbleibende Zeit auch genutzt werden, um über persönliche Erlebnisse im „Dritten Reich" und im Holocaust zu berichten. Die persönlichen Berichte seien im Sinne eines *Vermächtnisses* an die nachfolgenden Generationen zu verstehen. Es sei positiv zu bewerten, daß sich jüngere Menschen aus Deutschland für die Geschichte und das Schicksal ehemaliger Emigranten und Lagerhäftlinge interessieren. Aufgrund dieses genannten Teilnahmemotivs kann davon ausgegangen werden, daß wir mit den Befragungen dem Wunsch vieler Menschen entgegenkamen, über ihre persönliche Geschichte und ihr persönliches Schicksal zu sprechen.

Von den 284 Personen, die ihre Zustimmung zur Teilnahme gegeben hatten, konnten wir 248 befragen. 12 Personen waren körperlich so stark geschwächt, daß sie das Interview physisch nicht durchgestanden hätten. 23 Personen litten an starken Depressionen, so daß wir davon ausgehen mußten, daß die Schilderung der Biographie und der aktuellen Situation stark von psychischen Symptomen beeinflußt worden wäre und zudem die Befindlichkeit der Gesprächspartner in einem nicht zu vertretenden Maße beeinträchtigt hätte. Eine Person hat ihre Bereitschaft zur Teilnahme an der Befragung wieder zurückgezogen. Die Interviews wurden zwischen 1987 und 1995 geführt.

In unseren Forschungsarbeiten zur Lebenssituation und zum Lebensrückblick jüdischer Opfer des Nationalsozialismus haben wir uns ausschließlich auf Menschen konzentriert, die vor der sogenannten Machtergreifung der Nationalsozialisten in Deutschland gelebt haben und die deutsche Staatsangehörigkeit besaßen. Die Stichprobe der ehemaligen Vernichtungslagerhäftlinge ist deshalb naturgemäß erheblich kleiner als jene (ehemaliger) jüdischer Emigranten. Schon aus diesem Grunde lassen sich unsere für die Gruppe der ehemaligen Vernichtungslagerhäftlinge ermittelten Ergebnisse nicht in ähnlichem Umfang verallgemeinern wie unsere Ergebnisse für die Gruppe (ehemaliger) Emigranten. Der Schwerpunkt des vorliegenden Buches liegt deshalb vor allem auf der Darstellung von Befunden zur gegenwärtigen Lebenssituation und zum Lebensrückblick (ehemaliger) jüdischer Emigranten. Der Aufbau des Buches ist im folgenden Kasten zusammenfassend dargestellt.

Kapitel 2: Zur Geschichte der jüdischen Emigration im Nationalsozialismus
Kapitel 3: Fünf Lebensgeschichten (ehemaliger) jüdischer Emigranten
Kapitel 4: Methodik der Untersuchung
Kapitel 5: Stichprobe (ehemaliger) jüdischer Emigranten
Kapitel 6: Erinnerungen an traumatische Erlebnisse im Nationalsozialismus bei (ehemaligen) jüdischen Emigranten
Kapitel 7: Formen der Auseinandersetzung mit Erinnerungen bei (ehemaligen) jüdischen Emigranten
Kapitel 8: Formen sozialer Identität bei (ehemaligen) jüdischen Emigranten
Kapitel 9: Motive für oder gegen die Rückkehr nach Deutschland
Kapitel 10: Erinnerungen an traumatische Erlebnisse im Nationalsozialismus bei ehemaligen jüdischen Lagerhäftlingen
Kapitel 11: Zusammenfassung und Ausblick

Im zweiten Kapitel werden einige historische Daten zur jüdischen Emigration im Nationalsozialismus genannt. Mit dieser Darstellung verfolgen wir das Ziel, einige für das Verständnis unserer Forschungsarbeiten hilfreiche Hintergrundinformationen zu liefern und die Auswahl der berücksichtigten Zielländer zu begründen. Im dritten Kapitel werden fünf Lebensgeschichten (ehemaliger) jüdischer Emigranten wiedergegeben. Anhand der Schilderungen unserer Gesprächspartner wird deutlich, wie grundlegend sich die nationalsozialistische Gewaltherrschaft auf die Biographien der betroffenen Menschen ausgewirkt hat. Die zitierten Gesprächspassagen vermitteln zunächst einen Eindruck von dem Selbstverständnis und der sozialen Integration der deutschen Juden in der Weimarer Republik. Darüber hinaus verdeutlichen sie den plötzlichen Zusammenbruch von Lebensperspektiven im Nationalsozialismus und die großen Probleme beim Aufbau einer neuen Existenzgrundlage im Emigrationsland ebenso wie den späteren sozialen Aufstieg und die bedeutsamen Leistungen jüdischer Emigranten in den Zielländern der Emigration. Im vierten und fünften Kapitel werden die Methodik unserer Untersuchung und die Stichprobe (ehemaliger) jüdischer Emigranten dargestellt. In den folgenden vier Kapiteln werden für die Stichprobe (ehemaliger) jüdischer Emigranten Ergebnisse unserer Untersuchung zu Erinnerungen an traumatische Erlebnisse im Nationalsozialismus (Kapitel 6), zu Formen der Auseinandersetzung mit Erinnerungen (Kapitel 7), zu Fragen des Selbstverständnisses bzw. der sozialen Identität (Kapitel 8) sowie zu Motiven, die für die Entscheidung, im Alter nach Deutschland zurückzukehren oder im Zielland der Emigration zu bleiben, ausschlaggebend gewesen sind (Kapitel 9), berichtet. In Kapitel 10 gehen wir kurz auf die Geschichte der nationalsozialistischen Konzentrations- und Vernichtungslager ein, beschreiben die Stichprobe ehemaliger jüdischer Lagerhäftlinge und berichten die in dieser Stichprobe ermittelten Ergebnisse zu Erinnerungen an traumatische Erlebnisse im Nationalsozialismus in den verschiedenen Abschnitten der persönlichen Entwicklung nach dem Holocaust. Im abschließenden Kapitel werden die Ergebnisse unserer Untersuchung zusammengefaßt und diskutiert.

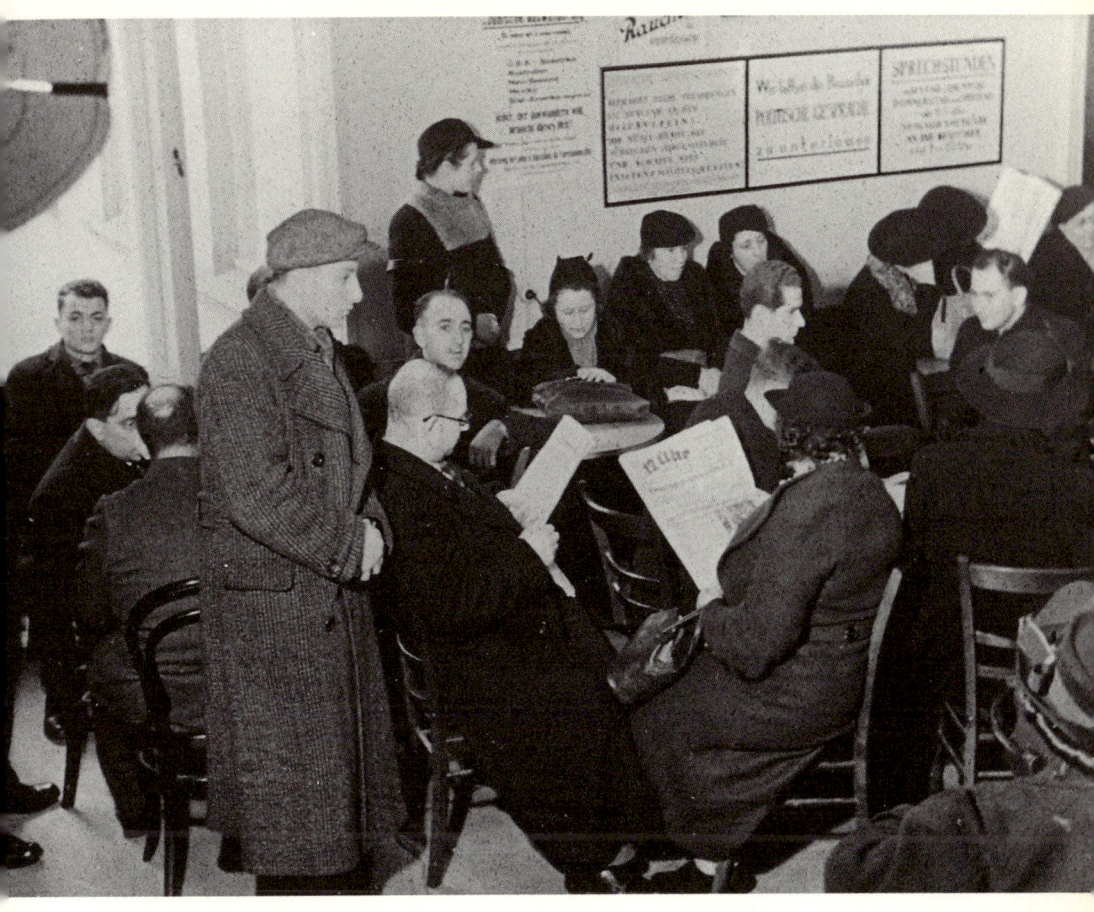

KAPITEL 2 Zur Geschichte
der jüdischen Emigration
im Nationalsozialismus

In diesem Kapitel werden zunächst einige historische Daten zur jüdischen Emigration im Nationalsozialismus zusammenfassend dargestellt. Wir verfolgen damit nicht das Ziel, einen Überblick über die Geschichte der jüdischen Emigration zu geben. Es geht uns vielmehr darum, einige wenige, für das Verständnis der folgenden Kapitel hilfreiche Hintergrundinformationen zu liefern. Diese Informationen beziehen sich auf unseres Erachtens unstrittige Fakten; auf die Darstellung möglicher Ursachen der nationalsozialistischen Judenverfolgung oder auf Spekulationen über die Frage, für welchen Personenkreis die Zielrichtung der nationalsozialistischen Judenpolitik zu welchem Zeitpunkt erkennbar gewesen ist, haben wir bewußt verzichtet. Neben Daten zum Gesamtumfang der jüdischen Emigration aus dem nationalsozialistischen Deutschland und zur quantitativen Bedeutung unterschiedlicher Zielländer finden sich in diesem Kapitel auch Aussagen zu den Möglichkeiten, in anderen Staaten Aufnahme zu finden, und zur Bedeutung der jüdischen Emigration für die kulturelle Entwicklung in unterschiedlichen Zielländern. Im abschließenden Teil des Kapitels wird die Auswahl der in unserem Forschungsprojekt berücksichtigten Zielländer der Emigration (Israel, USA, Argentinien) begründet.

2.1 Historische Daten zur Emigration der deutschen Juden während der Zeit des Nationalsozialismus

Im Jahre 1933 lebten im damaligen Deutschen Reich, einschließlich Saargebiet, etwa 525 000 Juden, der Anteil der Juden an der Bevölkerung lag damit unter 1%. Die Zahl der jüdischen Bevölkerung war zwar zwischen 1871 und 1925 von 383 000 auf 568 000 gestiegen, diese Steigerung lag aber unter der allgemeinen Bevölkerungsentwicklung. Ab 1925 ging die Gesamtzahl der jüdischen Bevölkerung kontinuierlich zurück.

Von den 1933 in Deutschland lebenden Juden emigrierten nach vorliegenden Schätzungen ca. 278 500,[1] 134 000 wurden deportiert. 1939 lebten noch 214 000, zu Beginn der Deportationen im Oktober 1941 noch 160 000, 1945 noch ca. 25 000 Juden in Deutschland. Tabelle 2.1 zeigt die geschätzte Verteilung der jüdischen Emigration aus dem nationalsozialistischen Deutschland (Grenzen von 1937) auf die Jahre zwischen 1933 und 1945.

Die Zahl von 37 000 Emigranten für das Jahr 1933 umfaßt etwa 12 000 Juden ausländischer – vor allem osteuropäischer – Staatsangehörigkeit, die aus Deutschland in ihre Heimatstaaten zurückkehrten. Zu den übrigen 25 000 jüdischen Emigranten zählen vor allem Personen, die unmittelbar nach der „Machtergreifung" der Nationalsozialisten persönliche Racheakte örtlicher Nationalsozialisten fürchten mußten, sei es, weil sie sich in der Gründungsphase der Weimarer Republik politisch oder intellektuell exponiert hatten und nun als „Novemberverbrecher" oder „Kulturbolschewisten" diffamiert wurden, sei es, weil sie durch ihre antifaschistische Haltung aufgefallen oder aufgrund ihrer Bedeutung im wirtschaftlichen Leben Neid und

---

[1] Die vorliegenden Einwanderungsstatistiken sind zum einen lückenhaft, zum anderen enthalten sie eine wahrscheinlich nicht unerhebliche Zahl von Doppel- und Mehrfachnennungen: Wer nicht (mehr) über ein ausreichendes Vermögen, eine für das jeweilige Aufnahmeland attraktive berufliche Qualifikation oder geeignete Bürgen verfügte, konnte in der gebotenen Zeit kein Einreisevisum erlangen, war deshalb zu einer illegalen Einreise (zum Teil mit, zum Teil auch ohne Besuchsvisum) gezwungen und wurde möglicherweise nie als Einwanderer registriert. Andererseits wurden Personen, die während der Zeit ihrer Emigration in mehreren Staaten lebten, in den Statistiken mehrerer Länder berücksichtigt. Die in diesem Kapitel angeführten Zahlen sind – sofern keine andere Quelle angegeben wird – dem *Biographischen Handbuch der deutschsprachigen Emigration nach 1933* (Strauss & Röder, 1980–1983) entnommen.

Tabelle 2.1. Geschätzte Verteilung der jüdischen Emigration aus dem nationalsozialistischen Deutschland (Grenzen von 1937) auf die Jahre 1933-1945 (nach Strauss & Röder, 1980-1983)

1933	1934	1935	1936	1937
37 000	23 000	21 000	25 000	23 000
1938	1939	1940	1941	1942-1945
40 000	78 000	15 000	8 000	8 500
Insgesamt				
278 500				

Haß von Angehörigen lokaler Parteiorganisationen der NSDAP ausgesetzt waren. Ein großer Teil kehrte nach der vermeintlichen Wende der antijüdischen Politik ab Sommer 1933 wieder nach Deutschland zurück.[2]

Die starke Zunahme der Emigrantenzahlen ab 1938 ist auf verschärfte Berufsverbote, „Arisierung" und „Reichskristallnacht" zurückzuführen. Mit der Aufnahme der Kriegsproduktion ab Herbst 1937 wurden die bislang aus politischen Erwägungen verschont gebliebenen jüdischen Großunternehmen „arisiert". Am 26. April 1938 mußten Juden Vermögen von über 5 000 RM registrieren lassen – Voraussetzung für eine spätere Enteignung. Mit der „Reichskristallnacht"[3] vom 9. auf den 10. November 1938 lag die Zielrichtung der nationalsozialistischen Judenpolitik eindeutig und endgültig fest.

---

[2] Von Sommer 1933 bis 1935 wird der offene Terror durch eine schleichende Verfolgung abgelöst; auf weitere antijüdische Gesetze wird weitgehend verzichtet. Entsprechend geht die Zahl der jüdischen Emigranten zurück. Diese Entwicklung ist einerseits darauf zurückzuführen, daß die Erholung der Wirtschaft in dieser Phase für die nationalsozialistische Politik eine gewisse Priorität besaß, andererseits wurde auf die kritische Aufmerksamkeit reagiert, die sich im Ausland nach dem „Judenboykott" vom 1. April 1933, unter anderem angeregt durch die publizistische Tätigkeit des politischen Exils, entwickelte (vgl. Hofer, 1985).

[3] Die „Reichskristallnacht" muß wahrscheinlich im Zusammenhang mit der Vertreibung der Juden in Österreich gesehen werden (Strauss & Röder, 1980-1983). Die in Wien errichtete Zentralstelle für jüdische Auswanderung unter der Leitung von Adolf Eichmann und die österreichischen Nationalsozialisten hatten vorgeführt, wie durch Brutalität und Terror eine Massenauswanderung erzwungen werden kann. Unter dem Eindruck der „Reichskristallnacht" änderten im übrigen die Vereinigten Staaten ihre bislang stark restriktive Einwanderungspolitik.

Tabelle 2.2. Quantitative Bedeutung unterschiedlicher Zielregionen für die jüdische Emigration aus dem nationalsozialistischen Deutschland in den Jahren 1933, 1935 und 1937 (nach Schwarcz, 1995).

	1933	1935	1937
Europäische Staaten	73%	29%	25%
Palästina	19%	36%	15%
Staaten in Übersee	8%	35%	60%

Die Entwicklung der Auswanderungsstatistik nach 1939 erklärt sich durch den Beginn des Zweiten Weltkriegs und das im Oktober 1941 vom Reichsführer der SS, Heinrich Himmler, erlassene Auswanderungsverbot.

Während der ersten Jahre des Nationalsozialismus flüchteten die meisten Emigranten in die angrenzenden europäischen Staaten. Von diesen Staaten aus schien es möglich, die Entwicklung in Deutschland besser zu verfolgen, daneben spielten Kontakte zu Bürgern, Firmen und Institutionen aus der Zeit vor 1933 eine Rolle. Mit der zunehmenden Etablierung des Nationalsozialismus in Deutschland und der zunehmenden Bedrohung der europäischen Nachbarstaaten gewannen die Staaten in Übersee erkennbar an Bedeutung. Tabelle 2.2 zeigt die quantitative Bedeutung unterschiedlicher Zielregionen für die jüdische Emigration aus dem nationalsozialistischen Deutschland in den Jahren 1933, 1935 und 1937.

2.2 Bedeutsame gesellschaftliche Merkmale der jüdischen Emigration im Nationalsozialismus

Die Emigration der deutschen Juden ab 1933 unterscheidet sich von den großen Migrationsbewegungen im 19. und frühen 20. Jahrhundert[4] insofern, als die Auswanderer weniger aus der ärmeren Landbevölkerung, sondern größtenteils aus der städtischen Bevölkerung stammten, der Mittelschicht angehörten und über eine überdurchschnittliche Bildung verfügten.

---

[4] Zu Auswanderungen Deutscher und Einwanderungen nach Deutschland siehe Bade, 1992.

Die deutschen Juden hatten wesentlichen Anteil am politischen, wissenschaftlichen und kulturellen Leben im Kaiserreich und in der Weimarer Republik. Von 40 deutschen Nobelpreisträgern bis 1933 waren elf Juden. Eine vielbeachtete Gruppe der deutschsprachigen Emigranten bildeten Schriftsteller, Wissenschaftler und Künstler, die infolge der „kulturpolitischen Maßnahmen" des NS-Regimes zur Auswanderung gezwungen waren. Zusammen mit den (wenigen) Personen, die im Nationalsozialismus keiner unmittelbaren Bedrohung ausgesetzt waren, sich aber aus Empörung über die eingetretenen Veränderungen und aus Furcht vor einer moralischen, intellektuellen oder kreativen Verkümmerung unter dem nationalsozialistischen System entschlossen, Deutschland zu verlassen, stehen sie für die kulturelle Emigration, den „Exodus der Kultur"[5] ab 1933.

Die „kulturelle Emigration" umfaßt zwar ebenso wie das politische Exil[6] in quantitativer Hinsicht nur einen kleinen Teil der gesamten (jüdischen) Emigration nach 1933, dies darf aber nicht über den enormen Verlust für die deutsche Kultur hinwegtäuschen, der mit der Auswanderung von Schriftstellern, Wissenschaftlern und Künstlern aus dem nationalsozialistischen Deutschland verbunden war.[7]

Die in der Zeit des Nationalsozialismus aus Deutschland geflohenen Juden haben die spätere wissenschaftliche, wirtschaftliche und kulturelle Entwicklung in den Zielländern der Emigration wesentlich mitgeprägt. Dies sei im folgenden an drei Beispielen verdeutlicht:

- Zahlreiche der aus Deutschland emigrierten jüdischen Wissenschaftler lehrten später in den USA, trugen dort zur weiteren Entwicklung ihrer jeweiligen Forschungsfelder bei und begründeten zum Teil die führende Stellung der USA in zahlreichen Forschungsgebieten.

---

[5] Vgl. hierzu Möller, 1984; Schultz, 1989.

[6] Nach Angaben des Völkerbundes befanden sich 1935 5000 bis 6000 Sozialdemokraten, 6000 bis 8000 Kommunisten sowie etwa 5000 weitere Oppositionelle im Ausland. Während der Zeit des Nationalsozialismus lebten insgesamt etwa 30 000 Personen im politischen Exil.

[7] So lehrten an den deutschen Universitäten im Wintersemester 1930/31 5744 habilitierte Wissenschaftler. Von diesen wurden bis 1938 etwa 1500 ihres Amtes enthoben; bis 1939 wurden etwa 45% aller Universitätsstellen neu besetzt. Für die Neuberufungen im Nationalsozialismus waren politische Erwägungen häufig wichtiger als wissenschaftliche Kriterien. Besonders deutlich wird dies etwa an der sogenannten „arischen" Physik. So verhinderte man die Berufung Heisenbergs nach München, indem dem Verfasser einer unter dem Titel „Judentum und Wissenschaft" publizierten Polemik gegen die Einsteinsche Relativitätstheorie der Vorzug gegeben wurde.

- Der Anteil der ab 1933 aus Deutschland eingewanderten Juden am Aufbau des Staates Israel ist außerordentlich groß. Durch diese wurden etwa 1 500 Mittelstandssiedlungen und 57 Kibbuzim (davon 18 durch Jugendalijagruppen) gegründet. Anders als aufgrund von Ergebnissen der Volks- und Berufszählung von 1933 zu erwarten,[8] lag der bedeutendste Beitrag der deutschen Juden für den wirtschaftlichen Aufschwung auf dem Gebiet der Landwirtschaft. Ein großer Teil der Investitionen der neugegründeten Mittelstandssiedlungen kam direkt aus dem Kapital der Einwanderer (bis dahin waren neugegründete Siedlungen in ihrer Finanzierung völlig von zionistischen Organisationen abhängig). Weiterhin wurden drei Privatbanken gegründet, die in den folgenden Jahren eine wesentliche Rolle in der Wirtschaft des Landes spielten. Bereits in den ersten vier Jahren der 5. Alija (d.h. bis 1937) stieg der Import um 144%, der Export um 59%.[9] Die Immigration deutschsprachiger Akademiker war für die Entwicklung der Hebrew Universität in Jerusalem und des Technion in Haifa von großer Bedeutung. Die Entwicklung des Gesundheitsdienstes zu einem der fortschrittlichsten der Welt geht wesentlich auf die Einwanderung von 1 173 Ärzten aus Deutschland zurück. Auf kulturellem Gebiet ist die Gründung des Philharmonischen Orchesters in Tel Aviv im Jahre 1936 zu erwähnen.[10]
- 1933 existierte mit der Congregación Israelita (gegründet 1862) in Buenos Aires nur eine orthodoxe jüdische Gemeinde, deren Mitglieder hauptsächlich aus Polen, Ungarn und Rußland stammten. Auf Initiative der aus Deutschland eingewanderten Juden wurden ab 1933 vier weitere jüdische Gemeinden in Buenos Aires gegründet, von denen drei (Lamroth Hakol, Nueva Communidad Israelita, Benei Tikva) eher konservativ oder liberal sind und eine (Concordia Israelita) einem orthodoxen Judentum zugerech-

---

[8] Die 240 487 Erwerbspersonen jüdischen Glaubens verteilten sich nach Wirtschaftsabteilungen wie folgt: 61,3% Handel und Verkehr (davon 77,8% Waren- und Produkthandel, 11,6% Immobilienhandel, Vermittlung, 4,3% Bank-, Börsen- und Versicherungswesen), 23,1% Industrie und Handwerk, 12,5% Öffentlicher Dienst und private Dienstleistungen, 1,7% Land- und Forstwirtschaft, 1,4% häusliche Dienste.
[9] Der Transfer von Kapital bürgerlicher Immigranten nach Palästina wurde durch die sogenannte Haavara gesichert. Zwischen 1933 und 1939 konnten durch Warentransfer von Deutschland nach Palästina große Teile des Kapitals gerettet werden. Dieser Warenimport half wesentlich bei der Entwicklung des Landes.
[10] Vgl. hierzu vor allem Erel, 1983.

net werden kann. Weiterhin wurde 1939 von deutschsprachigen Emigranten die Jüdische Kulturgemeinschaft (heute: Asociación Cultural Israelita de Buenos Aires – ACIBA) gegründet. Die von den deutschsprachigen Juden gegründeten Gemeinden, Organisationen und Einrichtungen sind heute in das öffentliche Leben der Juden in Argentinien beziehungsweise in das öffentliche Leben in Argentinien integriert. So versteht sich das vom Hilfsverein deutschsprechender Juden in Buenos Aires (heute: Asociación Filantrópica Israelita – AFI) gegründete Altenheim San Miguel heute nicht mehr ausschließlich als Altenheim für deutschsprachige Juden, das 1933 gegründete jüdische Kinderheim beherbergt schon längere Zeit argentinische Kinder, unabhängig von ihrer Abstammung (beide Einrichtungen sind hinsichtlich ihrer Qualitätsstandards nicht nur in Argentinien bis heute unerreicht). In den Synagogen der jüdischen Gemeinden wird heute nicht mehr wie früher deutsch, sondern spanisch gesprochen, der Concordia Israelita gehören heute überwiegend ungarische und rumänische Juden an. Die offizielle Sprache im jüdischen Hilfsverein ist seit 1992 Spanisch, die deutschsprachigen Juden sind in den Zentralverband der Juden in Argentinien (Delegación de Asociaciónes Israelitas Argentinas – DAIA) integriert.

Die jüdischen Flüchtlinge aus dem nationalsozialistischen Deutschland hatten zum Teil erhebliche Probleme, in anderen Staaten Aufnahme zu finden. Dies vor allem aus folgenden vier Gründen:

- Die Ideologie des „modernen Antisemitismus"[11] hatte auch außerhalb Deutschlands zahlreiche Anhänger. Eine antijüdische

---

[11] Der moderne Antisemitismus – der Begriff Antisemitismus tauchte erstmals 1879 in einem Pamphlet von Wilhelm Marr, einem konvertierten Juden, auf; die Wortbildung antisemitisch findet sich dagegen bereits 1865 im Rotteck-Welckerschen Staatslexikon (vgl. Lehr, 1988) – kann als Versuch interpretiert werden, die Krise der bürgerlichen Gesellschaft durch den Einfluß der Juden (im Sinne einer „jüdischen Verschwörung") zu „erklären" und durch Einschränkungen der gesellschaftlichen Partizipation der Juden zu „lösen". Diese Art von Antisemitismus war gegenüber einem religiös motivierten Antijudaismus in mehrfacher Hinsicht neu: Erstens bestimmte sich Judentum nach dieser Ideologie nicht mehr durch die Zugehörigkeit zu einer Glaubensgemeinschaft, sondern durch ethnische Gruppenzugehörigkeit, durch Abstammung. Zweitens wendete sich der moderne Antisemitismus, anders als die religiös motivierte Judenfeindschaft, auch und vor allem gegen die assimilierten und sozial besser integrierten Juden. Drittens war der moderne Antisemitismus Bestandteil einer nationalistischen und imperialistischen Weltanschauung, also mehr als nur ein antijüdisches Programm.

Haltung spiegelte sich auch in der restriktiven Einwanderungspolitik potentieller Aufnahmeländer wider.
- Die meisten Staaten versuchten, den Problemen der wirtschaftlichen Rezession mit einer „Abschließungspolitik" zu begegnen, die von schutzzöllnerischer Gesetzgebung bis zur Drosselung der Einwanderung reichte.
- Die Flüchtlinge aus dem nationalsozialistischen Deutschland wurden als linke Gegner des Nationalsozialismus betrachtet – was lediglich für die vergleichsweise kleine Gruppe des politischen Exils zutraf –, deren Anwesenheit sich ungünstig auf das politische Gleichgewicht im eigenen Land auswirken könnte.
- Schließlich trug die Tatsache, daß viele Emigranten der ersten Flüchtlingswelle Anfang 1933 von der politischen Entwicklung überrascht worden waren, dazu bei, daß die Flucht häufig hastig, ohne Vorbereitung erfolgte. Die deutschen Flüchtlinge wurden im Ausland deshalb vor allem als „soziales und wirtschaftliches Problem" (so eine Resolution des Völkerbundes von 1933) angesehen.

Es ist schwierig, allgemeine Aussagen über Erfahrungen und Erlebnisse, die sich mehr oder weniger zwingend aus dem „Emigrantenschicksal" ableiten lassen, zu treffen. Je nachdem, welche Gruppe man herausgreift, läßt sich die jüdische Emigration durch ihre bedeutenden Leistungen beim Aufbau ehemaliger Entwicklungsländer, durch soziale Mobilität und mittelständische Aufstiegsmuster oder aber durch wirtschaftlichen und sozialen Abstieg, der erst durch die „Wiedergutmachungsleistungen" der Bundesrepublik ansatzweise gelindert werden konnte, kennzeichnen. Bereits der Zeitpunkt der Emigration und das Lebensalter zum Zeitpunkt der Emigration waren für den Neubeginn bedeutsam, wie nachfolgend gezeigt werden soll.[12]

---

[12] In diesem Zusammenhang ist auch zu betonen, daß die individuelle Entwicklung in der Emigration natürlich einen zu komplexen Prozeß darstellt, als daß der Einfluß einzelner Merkmale auf individuelle Lebensläufe ohne weiteres bestimmt werden könnte. Deshalb werden im folgenden Kapitel die Biographien von fünf Personen ausführlich dargestellt. Hierbei werden die in den Interviews getroffenen Aussagen im Wortlaut wiedergegeben und lediglich zusammenfassend kommentiert. An diesen Beispielen wird deutlich werden, wie sehr sich die Lebensläufe (ehemaliger) jüdischer Emigranten in Abhängigkeit von den vorliegenden individuellen Voraussetzungen zum Zeitpunkt der Emigration, aber auch infolge von zufälligen oder von der Person nicht beeinflußbaren Umständen unterscheiden.

- Der *Zeitpunkt der Emigration* ist für den Neubeginn aus drei Gründen von Bedeutung:
  - die Möglichkeit, Eigentum und Vermögen aus Deutschland auszuführen und damit über eine Existenzgrundlage für das Leben im Emigrationsland zu verfügen, wurde zwischen 1933 und 1945 zunehmend eingeschränkt;
  - die Möglichkeit der Auswahl zwischen potentiellen Emigrationsländern nahm zwischen 1933 und 1945 ab;
  - es bestehen Zusammenhänge zwischen dem Zeitpunkt der Emigration und den individuellen Erfahrungen im nationalsozialistischen Deutschland, die sich möglicherweise auf die psychische Situation von Emigranten ausgewirkt haben. Wer beispielsweise nach 1935 emigriert ist, hat die Auswirkungen der „Nürnberger Gesetze" erlebt, wer nach 1938 emigriert ist, darüber hinaus die Auswirkungen der „Reichskristallnacht".

  Dennoch sollte nicht ohne weiteres davon ausgegangen werden, daß jene Menschen, die länger im nationalsozialistischen Deutschland geblieben waren, in stärkerem Ausmaß traumatisiert wurden. Von Bedeutung sind auch das Ausmaß der erlebten Kontrolle über die eigene Situation und die damit verbundene Selbstwahrnehmung. Wer zeitweilig im Widerstand gekämpft hat oder anderen Personen bei der Ausreise behilflich war, konnte durchaus die Erfahrung machen, dem eigenen Schicksal nicht hilflos ausgeliefert zu sein, sich auch unter ausgesprochen ungünstigen Umständen erfolgreich behaupten zu können. Diese Erfahrung mag dann zu einem späteren Zeitpunkt im Exil hilfreich gewesen sein, indem sich bietende Möglichkeiten und Chancen besser erkannt und genutzt werden konnten. Weiterhin ist zu berücksichtigen, daß *in den ersten Jahren des Nationalsozialismus* keinesfalls alle Personen (mutmaßlicher) jüdischer Abstammung in gleichem Maße gefährdet waren. So wurden für die wirtschaftliche Entwicklung wichtige jüdische Unternehmen in der Regel erst ab 1938 „arisiert". Wer sich in der Zeit der Weimarer Republik einen Ruf als Gegner der Nationalsozialisten erworben hatte, war dagegen bereits unmittelbar nach der „Machtergreifung" im Januar 1933 in seinem Leben bedroht.
- In Abhängigkeit vom *Alter zum Zeitpunkt der Emigration* bestehen zum Teil deutliche Unterschiede in den Erfahrungen von Ausgrenzung und Isolation in Deutschland. Schülern, die an einer jüdischen Schule von jüdischen Lehrern unterrichtet wurden, blieben Diskriminierungen durch Mitschüler und Lehrer erspart.

Je jünger die Kinder, desto eher war es ihren Eltern möglich, diese vor Erfahrungen sozialer Ausgrenzung zu schützen. Weiterhin ist zu bedenken, daß jüngere Menschen nur eine sehr kurze Zeit erlebt hatten, in der ihre Familie in Deutschland sozial integriert war. Eine hohe Identifikation mit der „deutschen Heimat" – wie sie für die deutschen Juden in der Weimarer Republik häufig als charakteristisch bezeichnet wird – hat sich deshalb bei Menschen, die in relativ jungen Jahren Deutschland verlassen haben, möglicherweise gar nicht erst ausgebildet. Aus diesem Grunde mag die Integration im späteren Zielland der Emigration leichter gefallen sein. Es ist auch zu bedenken, daß viele Menschen aufgrund ihres jungen Alters ihre Ausbildung in Deutschland nicht mehr abschließen konnten und somit gezwungen waren, ihren Lebensunterhalt im Emigrationsland auf Dauer durch minderqualifizierte, ungelernte Tätigkeiten zu bestreiten; ein Abschluß der Ausbildung war wegen fehlender Sprachkenntnisse bei gleichzeitiger finanzieller Not dort häufig nicht mehr möglich.

Die Möglichkeiten zur Sicherung des Lebensunterhalts in der Emigration hingen natürlich in hohem Maße von den Sprachkenntnissen und der beruflichen Qualifikation ab. So konnten etwa Rechtsanwälte nicht in Ländern tätig werden, deren Sprache sie nicht beherrschten und deren gesetzliche Regelungen ihnen nicht bekannt waren. Für die Ausübung anderer Berufe war ein gewisses Maß an wirtschaftlicher Entwicklung und Industrialisierung des Ziellandes Voraussetzung. Weiterhin ist die Konkurrenz durch die „einheimische Bevölkerung" zu bedenken. Wo die Ausübung spezifischer Berufe aus standespolitischen Erwägungen erschwert war – weil man etwa im Gesundheitssektor die Konkurrenz der besser ausgebildeten deutschen Ärzte fürchtete –, nützten den jüdischen Emigranten auch die höchsten beruflichen Qualifikationen nichts. Aus den genannten Gründen ist es wichtig, sich mit den zur Zeit des Nationalsozialismus gültigen Einwanderungsbestimmungen näher zu beschäftigen. Wegen ihrer Vorbildfunktion für zahlreiche weitere Staaten – insbesondere in Südamerika – sollen im folgenden zunächst die damals in den USA gültigen Regelungen erläutert werden.

Die Einwanderungspolitik der USA in der Zeit des Nationalsozialismus kann als das Resultat ethnischer, bevölkerungspolitischer, religiöser und ökonomischer Motive interpretiert werden. Die Immigration deutschstämmiger Juden war dadurch begünstigt, daß Personen, die in Deutschland und Österreich geboren waren, unter eine günstigere Einwanderungsquote fielen, als solche, die zum Beispiel in ei-

Tabelle 2.3. Erfüllte Quote in Prozent und Anzahl der Immigranten aus Deutschland und Österreich

	Quote	1933	1934	1935	1936	1937	1938
Prozent	100	5,3	13,7	20,2	24,3	42,1	65,3
absolute Zahl	27 370	1 450	3 740	5 530	6 650	11 520	17 870
		1939	1940	1941	1942	1943	1944
Prozent		100	95,3	47,7	17,4	4,7	4,8
absolute Zahl		27 370	26 080	13 050	4 760	1 290	1 350

nem süd- oder osteuropäischen Staat geboren waren (die Quote für Deutschland und Österreich lag bei 27 370 Personen pro Jahr). Die hohe Arbeitslosigkeit und die wirtschaftliche Depression hatten allerdings dazu geführt, daß die ökonomischen Anforderungen an potentielle Einwanderer in den 30er Jahren unter der Regierung von Präsident Hoover stark erhöht wurden (die sog. Hoover-Directive). Dies war möglich durch die sogenannte LPC-Klausel („persons liable to become a public charge") im Immigrationsgesetz von 1917, die die Einwanderung von Personen, bei denen davon auszugehen sei, daß sie zukünftig auf öffentliche Fürsorge angewiesen sein würden, ausschließt.

Wie aus Tabelle 2.3 hervorgeht, erfüllten die USA ihre Einwanderungsquote für Juden aus Deutschland und Österreich durch restriktive Handhabung der Bestimmungen nur im Jahre 1939 in vollem Umfang. Erst unter dem Eindruck der „Reichskristallnacht" wurden bestehende Besuchsvisa in Einwanderungsvisa umgewandelt und das Immigrationsverfahren erleichtert. Der Rückgang der Einwanderungszahlen ab 1941 erklärt sich durch den Kriegseintritt Amerikas – deutsche Einwanderer galten fortan als „feindliche Ausländer" – und das im Oktober 1941 im nationalsozialistischen Deutschland erlassene Ausreiseverbot.

Das Immigrationsgesetz enthielt allerdings auch Bestimmungen, die die USA zum potentiellen Zentrum intellektueller und kultureller Emigration prädestinierten. So war etwa für Wissenschaftler eine Einwanderung außerhalb der Quote möglich, wenn sie ein Lehrangebot an einer Universität oder einem College vorweisen konnten.

Eine weitere Ausnahme existierte für Verwandte von Bürgern der Vereinigten Staaten. Das Einwanderungsgesetz sah Bürgschaften

(„affidavits of support") von Verwandten, die in den USA ansässig sein mußten, vor. So gelang einem Personenkreis, dessen finanzielle Möglichkeiten ansonsten nicht für eine Einwanderung ausgereicht hätten, die Emigration in die USA.

Die Einwanderungsbestimmungen in Argentinien ähnelten ab 1932 jenen der Vereinigten Staaten. In Argentinien wurde die Zuwanderung von Emigranten zwar nicht durch die Festsetzung von Einwanderungsquoten beschränkt, die gesetzlichen Voraussetzungen für eine Einwanderung waren aber analog der LPC-Klausel im amerikanischen Immigrationsgesetz geregelt. Personen, die sich in Argentinien ansiedeln wollten, mußten entweder über ein ausreichendes Vermögen verfügen oder aber Berufsgruppen angehören, für die – nach Auffassung der Behörden – Bedarf im Land bestand (so wurden etwa Landwirte, die sich im Innern des Landes ansiedeln wollten, bevorzugt).

Darüber hinaus gab es bis zum 30. Juni 1938 eine weitere Bestimmung, die vielen Emigranten die Einreise nach Argentinien ermöglichte: Sofern man bis zu diesem Zeitpunkt mit einer Schiffspassage 1. Klasse einreiste und einen gültigen Paß besaß, galt man als „Tourist" und erhielt eine Aufenthaltsbewilligung für drei Monate, die später um weitere drei Monate verlängert werden konnte.

Wie in den USA war auch in Argentinien die Familienzusammenführung gesondert geregelt. Dem amerikanischen Affidavit – als Übernahme einer Bürgschaft für den Lebensunterhalt von Angehörigen – entspricht die argentinische Llamada. Jüdische Einwanderer konnten Verwandte nachkommen lassen, sofern sie in der Lage waren, im Notfall für diese aufzukommen. Diese Regelung wurde allerdings ab September 1938 verschärft. Unter dem Eindruck der nationalsozialistischen „Erfolge" in Europa wuchsen die Sympathien der argentinischen Behörden für die nationalsozialistische Politik. Eine Einwanderung von Juden nach Argentinien war offiziell nicht erwünscht. Entgegen der ursprünglichen Regelung wurde eine Llamada nur noch Personen gewährt, die seit mindestens zwei Jahren in Argentinien lebten. Darüber hinaus konnte eine Llamada nur noch für Eltern, Ehepartner und Kinder und nicht wie vor 1938 für alle Angehörigen oder Blutsverwandten beantragt werden.

Ab Juli 1938 war für die Einwanderung eine Landungserlaubnis erforderlich, die vom argentinischen Konsul im Herkunftsland unterzeichnet werden mußte.[13] (Fußnote s. S. 25)

2.3 Die Auswahl der Länder für unser Forschungsprojekt

Für unser Forschungsprojekt wurden drei Zielländer der jüdischen Emigration aus dem nationalsozialistischen Deutschland ausgewählt: USA, Israel und Argentinien. Diese Auswahl ist zunächst in der quantitativen Bedeutung dieser Staaten für die Emigration der deutschen Juden begründet. 1941 lebten etwa 100 000 jüdische Emigranten in den USA, etwa 55 000 im damaligen Palästina und etwa 40 000 in Argentinien. Die genannten Staaten haben damit während des Zweiten Weltkriegs etwa zwei Drittel aller jüdischen Emigranten aufgenommen. Mit den Weiterwanderungen innerhalb der jüdischen Emigration, die vor allem die USA zum Ziel hatten, dürfte sich dieser Anteil noch einmal erhöht haben.

Über eine solche rein quantitative Betrachtung hinaus waren weitere Gründe für die Auswahl der genannten Staaten ausschlaggebend:
- Das damalige britische Protektorat Palästina galt nicht allein den Anhängern der zionistischen Idee als ursprüngliche und natürliche Heimat des jüdischen Volkes. Die Gründung eines autonomen jüdischen Staates wurde mit dem wachsenden Anteil der jüdischen Bevölkerung zunehmend wahrscheinlicher. Die Einwanderung der deutschen Juden lag also im Interesse der jüdischen Bevölkerung Palästinas. Nach der Staatsgründung im Jahre 1948 war Israel das einzige Land, in dem die jüdische Bevölkerung keine Minorität, sondern die Majorität bildete. Damit sollten – so unsere Hypothese – besondere Bedingungen für die Verarbeitung erlittener Traumatisierungen gegeben sein: Das öffentliche Interesse an einer Auseinandersetzung mit den Ereignissen im Nationalsozialismus sollte größer, die persönliche Konfrontation mit neuen (alten) Tendenzen von Antisemitismus, Fremdenfeindlichkeit und Diskriminierung einer vermeintlichen ethnischen Gruppenzugehörigkeit wegen dagegen fast ausgeschlossen sein. Unsere Hypothese lautete, daß aus diesem Grunde für die Emigranten in Palästina bessere Chancen bestanden, soziale Unterstützung bei der Verarbeitung erlittener Traumatisierungen und belastender Erinnerungen zu finden.

---

[13] Die Handhabung der gesetzlichen Bestimmungen war allerdings in hohem Maße abhängig von der Willkür der zuständigen Beamten. Sofern die notwendigen finanziellen Voraussetzungen erfüllt waren, konnten durch Bestechung falsche Pässe und Aufenthaltsgenehmigungen ebenso organisiert, wie Einreisedaten verändert werden, um gesetzliche Beschränkungen zu umgehen.

- Wegen ihrer demokratischen Tradition und ihrer wirtschaftlichen Stärke schienen die USA weit bessere Möglichkeiten für einen Neuanfang zu bieten als andere Staaten in Übersee. Als traditionelles Einwanderungsland boten die USA als „Land der unbegrenzten Möglichkeiten" von Anfang an auch wirtschaftliche Aufstiegsmöglichkeiten – bis hin zum sprichwörtlichen Aufstieg vom Tellerwäscher zum Millionär – für Personen, die teils aus ökonomischer Perspektivlosigkeit, teils aus religiös-weltanschaulichen Gründen aus Europa auswanderten.[14] Im Unterschied zu den meisten anderen Staaten waren die USA auch nicht eindeutig durch eine bestimmte Konfession oder ethnische Gruppenzugehörigkeit dominiert. Zugleich hatten die USA bereits im 19. Jahrhundert erhebliche Bedeutung als mögliches Zufluchtsland für Personen, die wegen ihrer jüdischen Herkunft vor allem in Osteuropa sozial benachteiligt und verfolgt worden waren.[15] In unserem Forschungsprojekt gingen wir von der Hypothese aus, daß die pluralistische Gesellschaft in den USA einem neuen Selbstverständnis der jüdischen Einwanderer in besonderem Maße förderlich war. Mit einem Staat, der nur eine relativ kurze Geschichte aufweist und dessen Einwohner deshalb nicht auf lange Ahnenreihen zurückblicken können, die sie allein als „legitime" Bürger ausweisen, kann man sich als Einwanderer sicher einfacher und schneller identifizieren. Hinzu kommt, daß der Kriegseintritt der USA ausschlaggebend für das Ende der nationalsozialistischen Herrschaft in Deutschland gewesen ist, die „neue Heimat" also genau jene Kräfte in Deutschland bekämpfte, von denen man selbst diskriminiert und verfolgt worden war.
- Stärker als in Israel oder den USA siedelten sich jüdische Emigranten in Argentinien in geographisch eng umgrenzten Regio-

---

[14] Die ersten deutschsprachigen Ansiedlungen in Nordamerika im späten 17. und frühen 18. Jahrhundert gehen auf Quäker und Mennonitengruppen zurück, denen eine freie Ausübung ihrer Religion nach dem Westfälischen Frieden nicht mehr möglich schien. Zwischen 1820 und 1930 sind etwa 5,9 Millionen Deutsche in die USA ausgewandert.

[15] Fast gleichzeitig mit dem drastischen Rückgang der deutschen Auswanderung infolge des rapide gewachsenen Erwerbsangebots in der Hochindustrialisierungsperiode und des bis zum Beginn des Ersten Weltkriegs anhaltenden wirtschaftlichen Wachstums in Deutschland wurde die von jüdischen und polnischen Auswanderern aus Rußland dominierte ost- und südosteuropäische Durchwanderung in den frühen 1880er Jahren zur Massenbewegung. Bis zum Beginn des Ersten Weltkrieges wanderten etwa 5,1 Millionen Menschen über deutsche Häfen aus.

nen an. Während in den USA viele Emigranten ihre Familiennamen amerikanisierten (z.B. Weißstein – Whitestone),[16] findet man unter jüdischen Emigranten in Argentinien eine gewisse Tendenz, Namen und Bezeichnungen in ihre Muttersprache rückzuübersetzen,[17] sowie an die deutsche Sprache angelehnte idiomatische Umwandlungen des Spanischen (das sog. „Belgrano-Deutsch") vorzunehmen. Die Mehrzahl der Kinder und Enkel jüdischer Emigranten in Argentinien besuchte deutsche Schulen, sprach fließend Deutsch und hatte die deutsche Staatsangehörigkeit. In der Kinder- und Enkelgeneration bestand eine starke Tendenz zur Weiterwanderung; so leben heute ca. 20% der Kinder jüdischer Emigranten nicht in Argentinien.[18]

---

[16] Die Bindung der deutschen Auswanderer an ihre Heimat nimmt spätestens 1917 mit dem Eintritt Amerikas in den Ersten Weltkrieg endgültig ab. Dieses Datum markiert das Ende einer bis zu diesem Zeitpunkt blühenden „deutsch-amerikanischen Kultur". Im Zuge einer Rechtfertigung des Kriegseintritts wurde jede Art der Manifestation deutscher Lebensformen in Sprache, Presse, Theater, Schule oder Vereinswesen mißbilligt oder gar geächtet. Die meisten zogen sich daraufhin aus dem deutsch-amerikanischen Leben zurück und amerikanisierten ihre deutschstämmigen Namen; bei der Volkszählung im Jahre 1920 leugneten viele ihre deutsche Abstammung. Zu Beginn des Zweiten Weltkrieges gehörte die „deutsch-amerikanische Bindestrichkultur" längst der Vergangenheit an. „Nazi-Germany" war erklärtes Feindbild für die deutschen Einwanderer und ihre Nachkommen. Aus den „Deutsch-Amerikanern" waren „Amerikaner deutscher Abstammung" geworden (Blaschke, 1992).

[17] Z.B. „Schönkorn" für den Stadtteil Belgrano, obwohl dieser nach Manuel Belgrano benannt ist, oder „Friedrich-Kreuz-Straße" für Avenue Federico Lacroze.

[18] Vgl. hierzu Schwarcz, 1995.

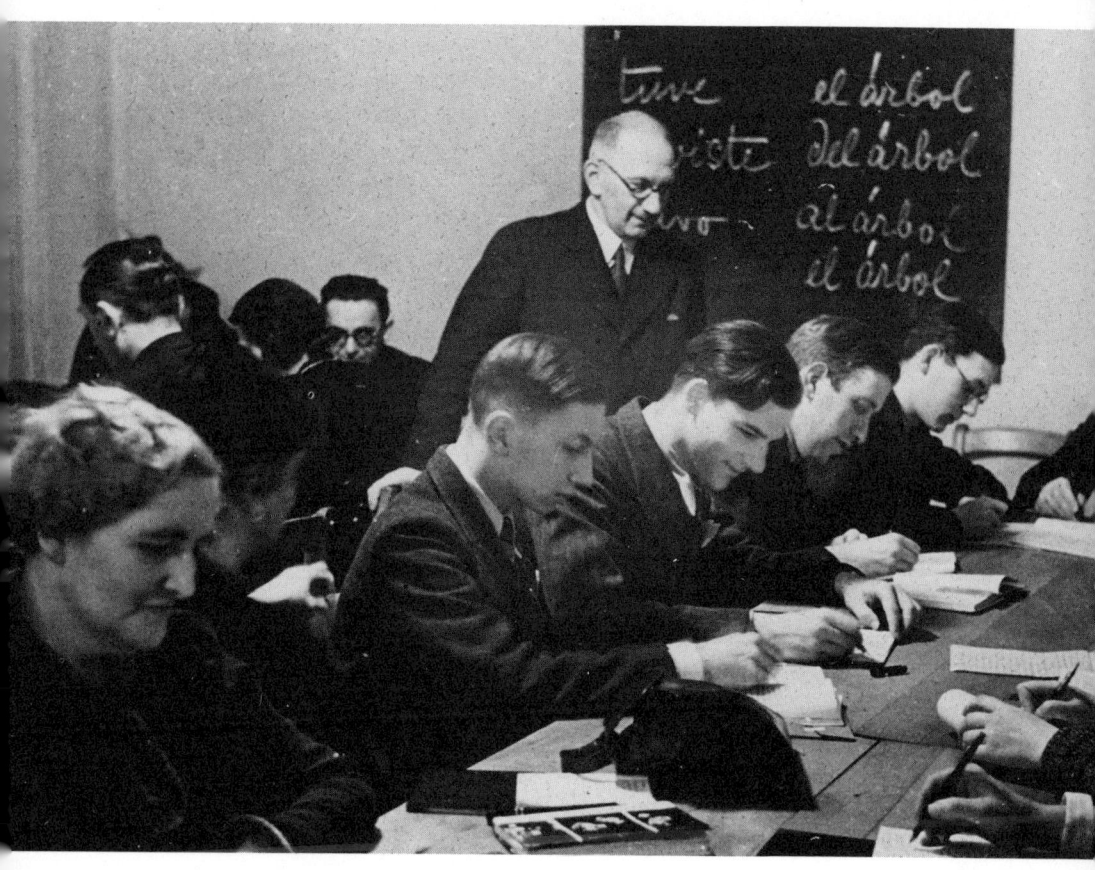

Kapitel 3   Fünf Lebensgeschichten (ehemaliger) jüdischer Emigranten

In diesem Kapitel soll auf der Grundlage der Berichte von fünf Untersuchungsteilnehmern verdeutlicht werden, wie grundlegend und dauerhaft sich die Lebenssituation der deutschen Juden durch die nationalsozialistische Gewaltherrschaft verändert hat. Zu Beginn des Interviews baten wir um eine freie Schilderung der Lebensgeschichte. Auf diese Aufforderung hin reagierten die Gesprächspartner in aller Regel mit sehr ausführlichen Darstellungen. Sie begnügten sich nicht mit der Wiedergabe subjektiv bedeutsamer Stationen ihrer persönlichen Entwicklung. Sie bezogen sich in ihren Berichten auch auf die Tradition ihrer Familie in Deutschland, auf das politische und kulturelle Klima in der Weimarer Republik, auf die Geschichte der Juden in Deutschland oder auf das unter den deutschen Juden der Weimarer Republik verbreitete Selbstverständnis als deutsche Staatsbürger und die damit verbundene liberale Auffassung von jüdischer Religion. Sie waren offensichtlich der Auffassung, daß ihre persönliche Lebensgeschichte nur vor dem Hintergrund der Geschichte des deutschen Judentums und der Kultur der Weimarer Republik verstanden werden könne. Die im vorliegenden Kapitel wiedergegebenen fünf Lebensgeschichten vermitteln unseres Erachtens einen guten Eindruck von der sozialen Integration der deutschen Juden vor 1933 sowie von deren wirtschaftlicher und kultureller Bedeutung in der Weimarer Republik. Darüber hinaus geben sie Einblick in die nach 1933 bestehenden Möglichkeiten, Deutschland zu verlassen und in verschiedenen Staaten Aufnahme zu finden. Aus den zitierten Gesprächspassagen wird unseres Erachtens hinreichend deutlich, daß sich die Frage nach den Auswirkungen der nationalsozialistischen Machtergreifung auf die alltägliche Lebenssituation ebenso wenig allgemein beantworten läßt wie die Frage nach den bestehenden Alternativen, Deutschland zu verlassen, oder nach den Möglichkeiten, sich im Zielland der Emigration sozial und wirtschaftlich zu etablieren. Damit bilden die ausgewählten Lebensgeschichten eine wichtige Ergänzung zu den in Kapitel 2 vorangestellten allgemeinen Ausführungen zur Geschichte der jüdischen Emigration im Nationalsozialismus.

Die Unterschiede zwischen den einzelnen Lebensgeschichten sind erheblich: Frau H. verließ Deutschland 1934 im Alter von 29 Jahren mit einem Besuchsvisum für die Vereinigten Staaten, wo sie bis heute lebt. Herr A. wanderte 1935 im Alter von 27 Jahren über Frankreich nach Argentinien aus und kehrte 1987 von dort nach Deutschland zurück. Frau M. gelangte 1938 im Alter von 17 Jahren mit der Riegner-Gruppe[19] nach Argentinien und lebt dort bis heute, obwohl sie unter der Militärdiktatur ihre einzige Tochter verloren hat. Herr B. ging 1936 im Alter von 30 Jahren nach Palästina, kehrte zunächst nach Holland zurück, ging dann über Uruguay nach Argentinien, lebte später in Holland und Spanien, von wo er schließlich im Jahre 1988 nach Deutschland zurückkehrte. Frau W. bemühte sich erst nach der „Reichskristallnacht" im Alter von 36 Jahren um eine Ausreise und lebte lange Zeit in Ekuador, ehe sie ein Visum für

---

[19] Zahlenmäßig nur von geringer Bedeutung, dafür aber wichtig für die Entwicklung des jüdischen Lebens in Argentinien, war die sogenannte Riegner-Gruppe. Bei dieser Gruppe handelte es sich um ein Emigrationsprojekt deutsch-jüdischer Jugendlicher, das durch das American Jewish Joint Distribution Committee und die Reichsvertretung der Juden in Deutschland – die damals höchste offizielle jüdische Organisation in Deutschland – unterstützt wurde. Dieses Projekt war ursprünglich für die Mitglieder der Jugendgruppe „Ring" gedacht, die sich – ebenso wie der ihr übergeordnete Bund deutsch-jüdischer Jugend (BDJJ, 1933 als Zusammenschluß unterschiedlicher jüdischer Jugendorganisationen gegründet, 1936 ebenso wie der Ring verboten, aber noch bis April 1939 im Untergrund tätig) – als nicht-zionistisch verstand und dem Centralverein Deutscher Staatsbürger Jüdischen Glaubens nahestand. Zielland des Projekts sollte ursprünglich Brasilien sein, dies war aber wegen der dort ab 1937 veränderten politischen Lage unter Getulio Vargas nicht möglich. Insgesamt emigrierten zwischen 1937 und 1939 drei Gruppen von Jugendlichen, zusammen 53 Personen (zählt man die später nachgekommenen Familienangehörigen hinzu, sind etwa 100 Personen im Zusammenhang mit diesem Emigrationsprojekt eingewandert). Mitglieder der Gruppe waren an der Gründung der Jüdischen Kulturgemeinschaft sowie an der Gründung von zwei jüdischen Gemeinden – der Nueva Communidad Israelita und der Lamroth Hakol – beteiligt. Mit der Gruppe emigrierten auch die späteren Rabbiner dieser beiden jüdischen Gemeinden (vgl. ausführlich Riegner, 1991).

die Vereinigten Staaten bekam. Ihr Sohn starb nach der Befreiung an den Folgen der Lagerhaft, weshalb es für sie heute nicht mehr in Frage kommt, deutschen Boden zu betreten.

Dennoch haben alle im vorliegenden Kapitel dargestellten Lebensgeschichten eines gemeinsam: Sie verdeutlichen einen mit der Machtergreifung der Nationalsozialisten eingeleiteten und durch die Emigration schließlich vollendeten Bruch innerhalb der Biographie, dessen negative Auswirkungen trotz aller intensiven Bemühungen und aller beruflichen Erfolge im Emigrationsland nicht völlig kompensiert werden konnten. Die Lektüre der ausgewählten Lebensgeschichten legt die Frage nahe, was aus den betroffenen Menschen geworden wäre, wenn sich die nationalsozialistische Gewaltherrschaft in Deutschland nicht hätte etablieren können.

Die im vorliegenden Kapitel wiedergegebenen Lebensgeschichten erscheinen uns auch geeignet, die von vielen der damals vertriebenen deutschen Juden in der Emigration vollbrachten Leistungen zu verdeutlichen. In den ausgewählten Gesprächspassagen werden neben langfristigen Folgen der Verfolgung im Nationalsozialismus auch Formen der Belastungsverarbeitung und der Auseinandersetzung mit sich bietenden Möglichkeiten und Chancen im Leben deutlich.

Frau H.

Frau H. wurde 1905 als zweites von drei Kindern eines Berliner Krawattenfabrikanten geboren. Ihre Erziehung sieht sie als typisch für das damalige jüdische Bürgertum an. Im Gegensatz zu ihren beiden Brüdern durfte sie nur das Lyzeum besuchen und wurde, ebenso wie schon ihre Mutter, „für die Ehe erzogen". Als Kind der Oberschicht war es ihr untersagt, zu arbeiten. Statt dessen legten ihre Eltern großen Wert darauf, daß sie „in der Welt herumkam", eine „anständige Bildung" erhielt und „die Freuden des Lebens" genoß.

Und ich habe also dementsprechend nur das Lyzeum gehabt und wurde so erzogen, wie meine Mutter erzogen wurde, auf die Ehe hin, nicht wahr. Man mußte also wissen, wie man den Haushalt dirigieren kann und wie man einkaufen gehen kann, wie man hübsch den Tisch decken kann, Partys geben kann, paar Damen oder größere Familiengesellschaft, all so etwas. Und nebenbei durfte man natürlich ins Museum gehen, und wir haben jede Woche eine Französin im Haus gehabt, für eine Stunde und Mittagessen bei uns, und eine Engländerin, damit wir alle die Sprachen lernten. Das war das einzig Fortschrittliche meiner Eltern, glaube ich. Und ich durfte keinen Beruf ausüben, weil mein Vater gesagt hat, sollen die Leute meinen, ich verdiene nicht genug, daß meine Tochter arbeiten gehen muß? Und ich bin natürlich immer auf Reisen mit meinen Eltern gegangen und habe schon als junges Mädchen Brüssel und die Riviera und Paris und all das gesehen, weil mein Vater, meine Eltern mich immer mitgenommen hatten. Klavier gespielt habe ich auch. Im Sommer habe ich meine Zeit auf dem Tennisplatz verbracht, ich habe sehr viel Tennis gespielt und auch gut, und durch den Tennisclub haben wir natürlich auch Bridgegesellschaft gehabt, ich habe sehr viel Karten gespielt, im Club und gegen andere Clubs. Das war immer so, genau die Clubs, die man in derselben Riege hatte, für Tennis spielen, mit denen hat man im Winter Bridgeturniere gespielt. Und ansonsten fand ich das Leben stinklangweilig.

Da ihr ein Leben voll Wohlstand und Müßiggang mit der Zeit zu langweilig wurde, sie aber keiner bezahlten Tätigkeit nachgehen durfte, engagierte sie sich – zunächst heimlich, ohne Wissen ihrer Eltern – ehrenamtlich in der jüdischen Wohlfahrtspflege und Winterhilfe.

Eines Tages bin ich dem ausgewichen und habe mich durch eine Bekannte in die Wohlfahrtspflege einschmuggeln lassen. Und zwar bin ich gekommen in die Zentralwohlfahrtsstelle der deutschen Juden, so hieß das, die heißt heute noch so. Und das ist die Spitzenorganisation gewesen, nicht religiöserweise, nur Wohlfahrt. Jedes Wohlfahrtsamt war uns bekannt, jede Fürsorgerin war uns bekannt, alles, was sich tat in den einzelnen jüdischen Wohlfahrtsämtern, war da zusammengeschlossen. Und wir hatten natürlich eine Riesenbibliothek und ein Archiv, und da fing ich an, da drin zu arbeiten, als Volontär. Das war sehr interessant und da war ich drei Jahre. Und dann eines Tages bin ich in die praktische Wohlfahrtspflege und auf das jüdische Wohlfahrtsamt im Bezirk Schöneberg und da war ich ein Jahr. Im nächsten Winter plötzlich, da rief mich ein Pfarrer an und sagte, er hätte von mir gehört und ob ich die Winterhilfe, das Büro für den kommenden Winter leiten würde. Habe ich gesagt, sehr gerne. Und die Winterhilfe – das war zusätzlich zu dem, was der Staat an Unterstützung gab. Und zwar konnte der Staat nicht genug geben, dann gab es die katholische Extrahilfe und das – und dann hat man gesagt, das ist auch noch nicht genug, und dann gab es eine, wo die Handelskammer Geld hinein gab, und die Kirchen gaben Geld rein, und die jüdische Gemeinde gab Geld rein, und das war der Fond für die Winterhilfe, die gab es nur vom 1. September bis 31. März. Und da bekamen wir zwei leere Zimmer im Rathaus und dann haben wir gesagt, wir brauchen noch einen Keller, weil wir verschiedene Ideen schon hatten, und den bekamen wir auch, es war wundervoll. Wir haben gearbeitet, geschuftet, unbezahlt. Wir hatten über 300 Familien im ganzen und die kamen einmal die Woche, alphabetisch, nicht wahr, und bekamen zusätzlich, so und so viel Kinder hatten sie, bekamen sie so und so viel Geld. Und dann haben wir sofort gestartet, eine Lebensmittelsammlung, und die Leute haben angerufen bei uns, und dann hat uns einer so und so viel Mehl gegeben, der hat Reis gegeben, der andere hat anderes gegeben, und einer der Leute, die von uns unterstützt wurden, war ein Mann mit einem Pferdchen und einem Wagen, und da habe ich gesagt, Sie holen für uns die Sachen ab und dafür kriegen Sie immer noch eine Extraportion. Nicht, so hat man sich arrangiert. Dann standen wir sehr gut mit der Zeitung vom Bezirk Schöneberg, die alles, was wir veröffentlichen wollten, einfach an die Laternenpfähle oder auch in der Zeitung gebracht hat. Wir haben sehr viele Hausbesuche gemacht, waren wir gewohnt als Fürsorgerinnen, das gehörte dazu, das war Wohlfahrtsarbeit. Und da habe ich gesehen, drei, vier Kinder schlafen in einem Bett und all solche grausigen Sachen, verstehen Sie, und daraufhin haben wir eine Aktion gemacht, wir brauchen Betten, wir brauchen Betten, Bettstellen. Und dieser Mann hat unsere Betten abgeholt, am zweiten Tag ruft er mich, Fräulein G., hieß ich *damals noch, kommen Sie mal mit runter, ich muß Ihnen etwas zeigen. Und da hat er also Betten auf dem Wagen gehabt, die waren von Wanzen zerfressen, und die Leute haben die Winterhilfe benutzt, um es billig loszuwerden, verstehen Sie, also dann haben wir sofort eine Annonce gehabt in der Zeitung, vielen Dank, der Zuspruch war phantastisch, wir brauchen keine Betten mehr, kann doch nicht sagen, daß ich so idiotisch war, das Zeug zu nehmen. Wissen Sie, es kamen solche ulkigen Sachen dabei vor. Also, dann hatten sich zwei Krankenschwestern gemeldet, ob sie auch mitarbeiten können, habe ich gesagt, ja, es ist eine glänzende Sache, Sie werden unser Lebensmittellager arrangieren – was die Leute bekommen und was reinkommt. Also haben wir denen eine Kartei angelegt, wer drei Kinder hatte, vier Kinder, zwei Kinder, kein Kind. Und dann bin ich eines Tages von Restaurant zu Restaurant gegangen und habe mit den Leuten gesprochen, habe gesagt, sagen Sie mal, Sie haben so und so viel Gäste, die zahlen. Würde es Ihnen etwas ausmachen, wenn Sie zwei Essen abgeben ohne Geld, können wir Ihnen jemanden schicken, der das Essen braucht? Nein, die können nicht hier sitzen, sage ich, die brauchen ja nicht hier sitzen, die können es sich ja mit nach Hause nehmen. Und dann habe ich fünfzig Leute gefunden, die Essen kriegen konnten von den Restaurants, das war ein Plus, das keines der anderen 20 Wohlfahrtsämter – Berlin hat 20 Bezirke – gemacht hat, verstehen Sie, wir haben Ideen gehabt, und das hat mir Freude gemacht, weil es erfolgreich war, weil es den Leuten geholfen hat, ohne daß es den Staat irgend etwas gekostet hat. Also das war wirklich ein wundervolles Arbeiten für mich, ich war innerlich sehr befriedigt, weil ich das erste Mal in meinem Leben etwas getan habe, was erfolgreich war – also etwas Gutes getan habe. Und am 31. März ist wieder Schluß, dann ging es nicht weiter. Dann bin ich zum jüdischen Wohlfahrtsamt gegangen und habe dann da Sprechstunde gehabt, regelmäßig.*

Durch ihr hohes soziales Engagement für bedürftige Familien wurde Frau H. schon frühzeitig mit den Auswirkungen von antisemitischen Ausschreitungen und Übergriffen der Nationalsozialisten konfrontiert.

Und dann sind die Leute nicht mehr gekommen. Da ist einer nicht mehr gekommen, der hätte kommen müssen, dann bin ich in die Wohnung und habe gesagt, Frau X., warum ist Ihr Mann gestern nicht in die Sprechstunde gekommen? Finger auf den Mund und sich umgeguckt, als ob jemand in der Wohnung etwas hören könnte. Sage ich: „Was ist denn los?" – „Ach, mein Mann ist doch überfallen worden, er liegt im Krankenhaus" – „Was ist denn passiert?" – „Die Nazis haben ihm in den Rücken gestochen". Dann bin ich ins Krankenhaus gefahren, habe den Arzt gesprochen, habe den armen Juden – ich meine, wenn einer doch schon Unterstützung kriegt, dann ist er doch der ärmste der Armen – besucht, der Mann hat fünf Stiche im Rücken gehabt – von den Nazis, nur weil er ein Jude ist. Und all solche Sachen, es war fürchterlich, das mit anzusehen, ein Jahr lang habe ich das gemacht.

Aufgrund dieser Erfahrungen hat sich Frau H. schon vor 1933 mit dem Programm der Nationalsozialisten beschäftigt und – anders als ihre Eltern – die von diesen ausgehende Bedrohung antizipiert.

Und dann eines Tages, dann kam der Reichstagsbrand. Da habe ich gesagt, das haben die Nazis gemacht, da haben meine Eltern gesagt, es hat doch ein Holländer gemacht – „Ja, der war von den Nazis angestiftet" – „Nein" – Meine Eltern haben nie „Mein Kampf" gelesen. Da steht genau drin, er will die Juden alle umbringen. Klar und deutlich, immer wieder. Und das hat er da schon angefangen, nicht wahr? Und also – dann habe ich eines Tages gesagt, es geht so nicht weiter, ich will weg, ich will raus. Und meine Eltern haben gesagt, Du bist verrückt, das geht nur gegen die polnischen Juden. Herr Ludendorff – wir hatten einmal einen General, der in Ostpreußen tätig war, und der hat dann gesagt, kommt nur alle nach Deutschland – sind auch alle gekommen. Die ärmsten der Armen, von überall, damals. Und dann, zu der Zeit, 1933 gab es ja soviel Unemployment, nur die Kriegsindustrie hat damals die Leute beschäftigt, dann waren welche da, die haben Uniformen gemacht. Wir haben Leute gehabt, die sind mittwochs zu uns in die Winterhilfe gekommen, haben das Geld bekommen, und dann habe ich sie donnerstags gesehen, abends mit den Brown Shirts, den SS – und da man ja jeden in der Gegend kannte –, und die sind mir auf der Straße nachgelaufen und sagten, die Jüdin verschiebt das Geld von der Winterhilfe. Also schließlich ging es immer weiter so und ich habe gesagt, ich bleibe hier nicht. Und meine Eltern haben gedacht, ich bin verrückt. Und das geht sie doch nichts an, wir geben doch – haben doch 80 Leute angestellt – und wir geben doch anderen Leuten Arbeit und wir zahlen Steuer, wir machen doch alles, was die deutschen Bürger auch machen, nicht wahr? Und da habe ich gesagt, ja, aber ich will nicht umkommen, habe ich gesagt, Ihr werdet alle mit der Zahnbürste in der Tasche über die Grenze gehen. Haben die alle gelacht.

Ab 1934 begann Frau H. dann, ihre Ausreise zu betreiben.

Und ich bin normal. Eines Tages eine Sommerreise machen, wo es noch Devisen gab, von einer gewissen Bernstein-Linie, aus Belgien dort annonciert – die haben immer Autos gebracht von Nordamerika nach Dänemark, oder nach Europa will ich mal sagen, aber sie haben in Brüssel oder Kopenhagen – irgendwo – in Kopenhagen haben sie wohl ihre Sachen abgeladen, im Winter. Und zurück sind sie immer leer gefahren. Und da haben die gesagt, ist ja Blödsinn, wir könnten ja zurück Passagiere mitnehmen. Und haben sehr geschickt etliche Schiffe umgebaut – in Zweibettkabinen, jedes Bett für sich – ja, also, und die haben gesagt, wir machen billige Reisen, haben die Fahrt gemacht nach Amerika. Die hat 11 Tage gedauert, per Schiff – heute macht man es in sieben Stunden –, es war wundervoll. Und wer war auf dem Schiff? Alles jüdische Leute, die sehen wollten, was könnten sie in Amerika vielleicht anfangen, die Verwandte oder Bekannte oder Freunde hatten, die wollten sie ausfindig machen. Also auf dem Schiff waren nur jüdische Passagiere – weil kein Mensch zu so einer idiotischen Zeit fuhr, wissen Sie, April oder so. Und da fuhr man nach Amerika, und die Deutschen hatten das genehmigt, man konnte also die ganze Passage zahlen, und inbegriffen in dem Schiffspreis waren fünf Tage Hotel in New York, in der Nähe vom Times Square, das war inbegriffen. Und dann bekam man extra Tagesgeld in Dollars, also man mußte es einzahlen, – da war ja schon die Devisenkontrolle von Hitler aus –, da konnte man das einzahlen und dann durfte man mitnehmen, will ich mal sagen 8 oder 10 Dollar pro Tag zum Ausgeben. Und das erschien mir sehr günstig. Meine Eltern haben gesagt, gut, machst Du die Reise mit. Und also die Reise habe ich mitgemacht und habe natürlich in New York Verwandte, entfernte Verwandte getroffen, und der eine hat zu mir gesagt, Du bist ja blöde, daß Du nächste Woche wieder zurückfährst. Also mir gefiel das glänzend in New York, weil ich natürlich – nun müssen Sie wissen, ich war noch blond und ganz manierlich aussehend, nicht? Und die jungen Leute haben mich ausgeführt, Tanzen, Abendessen, Tanzen, Konzert, Tanzen, Abendessen, ich hatte time of my life, die ich ja nicht hatte in Berlin, weil man das ja schon nicht mehr konnte, nicht wahr? Naja, und dann habe ich eines Tages gesagt zu dem einen, der sich sehr um mich bemüht hatte, ob er mir ein Affidavit geben kann, das wußte ich nun, daß man das brauchte, um nach Amerika zu kommen. Und der hat mir dann ein Affidavit gegeben, aber da waren natürlich keine Zahlen drin – also immerhin, ich habe geglaubt, das würde genügen. Also ich bin zwei Wochen später zurückgekommen von Amerika nach Berlin und habe meinen Eltern gesagt, jetzt gehe ich nach Amerika, ich muß genug Platz haben zwischen mir und Hitler – kann nicht weit genug weg sein. Also war Zetermordio und die ganze Familie, ich bin verrückt, als einziges Mädchen, ich kann doch nicht wieder weggehen. Ich habe gesagt, doch, ich gehe weg. Also inzwischen bin ich dann wirklich mit demselben Visum, das war Zufall oder Absicht von dem Mädel auf dem amerikanischen Konsulat, ich hatte in meinem Paß – die hatte mir ein Jahresvisum gegeben. Aber wie es immer ist, man guckt sich doch diese blauen Stempel gar nicht an, was da steht, oder meistens ist es so verwischt, daß man es nicht sieht. Und ich habe also versucht, wie komme ich heraus aus Deutschland, wo kann ich hin, wie komme ich nach Amerika. Und schließlich hat einer meinen Paß genommen, was wollen Sie, Sie können nach Amerika. Ich hatte ein Dauervisum für ein Jahr, ein Besuchsvisum, ich kann so oft rein, wie ich will. Und ich war immer noch Mitglied in unserem Tennisclub, und ein guter Freund von unserem Tennisclub, der nicht in die Nazipartei eingetreten ist, aber wußte, was ist, der hat angerufen, ich muß Dich mal sprechen. Und der hat gesagt, wenn Du gehen willst, jetzt ist die Zeit, die fangen schon an, den Juden die Pässe abzunehmen. In Süddeutschland haben sie die Pässe den Juden abgenommen, dann konnten sie nichts mehr machen, dann konnten sie nicht mehr raus. Also gegen das Geheule und Geweine meiner Eltern und Onkels und Tanten habe ich gesagt, okay, jetzt hau ich aber ab und bin dann über England nach Amerika. Offiziell ein Billet gekauft in Berlin, meine Eltern haben mir ein Hin- und Rückbillet gekauft für die HAPAG-Linie, war sehr schön, bin sehr bequem dann gefahren, nicht mehr mit der kleinen Bernstein-Linie, sondern mit der großen Linie, und kam ich nach New York, und der eine Vetter meines Vaters, der sehr wohlhabend ist – mein Vater dachte natürlich, der würde sich um mich kümmern, ja, der hat mir ein Zimmer genommen, in einem Hotel, da kostete das Zimmer damals schon 35 Dollar die Nacht – und ich kam mit 10 Dollar Taschengeld an. Habe ich gesagt, das geht nicht. Aber meine Freundin, die mich abholte, die hat mich sofort in den Girls Club gesteckt, was viel billiger ist, nicht wahr? Und dann war ich also in New York.

In Amerika angekommen, mußte Frau H. feststellen, daß eine legale Einwanderung weit schwieriger war als erwartet, und sie allenfalls auf ein geringes Maß an Unterstützung durch Freunde und Verwandte setzen konnte.

Und jetzt war der Clou der Sache – ich war aber da als Besucher, auf mein Besuchsvisum. Und dann hat man mir gesagt, natürlich, ich darf nicht arbeiten, ich darf erst arbeiten, wenn ich eingewandert bin. Ich kann natürlich – „es gibt viele Leute, die versuchen, schwarz zu arbei-

ten, aber wenn es einmal herauskommt, haben Sie Schwierigkeiten bei der richtigen Einwanderung". Also wenn ich versuchen könnte, mich über Wasser zu halten, bis ich eingewandert bin, und wie ich das hinbekomme. Das Fräulein hat – die hat gesagt, ich gebe Dir ein Affidavit, aber die war eine kleine Angestellte, und ich habe natürlich gedacht, der reiche Vetter meines Vaters würde mir ein Affidavit geben, und der ist nicht rausgerückt damit, und dann bin ich durch die jüdische Wohlfahrtspflege an einen Rechtsanwalt gekommen, an einen jüdischen, und der hat gesagt, er wird versuchen, mir zu helfen. Und der hat sich mit dem reichen Onkel in Verbindung gesetzt und hat gesagt, der gibt mir nie eines, entweder schwindelt der bei der Einkommensteuer oder er ist nicht so reich, wie er tut. Hat er gesagt, den kann ich ad acta legen, ich muß versuchen, andere Affidavits zu bekommen, um einzuwandern, da ich doch kein Geld hatte. Also es war grausig, diese Zeit hat viereinhalb Monate gedauert bei mir, daß ich immer auf ein Wunder gewartet habe, ich durfte bei diesem reichen Vetter – durfte ich mir immer Geld abholen, ich mußte immer einen Schuldschein, ein I owe You, das ist ein amerikanischer Ausdruck, also „ich schulde dir", aber es wird geschrieben IOU – durfte ich mir alle Woche abholen in seinem Büro, für 20 Dollar, ich mußte ja leben, nicht? Ich habe gelebt von 20 Dollar, ich hatte ein Zimmer, das sieben Dollar die Woche gekostet hat, mit Küchenbenutzung, da bekam man ein kleines Fach in der Küche, eine alte Frau hatte fünf Untermieter, jeder hatte ein Fach in der Küche und durfte ein bißchen Geschirr haben und durfte ein bißchen Essen aufheben, und wir konnten die Küche früh morgens benutzen – nix abends, nur früh morgens, und dann bin ich mittags essen gegangen, in New York, und zwar konnte man mittags in den Restaurants dasselbe Menü kriegen wie es abends gab, das sind alles so kleinbürgerliche Sachen, nicht wahr? Da konnte man das Menü haben für 1 Dollar, was abends 1.75 oder 2 Dollar kostete. Die wollten ihr Personal beschäftigt haben, wissen Sie? Und dann bin ich also immer in solche Restaurants gegangen, wo man also mittags ein volles Mittagessen bekam, und dann manchmal habe ich gesehen, wie die Leute so Brot oder Brötchen aßen, und dann habe ich gesehen, wie sie von der Butter ein Stück übrig ließen, mir hat das Herz geblutet, ich mußte mir ein Viertelpfund Butter kaufen, das hat 9 Cents gekostet, davon habe ich eine Woche gefrühstückt, verstehen Sie? Und da sehe ich, die lassen es liegen.

Während sie ihre Einwanderung weiter betrieb, bemühte sich Frau H. intensiv, ihre Chancen für eine spätere berufliche Tätigkeit zu erhöhen und ihre Sprachkenntnisse zu verbessern. Das für eine endgültige Aufenthaltserlaubnis notwendige Affidavit verdankte sie letztlich nicht ihren intensiven Anstrengungen, sondern einem Zufall.

... Und dann bin ich vormittags in die Tagesschule gegangen, um Stenographie mitzuschreiben. Meine Lehrerinnen waren alle in England gewesen, das amerikanische Englisch ist ja etwas anders. Und außerdem wollte ich ja weiter üben, meine Stenographie. Und dann bin ich immer vormittags in Tageskurse, die nichts kosten, von der Stadt. Habe ich immer dagesessen, mitgeschrieben, Englisch. Und nachmittags bin ich ins Kino gegangen, da konnte man gehen für 50 Cent und konnte die Wochenschau noch und noch und noch, die wurde immer wiederholt, oder auch einen anderen Film, nicht wahr? Da lernt man ja am besten, im Kino, weil man sieht, was sich tut, selbst wenn man es nicht versteht, aber man versteht ja die Handlung durch das, was man sieht. Und dann hatte ich – wie gesagt – Bekannte, genügend schon, wo ich abends mich rumtreiben konnte. Und das ging so ungefähr dreieinhalb Monate, vier Monate, und ich bin ab und zu immer aufs jüdische Wohlfahrtsamt, die dazu da waren, Leuten behilflich zu sein, auch um einzuwandern. Und da gab es die komischsten Vorschläge. Ich hätte gehen können – offiziell – als Sekretärin zu irgendeinem Mann, der ein kleines Reisebüro hat, in Kuba, in Haiti, irgendwo, oder in Mexiko – und anstatt zu zahlen, ich würde dort arbeiten und dann könnte man zum Schluß von dort aus – also all solche krummen Geschäfte habe ich abgelehnt und eines Tages traf ich auf der Straße einen Herrn, dem mein Vater einmal sehr geholfen hatte. Und dann sagt der, Gottes Willen, was machen Sie hier, und ich sage, schrecklich, ich kann nicht einwandern. Ich hatte nur Affidavits von den alten Tanten, da lebten noch zwei Großcousinen, die waren schon Großmütter, und Affidavits von denen waren so gut wie nichts wert, nicht wahr, die haben ein paar tausend Dollar gehabt, vielleicht, auf dem Sparkonto. Und dieser Herr hat gesagt, was brauchen Sie denn, da habe ich gesagt, ich glaube, ich brauche 3 000 Dollar Cash, hat er gesagt, gut, come on, sind wir zu dem Rechtsanwalt gegangen, weil ich gesagt habe, wenn mir etwas passiert, würde das Geld ja an meine Eltern gehen, ich war ja noch Deutsche. Und der Rechtsanwalt hat einen kleinen Vertrag aufgesetzt, daß also – das Geld wäre von dem und nur geborgt, und wenn mir etwas passiert ... und ich müßte es in Raten zurückzahlen, wenn ich zurück bin von meiner Einwanderung, zweimal 1 500 – okay.

Nach einer sechsmonatigen Wartezeit konnte Frau H. schließlich über Detroit einwandern. Nach New York zurückgekehrt, bemühte sie sich sofort um eine geeignete Arbeit, mußte aber feststellen, daß die Stellensuche für jüdische Emigranten mit erheblichen Problemen verbunden war. So mußte Frau H. dann schließlich zunächst als Gouvernante arbeiten.

Und dann kam ich also nach New York, als Eingewanderte, und hätte arbeiten können, und da habe ich empfunden, wieviel Antisemitismus in New York ist. Ich habe mich immer eingeschrieben, natürlich, in den Fragebogen von den Agenturen mit „jüdisch". Und da habe ich gemerkt, die schicken mich nie auf einen Job. Da habe ich gedacht, so geht das nicht, und da war ich aber wirklich schon so tief in Schulden, daß ich sagte, ich muß eine andere Stelle annehmen, ich werde als Gouvernante arbeiten. Und bin zu einer Agentur gegangen, meine New Yorker Bekannten wußten, welche die vornehmsten Hausdamen hatten und all solche Sachen, und da bin ich hingegangen und gesagt, ich suche eine Stelle als Gouvernante, eine Freundin hatte mir eine französische Referenz gegeben, eine andere in Englisch, fiktive Namen aus New York, aus Paris und aus London. Und dann konnte ich also sagen, ich bin erfahrene Gouvernante, ich suche eine Stelle als Gouvernante. Und dann bekam ich durch einen dieser Agenturen eine Stelle, da rief die mich an und sagte, es ist eine Dame da aus Washington D.C., und da bin ich hin, habe gesagt, warum kommt die Frau aus Washington hierher, um sich eine Gouvernante zu suchen, ja, das ist Tradition bei der, weil deren Mutter schon immer so – Tatsache war, was ich später herausgefunden habe, daß die immer gewechselt haben, und die Agenturen in Washington schon keine mehr hatten für sie. Also, die boten mir eine Stellung an, das war 1936, eine Stellung als Gouvernante, zwei Mädelchen. Ich habe diese Stellung natürlich angenommen, um meine Schulden zu bezahlen. Der Mann war Börsianer, die hatten eine schwarze Köchin, so eine richtige Mummy, wie sie abgebildet ist auf der Reisreklame, hatten natürlich ein Hausmädchen und die Köchin, und dann kam noch jemand und ein Chauffeur und also alles, was man nur brauchen kann – und ich als Gouvernante bekam das Obergeschoß, da wohnten die zwei süßen Mädelchen, sie waren wirklich süß, sie waren nur irrsinnig schlecht erzogen, und ich mußte sehen, daß die immer gleich angezogen waren, die sechs- und die vierjährige, hatte die die blauen Pünktchen, mußte die auch. Und Schränke noch und noch, also es ist ein irrsinnig reiches Haus gewesen. Und ich hatte weiter nichts zu tun als die körperliche Pflege der Kinder und spazieren gehen mit den Kindern und Französisch sprechen mit den Kindern, und früh morgens, beim Frühstück, war Monsieur dabei, und die ältere Tochter, die nahm er mit, per Auto, zum Kindergarten, und ich hatte nur die

KAPITEL 3 Fünf Lebensgeschichten (ehemaliger) jüdischer Emigranten   43

kleine, die vierjährige. Nun war das alles ein dreiviertel Jahr nach dem Lindberg-Mord, und die reichen Leute hatten alle Angst, daß jemand reingeflogen kommt ins Zimmer und nimmt das Kind, also, es durfte nie alleine gelassen werden. Und wenn Madame mich sprechen wollte, mußte ich das Kind vom dritten Stock mitnehmen – und das Kind war verwöhnt, es mußte immer getragen werden, sagte ich, Du hast doch gute Beine, Du läufst – die hat immer geweint, bei jeder Gelegenheit. Ich war in einem goldenen Käfig, ich war angespannt von früh bis nachts. Dieses vierjährige Balg hat jede Nacht naß gemacht, bis ich eines Tages einen Kinderarzt sprach, der hat gesagt, na ist ja klar, die haben alle drei, vier Monate eine neue Gouvernante, die Kinder fühlen sich unsicher, die Eltern sind gesellschaftlich so besetzt abends, daß sie sich gar nicht kümmern – und das ist natürlich, das Kind ist nur nervös. Und da habe ich gesagt, wie mache ich das, jede Nacht muß ich zweimal auf, das Bett beziehen von dem Kind. Also, ich habe mir gesagt, ewig bleibe ich da nicht.

Nachdem sie durch eine Zeitungsannonce auf eine Stelle als Stenotypistin für Englisch, Deutsch und Französisch aufmerksam geworden war, arbeitete Frau H. als Bürokraft für verschiedene Firmen und Bankiers in New York. Da sie mit dem Klima in New York nur sehr schlecht zurechtkam, ging Frau H. nach San Francisco, wo sie abermals erhebliche Probleme hatte, ihren Lebensunterhalt dauerhaft zu sichern. Erst 1940 bekam sie eine Stelle beim Committee for Services to Emigrants, die ihrem Wunsch, sich für das Wohl anderer Menschen zu engagieren, entgegenkam.

Dann aber habe ich gesagt, das Klima in New York, das Klima ist entsetzlich – im Sommer kommt man raus, man hat sich eine Dusche genommen und angezogen und bis man zur Untergrundbahn kam, oder zur Hochbahn, die damals noch ging, da war man schon wieder klebrig und verschwitzt. Man hat ständig sieben Kleider bei der Reinigung gehabt, Tageskleider und sieben Kleider, die man abends anhatte, also ein Vermögen ausgegeben, nur um sauber zu bleiben, das Klima in New York ist schrecklich. Und im Winter ist es so kalt, daß es durch die Mäntel durchgeht, der Wind, von allen Seiten. Da hab ich gesagt, ich gehe weg, es hat keinen Sinn, ich verdiene, ich kann mich ernähren, aber ich werde mich auch woanders ernähren können. Und bin auf die Bibliothek gegangen und hab mir angeguckt, wo das Klima vielleicht besser ist, und dann kam zum Schluß raus El Paso, Texas, San Francisco oder Seattle. Und dann habe ich gedacht, ich will jetzt nach San Francisco, und alles, was ich dann gespart hatte bis dahin, waren 200 Dollar. So reich war ich (lacht), das Billet nach

San Francisco hat damals 120 Dollar gekostet. Und als ich San Francisco gesehen habe, habe ich griechisch gesprochen: Heureka! – ich kann kein Wort Griechisch – hier bleibe ich, das ist das schönste, was es gibt, und da bin ich geblieben. Und dann ging es wieder los mit nichts haben, keine Stellung, dann wieder teilweise schreiben, mal habe ich Kuverts geschrieben, mal habe ich Advertising geschrieben, mal habe ich Postkarten geschrieben, für einen Verlag, wo lauter alte Stenographer sitzen, da kam der Chef mit dem Lineal, um zu sehen, ob ich zwei oder zweieinhalb oder drei Zentimeter in der Stunde geschrieben habe, das war eine schreckliche Arbeit, so vom Adressenbuch abzuschreiben, also heutzutage gibt es das gar nicht mehr, weil ja alles automatisch gemacht wird, aber damals mußten die Leute noch, wenn sie Advertising machten, schreiben. Und dann bin ich zur jüdischen Wohlfahrt ins Büro gegangen, habe gesagt, hier bin ich, ich habe die und die Erfahrung, könnt Ihr mich gebrauchen? Ach, hat der gesagt, komm her. Und da war ich gesettled, die brauchten jemanden, natürlich, weil sehr viele schriftliche Sachen kamen aus Deutschland, wo die Leute auswandern wollten und Verwandte suchten in Amerika oder Verwandte hatten in San Francisco, und dann haben die Deutsch geschrieben, die Verwandten konnten nur Englisch, das mußte übersetzt werden, und das war ein sehr schöner, wundervoller Job, weil nämlich auch schon die Leute kamen aus Schanghai[20], und ich war die einzige, die Deutsch sprach im Büro, und die amerikanischen Social Workers konnten ja nicht wissen, was ich wußte, was meine früheren Landsleute alles durchgemacht haben. Die Frau saß da mit ihrem guten Gehalt, die Wohlfahrtsdame, also die Angestellte, und für die war das ein 8-Stunden-Job, die hat doch nicht gefühlt, was die Leute mitmachen. Und ich hatte ja das alles selber mitgemacht, so daß ich also eine ganz große Schulter bekam, an der die Leute nachts weinten, bei mir zu Hause, weil ich die einzige war, die wußte, was sie durchgemacht hatten. Und ich kannte zu einer Zeit ungefähr 3000 Leute, als kaum einer kam, der eingewandert oder nur auf der Durchreise da war, der nicht die Hilfe brauchte von unserem Büro, irgendwie Ausweise, Auskunft oder was. Wir haben die Kinder da eingeschult und wir haben Wohnungen gesucht für die Leute, die kamen, und am Anfang mußten wir sie alle an der Hand nehmen, weil die,

---

[20] Schanghai war der einzige Ort der Welt, der eine Einreise ohne gültiges Visum gestattete und deshalb letzte Zuflucht für etwa 13 000 Personen bedeutete, die ansonsten nirgendwo Aufnahme gefunden hätten. Für fast alle Personen war Schanghai nur eine Durchgangsstation. Die meisten wurden später von den USA und Palästina aufgenommen.

die aus Deutschland kamen, die waren noch so bedrückt von den Nazis, weil sie ja alles nicht gekonnt hatten, man hatte ihnen ja nur erlaubt, hier, da darfst Du das und das darfst Du nicht, und die waren ja zum Teil schon aus dem Konzentrationslager zurück, und viele kamen eben über Schanghai, die lange Jahre dort gelebt hatten. Und die waren immer unterstützt worden vom American Joint, die mußten von Unterstützungsgeld leben. Und nun in Amerika durften sie auf Arbeitsuche, und da sind die Frauen, haben sich alle mit Hausarbeit verdungen, und die Männer haben versucht – wir haben Leute plaziert, Rechtsanwälte, als Fahrstuhlführer, und ein Steuerfachmann ist in ein Büro gegangen, nur um Buchführung zu machen. Also ich habe das alles mitgemacht, und das war ein wundervoller Job, bei dem Committee for Service to Emigants, so hieß das, es war sehr schön.

Sieben Jahre nach ihrer offiziellen Einwanderung bekam Frau H. die amerikanische Staatsangehörigkeit und meldete sich – Amerika war inzwischen in den Krieg eingetreten – beim Militär.

Ich war ja für die ersten Kriegs-, wie nennt man das, Kriegsgefangenen mit zuständig: Kriegsgefangene sind ja nach Amerika geschickt worden, viele Kriegsgefangene waren ja in Lagern in England, in Frankreich, überall interniert – aber manche sind auch nach Amerika gekommen, unter anderem eine Gruppe vom Afrikakorps, von Rommels Afrikakorps. Gut, während ich also in der Armee war, hat man mich sofort qualifiziert, als Linguist – was Quatsch ist, ich habe ja nie als Philologe die Sprache gelernt. Ich spreche sie aber. Und ich bekam eines Tages – also, ich hatte mich für die Armee gemeldet und hatte das basic training hinter mir, in Iowa – und eines Tages bekam ich Orders, ich muß nach Chicago kommen, zum allerobersten Staatsanwalt, Attorney General, ich wußte nicht warum, aber bei mir im Jeep, in demselben Autochen, was uns von dem Ort, wo ich war, nach Chicago brachte, der sagte, „ach", sagt er, „wissen Sie, das ist sicher wegen der Kriegsgefangenen" – „wo sind denn welche?" – „ach, überall eben". Die Camps verstreut. Also, ich wurde eingesetzt als Interpreter für die ersten Verhandlungen, wo Kriegsgefangene andere Kriegsgefangene – also, die deutschen Gefangenen haben andere Gefangene sehr beschädigt, nicht, also wirklich körperlich beschädigt, das wußte ich aber da noch nicht. Ich kam zu diesem obersten Staatsanwalt in Chicago, und der sagt mir, ich müßte zu dem Staatsanwalt, wo ich war, in Fort Sherinnon. Und ich komme da also zufälligerweise wieder zurück, wo ich herkomme, von demselben Posten, ja, Fort Sherinnon, das war eine Stunde von Chicago entfernt, und ich stelle mich vor, dem Staatsanwalt, und das war ein jüdischer Rechtsanwalt aus Milwaukee, der in seiner Armeezeit Attorney General wurde. Und als der sich mit mir unterhielt und feststellte, daß ich a) Jüdin bin und b) Wohlfahrtserfahrung habe, hat er gesagt, das kommt überhaupt nicht in Frage, daß ich Sie als Interpreter, die können mir 20 andere Interpreters schicken, es gibt genug Leute, die geboren sind deutsch-amerikanisch – hat er gesagt, „ich mache Sie zu meiner Assistentin: Sie gehen vorneweg und Sie interviewen die Leute". Nicht, die sind ja immer nur von Amerikanern interviewt worden, mit einem Interpreter. Aber wenn man die eigene Sprache spricht, kriegt man doch viel mehr raus. Klar, also der hat sich wieder in Verbindung gesetzt, meine Orders wurden umgeschrieben, und ich bekam also einen wundervollen Titel, ich weiß nicht mehr: Assistant Attorney General – irgend so. Der schickt mich also hin, erzählt mir kurz, was sich getan hat, im Gefangenenlager haben deutsche Nazis die nicht-deutsch-sein-wollenden, nicht-nazi-sein-wollenden Polen oder Italiener oder Österreicher körperlich sehr beschädigt, überfallen nachts, Tuch über den Kopf geschmissen, mit Eisenstangen ihnen auf den Rücken geschlagen, und so schlimm, daß schließlich der eine Arzt von dem Camp gesagt hat, die Leute müssen ins Krankenhaus, wir können die hier gar nicht behandeln. Und so kam es raus, daß das passiert war, in einem amerikanischen Lager, weil der kleine Sergeant da, den hat das gar nicht interessiert, was die da in der Baracke machen. Wenn ein amerikanischer Junge die Wache hat, in der amerikanischen Baracke, ja, der hat sich gar nicht darum gekümmert, ob die sich da drinnen prügeln oder nicht. Also, so kam das zustande, daß ich da hinmußte. Da habe ich interviewt, die, die also angegriffen wurden von den Nazis. Und die haben mir erzählt, wie die sie nachts überfallen haben, in den Betten, und ihnen – wie gesagt, ein Tuch drüber und haben mit den Eisenstangen – rausgezogen aus dem Bett, da haben sie ihnen die Rippen zerschlagen und solche Sachen – in Amerika. Wenn die Gefangenen das früh morgens dem Sergeant gesagt haben, dem amerikanischen, der hat ja gar nicht verstanden, wovon die reden, nicht, die konnten sich gar nicht verständigen. Also das kam dann endlich mal zu Gericht, das waren die Dinge. Und ich mußte denen – also, ich habe mich unterhalten mit denen, die verletzt worden waren, und ich habe auch vorher mich unterhalten mit denen, die angezeigt worden waren, ich mußte denen die Anklageschrift übersetzen, weshalb sie angeklagt wurden. Und jetzt bin ich also dahin, da hieß es nur, denen wurde mitgeteilt per Teletype, holt ab Lt. X., mit dem und dem Zug, nicht, denn die Gefangenenlager liegen ja auch immer irgendwo Gott behüte, auch wie die Trainingslager, nur nicht zu nahe in einer Stadt. Also, dann stand da irgend jemand und wollte mich abholen, aus dem Zug kam ich, der hat doch einen Mann erwartet, der hat doch nicht gewußt, daß da ein Mädel ankommt, und das gab immer dann die Schwierigkeiten, wo werde ich unterge-

bracht. Ich habe da bei den Nurses schlafen müssen, weil die würden nicht erlauben, daß ein Mädel in dem Block, wo die amerikanischen Offiziersquartiere sind, schlafen würde, nein, das ging nicht, ich mußte sein, wo die Weiber sind, weil die sehr auf die Moral bedacht sind. Und dann ging es also los, und da habe ich diese Kerle interviewt und habe gehört, was das für Biester sind, die Deutschen, die Jungs haben mir erzählt, wie sie in Polen einmarschiert sind, die Deutschen. Da waren große Lautsprecher, alle Männer müssen um sieben Uhr antreten, auf dem Marktplatz, da haben sie einen Lastwagen genommen und haben gesagt, so, jetzt kommt Ihr in die Armee. Dann haben sie sie nach der italienischen Front geschickt, vorne ran – Kanonenfutter. Und solche Sachen – aber die Deutschen waren doch blöde, sie sind blöde: zum Beispiel haben die Deutschen immer die Leute von einem Ort zusammen genommen, weil sie ihnen nicht so recht getraut haben und weil sie vielleicht gemerkt haben, daß die Nazis nicht alle mehr so 100% Nazis sind, da haben sie immer aus einem Ort die Leute zusammen in eine Kompanie geschickt, weil die wußten, nicht wahr, der X. ist der Obernazi und der Y. ist einer und die werden schon sehen, ob die anderen alle mitmachen und sich nicht politisch anders betätigen. Da haben sie immer die zusammen gehalten, aus einem Dorf, aus einer Stadt. Und das hat sich so blöde gezeigt, wir haben die Post gelesen, während ich bei der Armee war – aus einem Ort, da war immer die Post für eine Kompanie. Wenn wir irgendwie die Post erwischt hatten, dann schrieb die Frau X., Du brauchst mir nicht mehr Deine 50 Mark extra zu senden, ich habe das Zimmer vermietet, nun schrieb die Frau Y. auch und die Frau Z. auch, die haben alle nicht das Verbot übergangen, daß sie etwas berichtet hätten, nicht, die haben ja nur erzählt, ich habe mein Zimmer vermietet, aber wir haben uns dann gedacht, warum da plötzlich alle Leute in dem Ort ihre Zimmer vermieten können, was ist da los, da war die Munitionsfabrik in Berg, das kam raus in der Zensur, die wir gehabt hatten in Paris. Also so gibt es Sachen, die kann selbst die bestdurchdachte Führung nicht voraussehen, die können ja nicht denken, daß 20 Leute aus dem Ort dasselbe schreiben, an ihre Männer, nicht. Die haben ja nichts unrechtes getrieben, die haben geschrieben, Du kannst Dein Geld für Dich alleine ausgeben, ich habe jetzt ein Einkommen, nicht. Aber diese Prozesse waren schrecklich, und dann saß ich also da, und die wußten alle immer nicht – der Gerichtshof, das waren alles ganz hohe Militärs und die haben mich so quasi als die kleine Enkelin oder die Nichte betrachtet, wissen Sie, die waren ja alle schon die höchsten Generäle, die sitzen im Supreme Court sozusagen. Und dann haben sie mich immer aufmerksam behandelt – das war sehr nett, ich bin ja rumgereist mit denen, im sechsten Distrikt, was alles zu Illinois und

Wisconsin gehörte, verstehen Sie, gehört zusammen. Aber die Deutschen waren so trainiert, im Gerichtssaal, da sitzen die auf Achtung, wissen Sie, also, wenn man steht, ist klar, und wenn es heißt, rührt Euch, dann darf man sich rühren, aber im Sitzen – so sitzen die Deutschen da. Und die Genfer Konvention sagt, es darf keiner vor Gericht kommen, der nicht eine saubere Uniform hat. Da wurden erst – saubere Uniformen mußten geliefert werden aus Deutschland. Und das Afrikakorps, die sahen aus, wie aus einer Operette, so ungarische Offiziere, wir haben uns halb tot gelacht. Aber so saßen die Kerle da, fürchterlich. Die Leute, die ich interviewt habe, die haben mir alle erzählt, man hat ihnen gedroht, wenn Du was sagst gegen uns, wir wissen, Deine Verwandten, Du hast noch eine Schwester und eine Mutter da und die werden alle umgebracht, wenn Ihr etwas sagt. Die haben die mächtig eingeschüchtert, viele wollten nicht aussagen, sehr viele, ich habe manchmal 20 interviewen müssen, um fünf gute Zeugen zu kriegen. Ich habe – drei, vier Tage vorher war ich da und dann habe ich natürlich meinen Bericht dem Rechtsanwalt gegeben, nicht. Ich habe sehr viel gelernt damals bei der Geschichte, sehr viel – über Law und all diese Sachen, nicht, Gesetze. Es war eine sehr interessante Arbeit. Aber dann zwischendurch habe ich wieder nichts zu tun gehabt, ich war monatelang dagesessen, in der Armee, und hatte nichts zu tun. Da habe ich eine Sprachschule eingerichtet, ich habe gesagt, wenn die Soldaten rüberkommen, die hören ja noch nicht einmal, wenn da einer sagt, halt oder ich schieße, die wissen ja gar nicht, was das heißt. In dem Camp habe ich andere Leute gefunden, die auch Deutsch konnten, und ich hatte drei deutsche Lehrer und zwei französische Lehrer, da wurde Deutsch und Französisch unterrichtet. Und da habe ich gemerkt, daß die Armee gar nicht so demokratisch ist, wie sie tut, denn ich durfte nicht in die Klassen einfache Soldaten und Offiziere zusammenbringen, ich mußte getrennte Klassen haben. So lernt man von so Kleinigkeiten, nicht, wo mancher gar keine Ahnung hat. Also die sind nicht so demokratisch, wie sie tun. Und ich hatte Offizierstraining, nicht, erst ins einfache Training und dann haben sie mich gleich ins Offizierstraining geschubst wegen meines IQ. Und dann war auch eine Negerin dabei, die schlief zufälligerweise über mir, weil es alphabetisch ging, und da hat mir unsere Kommandantin von dem Trainingscamp gesagt, Sie wissen genau, daß Sie später nicht mehr mit der zusammen sein dürfen – ich denke wir sind eine Democracy – nein, also die Armee macht das nicht so. Es war ein eye-opener, wissen Sie, ich habe viel gelernt in der Armee, viel Gutes und viel Schlechtes gesehen. Man muß es nur später anwenden können im Leben. Schrecklich, nicht? Zum Totschießen sind sie gut genug, die Neger, aber nicht, um mit ihnen zu verkehren.

1949 heiratete Frau H. im Alter von 44 Jahren einen jüdischen Emigranten, der nach dem Zweiten Weltkrieg über Italien und die Philippinen in die Vereinigten Staaten gekommen war. Sie schied aus der Armee aus und arbeitete wieder als Schreibkraft für verschiedene Unternehmen in San Francisco. Ihr Mann hatte große Probleme, eine Anstellung zu finden, da er während der Zeit des Zweiten Weltkriegs außerhalb der Vereinigten Staaten gelebt hatte. Bis zu seinem Tod führte sie mit ihm zusammen ein „bescheidenes Leben" in San Francisco. Heute lebt sie in Chicago. Anders als zu Zeiten ihrer Kindheit und Jugend versteht sich Frau H. heute nicht mehr als Deutsche, sie sieht sich als Amerikanerin. Eine Annahme der deutschen Staatsangehörigkeit käme für sie heute nicht mehr in Frage. Während Judentum für sie lange Zeit nicht mehr bedeutet hat als die Zugehörigkeit zu einer Religion, glaubt sie heute, daß sich die Zugehörigkeit zum Judentum auch in einer gemeinsamen Herkunft oder Nationalität ausdrückt. Ihre Verbundenheit mit Israel ist sehr hoch, sie ist gut über die dortige politische Entwicklung informiert und unterstützt auch heute noch aktiv Organisationen wie die Women's International Zionist Organisation (WIZO).

Herr A.

Herr A. wurde am 10. April 1908 als drittes Kind eines jüdischen Kaufmanns in Rheinland-Pfalz geboren, wo bereits seine Urgroßeltern ansässig waren. Da sein Vater schon 1910 verstarb und seine Mutter nicht mehr heiratete, mußte er als einziger Sohn sehr früh dessen Pflichten übernehmen. Gerade 6 Jahre alt geworden, besuchte er drei Jahre die Volksschule und wechselte mit 9 Jahren auf das Gymnasium. Nach dem Abitur absolvierte er als erster seines Jahrgangs einen einjährigen Militärdienst, wobei ihm persönlich wichtig ist, daß er schon in dieser Zeit vor allem zu Arbeiten herangezogen wurde, die „auf etwas höherem geistigen Niveau" lagen. An den Militärdienst schließt sich die Lehrzeit im Saargebiet an, bei der ihm seine ausgeprägte sprachliche Begabung sehr zu nutzen kam. In einem Kaufhaus mit 150 Angestellten wurde er als Dolmetscher für Französisch und Englisch eingesetzt, aufgrund seiner guten Leistungen wurde die Lehrzeit um ein Jahr verkürzt. Mit 19 Jahren wechselte er 1927 in den Einkauf des Warenhauses Societé Française de Nouvelle Galerie in Paris. 1929 übernahm er eine leitende Position in einer der Einkaufszentralen der Leonard Tietz AG in Köln (heute Kaufhof), wurde zunächst zum Substituten ernannt und später zum Büro- und Personalchef. Mit 23 Jahren wurde Herr A. zum Assistenten der Geschäftsleitung befördert und vom Vorstand der Leonard Tietz AG mit Aufbau und Leitung einer statistischen Zentrale betraut. Diese hatte angesichts der hohen Inflationsrate und der damit verbundenen Schwierigkeiten bei der Festlegung akzeptabler Einkaufs- und Verkaufspreise vor allem die Funktion, die Kalkulation der einzelnen Filialen der Leonard Tietz AG zu überwachen. Wegen seiner Geschäftsreisen war Herr A. schon frühzeitig über Agitation und Anschläge der Nationalsozialisten informiert:

Die Leiter, die Geschäftsführer der Filialen haben gesagt: „Schauen Sie, wir haben darüber Buch geführt: dann passierte dies, dann passierte das", so daß ich einen totalen Überblick bekam über das, was sich bereits ab Ende 1932 zugetragen hatte. Das formulierte ich damals in einem Bericht an die hohe Direktion, was sich zugetragen hatte und meine allgemeinen politischen Eindrücke. Obwohl die Leute selbstverständlich in der Zwischenzeit auch informiert waren, trug dies dazu bei, das Bild abzurunden.

Die zunehmende Bedrohung durch den Nationalsozialismus blieb natürlich nicht ohne Auswirkungen auf die Tätigkeit von Herrn A.:

Der damalige jüdische Vorstand ist am 31. März 1933 zurückgetreten. Am 1. April 1933 war der Boykott-Tag[21], und in der Nacht davor wurden wir, die Sekretäre und Abteilungs-, Dezernatsleiter und so weiter, gebeten, wir sollten im Haus bleiben, weil wir eine Nachricht abzuwarten hätten, die sich wahrscheinlich im Laufe der Nacht ergeben werde. Und in der Tat, in dieser Nacht kamen die Herren zurück und sagten: „Meine Herren, die Sache ist aus, der Konzern ist heute Nacht in andere Hände übergegangen, wir sind ab morgen nicht mehr Vorstand". Damit änderte sich schlagartig das gesamte Bild für alle jüdischen Mitarbeiter, denn gegen das jüdische Warenhaus wurde ja ein Kampf von Seiten des Nationalsozialismus aus geführt, der damals proklamierte: „Das jüdische Warenhaus ist unser Unglück, Deutsche, kauft nicht bei Juden". Und dann kamen diese Dinge mit Einwerfen von Fensterscheiben, Beschmieren der Fenster mit Hakenkreuzen, das Publikum wurde angepöbelt, es standen SA-Leute vor den Türen, die das Publikum hinderten, den Geschäftsraum zu betreten oder zu kaufen, und die allgemeine Parole war eben: „Das jüdische Warenhaus ist der stärkste Feind des Einzelhandels". Im Jahre 1933 wurde mein Vorgesetzter vom Vorstand der AG abgelöst, durch diese Dinge, und man hat ihm damals noch die Stelle eines Geschäftsführers vom Hauptgeschäft in Köln angeboten. Also, das war natürlich eine Stufe zurück, aber man wollte nicht sagen: „Meine Herren, nehmen Sie Ihren Hut und gehen Sie", um den guten Ton zu wahren. Er nahm es damals an. Also, die Filialen waren geteilt in Einkaufsleitung und Verkaufsleitung, und dieser Herr übernahm den Posten des Einkaufsleiters. Und dazu bestand ein Einkaufsbüro, und dieses Einkaufsbüro hatte sämtliche Arbeiten zu erledigen, die zum Einkauf gehörten, um diesen Chef möglichst – wie soll ich sagen – von laufenden Arbeiten zu befreien, daß er Zeit hatte, nur die ganz hohe Linie der Geschäftsführung mit seinen Kollegen vom Verkauf abzustimmen. Und ich wurde

---

[21] Den Anlaß für den Judenboykott vom 1. April 1933 bildeten Boykottaufrufe gegen deutsche Waren in den USA und England. Dort war die antijüdische Politik der Nationalsozialisten in den Massenmedien derart drastisch dargestellt worden, daß sich die Reichsvertretung der deutschen Juden in einem Schreiben an den Reichspräsidenten von Hindenburg vom 29. März 1933 von diesem „Greuel- und Boykottfeldzug im Auslande" distanzierte. Zu diesem Zeitpunkt war „Stürmer"-Herausgeber Julius Streicher bereits als „Leiter des Zentralkomitees zur Abwehr der jüdischen Greuel- und Boykotthetze" ernannt worden. Auf Initiative Streichers wurden Aufrufe zum Boykott jüdischer Geschäfte, Warenhäuser und Kanzleien erlassen. Gleichzeitig bildete man Aktionskomitees, die den „Aufklärungsfeldzug" der NSDAP unterstützen und die Einhaltung des Boykotts überwachen sollten.

damals Chef vom Einkaufsbüro – also sein direkter Mitarbeiter –, in dem alle Dinge, die im Einkauf zusammenliefen, von diesem Büro aus geleitet wurden. Und dessen Chef bin ich geworden, obwohl es hieß, jüdische Angestellte dürfen nicht mehr versetzt werden. Also, das begann schon ganz unten – es hieß, jüdische Lehrlinge werden nicht mehr ausgebildet, jüdische Lehrlinge, die ausgelernt haben, sind zu entlassen, es ist kein Verhältnis mehr einzugehen auf einer Verkäuferposition, diejenigen jüdischen Angestellten, die Verkäuferpositionen innehatten, durften nicht mehr zum Nächsthöheren avancieren, zum Substituten, zur rechten Hand des Abteilungsleiters, und der Abteilungsleiter war möglichst zu entlassen und durfte keinesfalls durch einen jüdischen Kollegen ersetzt werden. Also, so wurde ganz automatisch von unten nach oben ausgemerzt. Ich übernahm dann trotzdem noch diesen Posten, hatte auch schon 'mal eine Vorladung, vor den sogenannten Betriebsrat, aber, man konnte mir nichts anhaben, nichts nachweisen, und ich bin auf diese Art und Weise immer durch die Zeit gekommen. Bis zum Jahre 1935 habe ich ohne Probleme meine Arbeit als Chef im Einkaufsbüro durchgeführt, und im August 1935 bin ich in Urlaub, und als ich aus dem Urlaub zurückkam und die Tür zu meinem Büro aufmachte, saß eine Vertretung an meinem Schreibtisch. Und jetzt konnte ich mir gleich vorstellen, was da vor sich gegangen war, man hat meine Abwesenheit dazu benutzt, um einen anderen Herrn auf den Schreibtisch von Herrn A. zu bringen, ohne mir auch nur ein Wort zu sagen. Man hatte damals sogar noch die Ungezogenheit, mir zu sagen: „Ja wissen Sie, nach Innen nutzt Ihr uns, nach Außen schadet Ihr uns", hat der Mann die Stirn gehabt, mir das Wort zum Abschied zu sagen. Also, kurz und gut, es blieb mir gar nichts übrig, ich verlangte meine Papiere, um auszutreten, und war dann also praktisch ausgeschieden.

Obwohl die mit dem Nationalsozialismus einsetzende Entwicklung für Herrn A. frühzeitig absehbar war: trotz ausgezeichneter Sprachkenntnisse, hoher Qualifikation und intensiver Bemühungen ab Ende 1932 war es ihm nicht möglich, im europäischen Ausland beruflich tätig zu werden. Nach seinem Ausscheiden 1935 faßte er den Entschluß, auch ohne berufliche Perspektiven im Ausland, gemeinsam mit seiner Mutter und seinen beiden Schwestern Deutschland zu verlassen.

Damals beschloß ich dann, auszuwandern, was ich wohl bereits von 1932 bis 1935 von meiner Position aus im voraus versucht habe und wobei ich festgestellt habe, daß es auch damals im europäischen Ausland nicht mehr möglich war, Fuß zu fassen und eine administrative

KAPITEL 3 Fünf Lebensgeschichten (ehemaliger) jüdischer Emigranten

kaufmännische Tätigkeit auszuüben. Ich hatte Verbindungen zum Warenhaus G. in der Schweiz, habe mit dessen Hauptchef Verbindung aufgenommen, den ich in Köln, 1929, als der Tietz-Konzern sein 50jähriges Jubiläum hatte, kennengelernt hatte. Damals kamen die hohen Vorstände der europäischen Warenhäuser und Warenhausgesellschaften nach Köln, um unsere Art der Einrichtung des Managements zu studieren. Ich hatte Herrn X., so hieß der Mann von G. in Zürich, getroffen, und der sagte mir: „Gut, geben Sie mir Ihre Unterlagen rein, Sie dürfen keiner politischen Partei angehört haben, Sie dürfen sich nicht politisch betätigt haben, Sie dürfen keinerlei Prozesse gehabt haben, mit einem Wort gesagt: Sie müssen ein völlig unbescholtener Mann sein". Also, ich habe das gekonnt und habe auf jede der Anfragen positiv antworten können – die Antwort, die kam war: nicht möglich. In Paris konnte ich auch nicht mehr ankommen, bei X. in Holland auch nicht mehr, mit einem Wort gesagt, die damaligen Warenhausgesellschaften haben auch, aus kollegialen Gründen würde man 'mal sagen, keinen jüdischen Mitarbeiter mehr eingestellt. Und dann beschloß ich auszuwandern. Nachdem meine Angehörigen in Saarbrücken wohnhaft waren, war das nächstliegende Frankreich. Ich fuhr dann eines Tages nach Paris und ging dort auch ins entsprechende Ministerium und so weiter, stellte mich vor, ich hatte einige Unterlagen mitgebracht, da sagte man mir: „Das ist schwer möglich", aber man gibt mir einen Rat: wenn, dann nach Südfrankreich auszuwandern, weil Südfrankreich noch nicht so überlaufen war wie damals der Norden von Frankreich. Alles strömte mehr oder weniger nach Paris. Ich ging zurück, sagte das meiner Familie, und wir beschlossen, nach Südfrankreich zu gehen. Ich machte dann noch eine Reise nach Bordeaux, habe mich dort polizeilich ordnungsgemäß angemeldet, habe eine Wohnung gemietet, so daß alles für einen Umzug, einen normalen Umzug, vorbereitet war. Ich ließ mir auch von der Polizei ein Dokument ausstellen, daß ich mich vorgestellt hatte und daß ich eine Wohnung in der Straße soundso, Nummer soundso gemietet habe, ab dem soundsovielten, und daß ich vorhabe, mit meiner Familie dort einzuziehen.

Doch trotz sorgfältiger Planung war es ihm nicht möglich, auf legalem Wege und ohne fremde Hilfe nach Frankreich zu emigrieren.

So weit, so gut, so schön, aber jetzt kommt der Pferdefuß: In der Zwischenzeit lief mein Reichspaß ab, und um die Einreise nach Frankreich zu haben, brauchte man von der französischen Regierungskommission in Saarbrücken eben das entsprechende Visum. Die Pässe meiner Familie waren noch o.k., die waren, sagen wir einmal zeitge-

mäß, in Ordnung, aber mein Paß war abgelaufen, so daß ich auf die Regierungskommission, so nannte sich die damalige Regierung dort, gegangen bin und habe nun gebeten, mir das Visum zu erneuern. Und diese Erneuerung des Visums, die hat man mir verweigert. Ich frage, aus welchem Grund, ja, es seien neue Bestimmungen. Also, jetzt stand ich da, ohne Visum, in der Zwischenzeit war alles verpackt, und der Möbelwagen – die Grenze war bei Forbach, vom Saargebiet aus nach Frankreich an die Grenze, eine kleine Grenzstadt Forbach –, der war bereits abgeschickt, und die Abreise meiner Familie, meine Familie stand da, wie wir sagen, etwas ins Lächerliche gezogen, die standen dort per Hut und Schleier, also fix und fertig, um fortzufahren – und der Mann, der nicht mitfahren konnte, war ich. Also, ich habe dann meiner Familie trotzdem gesagt, nehmt den und den Zug, ich werde sehen, wie ich rüberkomme. Ich werde sehen, wie ich rüberkomme. Also, nachdem meine Frau abgefahren war, rief ich den Spediteur an, von Forbach, also wir hatten damals den nächstliegenden französischen Spediteur genommen, und der war eben in Forbach. Also, der kam rüber, und da habe ich ihm gesagt: „Ich habe da ein Problem, einen Möbelwagen haben Sie gestern oder vorgestern bei uns abgeholt, der ist bereits in Frankreich, meine Leute sind heute weggefahren, und ich stehe hier ohne Visum, ich muß über die Grenze und zwar um so mehr, als es bei mir nur der sogenannte Grenzübergang ist", weil ich ja von der Polizeibehörde in Bordeaux bereits meine Bescheinigung in der Hand hatte, daß ich Einwohner von Bordeaux geworden war. Das hatte ich mir, glücklicherweise, vorher ausstellen lassen. Also gut, der Mann hat gesagt: „Wir werden sehen, wie wir das drehen oder wenden, wenn wir ankommen am deutschen Grenzposten, da müssen Sie geradestehen dafür, 100 Meter weiter, da werde ich mit den französischen, die ich ja alle kenne – dort sehen, daß wir durchkommen". Da hat er mir gleich gesagt: „Wenn Sie es geschafft haben, daß Sie diese 100 oder 200 Meter durchgehen können, ohne Anstände, wenn Sie bei mir angekommen sind, verwickeln wir uns in ein Gespräch", – mein Französisch war damals sehr gut –, „und dann sagen Sie, Sie wollen gucken, wo Ihr Möbelwagen da auf diesem Rangierbahnhof zu finden ist". So haben wir das damals gemacht. Da hat er mir gesagt, der Eingang ist an der und der Stelle, Sie gehen da durch, und auf der anderen Seite geht es raus, da sind Sie schon in Frankreich. Also, ich kam an den deutschen Grenzposten, Paß vorgezeigt. Hat er gesagt: „Sie können nicht nach Frankreich", habe ich gesagt: „Wieso?", „Ihr Visum ist abgelaufen". Ich habe nichts gesagt von meiner Bescheinigung, daß ich bereits wohnhaft bin in Bordeaux, ich habe nur gesagt: „Meine Familie lebt bereits drüben, und ich muß *feststellen, wo der Möbelwagen steckengeblieben ist, denn der müßte eigentlich an Ort und Stelle sein". Also, dann kamen so die Momente, wo man weiß, wo man besser gesagt nicht weiß, was wird sich in der nächsten Minute tun? Also, ich versuchte ein möglichst gleichgültiges, jedenfalls kein ängstliches Gesicht zu machen, und er sagte mir dann – vielleicht hatte er eine Gotteseingabe, ich weiß es nicht – sagte er: „Also gut, gehen Sie, aber ich weiß jetzt schon, Sie werden zu mir zurückkommen", das sagt er so, wie ich Ihnen das im Moment sage. Nachdem er mir gesagt hat, ich kann gehen, bin ich gegangen. Aber ich muß Ihnen gestehen, ich hatte ein sehr ungutes Gefühl im Rücken, denn, schließlich und endlich wanderte ich auf der Straße, und er stand mit seinem Gewehr an der Grenze, der Grenzposten – also man hat ja oft genug gelesen von wegen „auf der Flucht erschossen" oder so irgendwas. Also gut, ich habe meinen ganzen Mut zusammengenommen, bin durchgegangen, kam beim Grenzposten, bei den Franzosen an, wo eben der Spediteur auch schon war, und da haben wir die Franzosen da in ein Gespräch verwickelt, und da habe ich gesagt „ja, ich muß wieder zurück, ich muß jetzt gucken, wo der Möbelwagen steht, ich habe die Papiere dabei", die hatte ich wirklich, „also gehen Sie", gut, die haben mich gehen lassen, bin gegangen, war den Eingang rein, auf der anderen Seite Eingang raus, das war 5 Uhr nachmittags. Um 5 Uhr 10 ging der D-Zug nach Paris, ich konnte mir gerade noch eine Fahrkarte kaufen und den Rest von meinen 10 Mark, was ich da noch hatte, das habe ich dem Mann von der Spedition gegeben, habe mich in den Zug gesetzt, und als der Zug dann abgefahren war, da war ich dann aus dem Gefahrengebiet heraus. Nachts um 12 Uhr war ich in Paris, am nächsten Morgen war ich schon in Bordeaux.*

In Frankreich angekommen, mußte Herr A. feststellen, daß er auch dort nicht als „normaler Bürger" behandelt, sondern unter ständiger polizeilicher Kontrolle stehen würde. Damit kam für ihn ein Leben in Frankreich nicht mehr in Betracht. In Ermangelung anderer Möglichkeiten wurde so Argentinien zum Zielland der Emigration.

Und dann ging dort die Geschichte los. Die Franzosen – wir meldeten uns bei der Sureté, der gefürchteten französischen Fremdenpolizei. Wir meldeten uns dort, und da sagte man mir trocken: „Alle vier Wochen müssen Sie sich hier vorstellen", „Warum?", „Das ist Gesetz, alle vier Wochen haben Sie hier zu erscheinen". Da habe ich mir gesagt, ich bin aus Deutschland weggegangen, um aus einem Zwang herauszukommen, ich habe nicht die Absicht, mich alle vier Wochen bei der Polizei zu melden, denn ich habe ja nichts verbrochen, ich bin ja ein normaler Bürger. Also habe ich meinen Leuten gesagt: „Hört zu, wir sind im Moment unterwegs, wir bleiben unterwegs, gehen wir nach Südamerika, das ist das einzige, was ich noch in meinem Kopf vorliegen habe". Zufälligerweise hatte ich einen früheren Kollegen in Frankfurt beim Verabschieden getroffen, der hat mir gesagt, er geht mit anderen Bekannten nach Südamerika, auf eine große jüdische Siedlung, die von einem früheren Baron Rothschild gegründet worden war.[22] Die haben Ende des vergangenen Jahrhunderts ungeheure Ländereien da unten gekauft, schon in einer Größenordnung, die für uns nicht vorstellbar ist, und haben Juden aus Europa, nicht nur aus Deutschland, aus Europa, die Möglichkeit gegeben, sich dort unten anzusiedeln. Also wir sind nach Bordeaux gefahren, wie ich Ihnen eben sagte, und an einem der nächsten Tage fuhr ich zurück nach Paris, zu dieser Siedlungsgesellschaft, und habe gesagt, soundso ist unsere Situation, wir sind in Bordeaux, aber wir sollen uns alle vier Wochen melden, und ich sagte: das ist kein Zustand, wir wollen nach Südamerika. Es gab da gewisse Schwierigkeiten, weil wir zuwenig Leute waren zum Besiedeln. Ich habe damals noch die Möglichkeit gehabt, eine andere deutsch-jüdische Familie herauszubringen, die habe ich dann benannt und die bekam dann, gleichzeitig mit uns, ihr Gebiet. Das war der Weg nach Südamerika.

In Argentinien angekommen, arbeitete Herr A. zunächst in einer landwirtschaftlichen Kolonie, lernte Spanisch und versuchte dann, seine in Deutschland erworbene berufliche Qualifikation in Buenos Aires zu nutzen. Da eine Beschäftigung in seinem ursprünglichen Beruf nicht möglich war, begann er als Buchhalter in einer Textilfabrik. Von da ab vollzog sich ein rascher beruflicher Aufstieg, der jedoch die Gesundheit von Herrn A. in hohem Maße beanspruchte und ihn schließlich zu einer erneuten beruflichen Veränderung zwang.

Der Verwalter dieser Siedlungsgesellschaft schickte mich zu einer Siedlerfamilie, die damals bereits 40 Jahre im Land war. Wir wohnten in einem kleinen Dorf und fuhren zum Arbeiten, das war ungefähr fünf Kilometer weit weg, und ich habe dort geholfen, soweit ich überhaupt

---

[22] Gemeint ist die Colonia Avigdor. Diese landwirtschaftliche Kolonie wurde in der zweiten Hälfte des 19. Jahrhunderts unter dem Eindruck der großen Pogrome in Osteuropa gegründet. Die Kolonie wurde später von der Jewish Colonisation Association verwaltet. Von dieser Stiftung wurde ab 1933 auch das Projekt einer Ansiedlung deutschsprachiger Juden im Landesinnern (Aginto) realisiert.

KAPITEL 3 Fünf Lebensgeschichten (ehemaliger) jüdischer Emigranten 57

etwas tun konnte, man wußte zwar nicht, was ich arbeiten sollte, ich mit meinen Händen, aber ich habe damals scherzhafterweise gesagt, wenn der alte Kaiser Wilhelm nach dem verlorenen Ersten Weltkrieg in Dorn Holzhacken konnte – sagte man damals, es wäre so gewesen –, dann kann ich auch Mais hacken oder Holz hacken und so weiter, das macht mir nichts aus. Also, ich habe soweit mitgeholfen, und nach ungefähr vier bis fünf Monaten glaubte ich, soweit zu sein, die spanische Sprache soweit erfaßt zu haben, um nach Buenos Aires zu gehen. Ich habe die Ohren steif gehalten, auch an diesem kleinen Ort, und hatte damals erfahren, welches die großen Warenhäuser sind in Buenos Aires, das war das erste, woran ich mich gehalten habe. Aber in den Warenhäusern konnte ich nicht landen, da wandte ich mich an eine Industrie und hätte dort anfangen können zu arbeiten. Aber da hat mir jemand gesagt, dort und dort ist eine Textilfabrik aufgemacht worden, da bin ich auch hingegangen, der Präsident war ein Deutscher, also ein früherer Deutscher, der Vater war Deutscher, eingebürgerter Argentinier, der Vizepräsident war Nordamerikaner – das Unternehmen war von Nordamerikanern aufgezogen worden. Und ich gehe hin, stelle mich vor, hatte alle meine Unterlagen dabeigehabt. „Tietz-Konzern", sagte dann zunächst der deutsche Präsident, „was können wir da machen", sagte ich: „Herr X., lesen Sie mal meine Unterlagen, meine gesamten Zeugnisse", habe das dem Präsidenten in die Hand gedrückt, nachdem er ja selbst Abkömmling der deutschen Sprache war, hat er das alles verstanden, was durchzulesen war, er hat alles durchgelesen, an einem Freitag, da hat er sie mir zurückgegeben und hat gesagt: „Am Montag fangen Sie an, Sie sind für die Buchhaltung zuständig". Dann schickte man mich, oder versetzte mich, in die Kontrollabteilung, und nach einem Jahr, ungefähr nach einem Jahr, ging ein Amerikaner, der über die Fertigwaren die Kontrolle hatte, er ging nach Amerika zurück. Er wollte nicht mehr in Argentinien arbeiten, er war ein hundertprozentiger Amerikaner, dem eben das südamerikanische Element nicht gelegen hat. Aber, das ist der Unterschied, wenn einer zurück kann wohin, ich mußte es nehmen, wie es war, mußte damit fertig werden, also, kurz und gut: Ich übernahm die Abteilung. Und in dieser Abteilung gingen durch meine Hände, am Tag, in runder Zahl gesprochen, zwischen 40 000 und 60 000 Meter Ware, das sind ungefähr, um es Ihnen richtig darzustellen, wenn Sie einmal sehen, wenn in einer Druckerei die großen Papierrollen angeliefert werden, zum Zeitungsdruck, das sind Rollen von dieser Länge und diesem Umfang, also ungefähr 40 bis 60 dieser Rollen kamen als Stoff in meine Abteilung, die wurden bei mir aufgemacht, die Ware wurde bei mir kontrolliert, dann wurde sie für den

Fachhandel entsprechend gerollt und so weiter, dann wurde sie am nächsten Tag versandt oder sie wurde gelagert, und dann hatten wir noch Konfektionieren, wir verarbeiteten ja Baumwollwaren, wir machten Tischdecken und so weiter, und die mußten konfektioniert werden, wir machten Artikel für kleine Kinder, das mußte auch alles konfektioniert werden, das alles war in meiner Arbeit zusammengefaßt. Das machte ich bis 1944 und dann habe ich festgestellt, war ich gesundheitlich am Boden. Also diese Arbeit, dann die Hitze, die Tageshitze von außen, dann die Hitze, die von vielen Maschinen ausgeströmt wurde, innerhalb der Fabrik – denn wir machten alles, von der Rohbaumwolle angefangen, machten wir das Garn in verschiedenen Stärken, dann webten wir die Ware, Weberei, dann hatten wir eine Färberei, mit den entsprechend heißen Dämpfen, wo die Ware durchrollt, dann hatten wir eine Druckerei, große, schwere Druckmaschinen, dann hatten wir eine Rauherei und hatten außerdem eine Bleicherei, wo die Ware eben weiß gebleicht wurde. Und das alles, diese Dämpfe und die Maschinen und die Hitze um den Menschen, 1944 war es, da war ich gesundheitlich unten durch, da konnte ich nicht mehr. Ich mußte mich damals in ärztliche Behandlung begeben, da sagte meine Frau zu mir; „hör zu, es geht nicht so weiter, Du machst dich da gesundheitlich kaputt", und es war auch der Schock, der in mir saß, über die Dinge, die in den 30er Jahren vorgekommen sind. Das kam dann irgendwann, irgendwie raus, ich bekam damals Herzrhythmusstörungen und eine Reihe von all diesen Symptomen, die mit Nerven und so weiter zusammenhängen.

Herr A. eröffnete 1944 gemeinsam mit seiner Frau, einer Frankfurter Jüdin, die er auf einem Empfang kennengelernt und 1941 geheiratet hatte, ein Fachgeschäft für Textilien, das er 1966 aufgrund der hohen Inflation in Argentinien schließen mußte. Nachdem die ungünstige wirtschaftliche Lage zu einer erheblichen Abwanderungsbewegung aus Argentinien geführt hatte, Herr A. keine Verwandten mehr in Argentinien hatte – seine Ehe war wegen der hohen beruflichen Beanspruchung kinderlos geblieben –, seine Frau 1962 an einem Krebsleiden verstorben war und zahlreiche Freunde und Bekannte ausgewandert waren, entschloß sich Herr A., sein Alter in Deutschland zu verbringen. In den 70er Jahren fand er in einer deutschsprachigen Zeitung in Argentinien ein Inserat eines Wohnstiftes in Deutschland, in dem er seit 1987 lebt.

1966 waren die Verhältnisse, die Geschäftsbedingungen in Argentinien, derart geworden, daß ich mir gesagt habe, es wäre besser, wenn ich den Laden aufgebe, bevor der Laden mich aufgibt. Ich habe im-

KAPITEL 3 Fünf Lebensgeschichten (ehemaliger) jüdischer Emigranten 59

merhin zwischen vier und sechs Spezialgeschäftverkäuferinnen gehabt. Und arbeiten in der wirtschaftlichen Lage in Argentinien – derart mißlich geführt, daß bereits damals, wer irgend konnte, das Land wieder verlassen hat. Also, das galt nicht nur für jüdische Einwanderer, das galt genausogut für die anderen. Väter, die Söhne hatten, haben damals auch schon darauf gesehen, daß der Sohn möglichst in einem anderen Teil der Welt seinen Anfang macht, denn in Argentinien – wir hatten, von einem normalen Peso gesehen, bis zu 1000facher Inflation, man kann sich ausrechnen: es gab keine Basis mehr. Die Folge davon ist, es ist alles total verwirtschaftet, und jetzt hat der neue Präsident seine Mühe und Not, obwohl er selbst Peronist ist, das Land wieder aufzubauen. Es geht sehr schwer. Es war vorher eine sogenannte populistische Regierung, also man hat sich jetzt doch Rechenschaft gegeben, daß die sogenannte Marktwirtschaft doch mehr bringt, wenn überhaupt, denn so konnten die Leute ja nicht mehr weitermachen. Die Gesetze, die sie erlassen hatten, um die Industrie und den Handel zu zwingen, innerhalb gewisser Preise zu bleiben, waren eine derartige Utopie, daß, wer sich streng danach gehalten hätte, am Beginn des Jahres noch soviel Ware gehabt hätte und am Ende des Jahres noch soviel, weil der Betrieb sich dekapitalisiert hätte. Wer es irgendwie aufgebracht hat, wegzugehen, ging weg, und es war bei mir sowieso nicht so zentral, ich habe immer schon tendiert, auf Drängen der Familie meines verstorbenen Schwagers, die leben in Hessen, die haben auch schon immer gesagt: „Warum kommst Du nicht hierher?" Ich habe ja drüben in Argentinien sowieso keine Verwandten mehr. Da habe ich eine Anzeige in Argentinien, von diesem Wohnstift, gelesen, und die habe ich mir aufgehoben und habe gesagt, wenn ich mal da oben bin, sehe ich mir das an und so bin ich hier gelandet.

Herr A. hat sich immer als Deutscher gefühlt und mit Deutschland als dem Land identifiziert, in dem seine Familie über Generationen gelebt hat.

Ich habe mich immer als Deutscher gefühlt. Ich war in Deutsch, in der Deutschstunde war ich der beste, ich habe heute sogar noch einen Klassenaufsatz, der ist unterzeichnet vom Klassenlehrer: „Die Arbeit ist gut durchdacht und muß als die beste mit sehr gut bezeichnet werden". Ich darf es vielleicht so ausdrücken: Deutschland ist mein Vaterland, Argentinien ist meine zweite Heimat. Damit habe ich die Sache meiner Meinung nach beschrieben. Oft fragen sich die Leute: „Ja, was bin ich", oder „Wie stehe ich", ich formuliere es so: Argentinien wurde, wofür ich dankbar bin, meine zweite Heimat, aber mein Vaterland ist

Deutschland. Meine Eltern, meine Großeltern, meine Urgroßeltern, und wenn ich es weiterverfolgen würde, wüßte ich, wo ich anzutippen hätte – alle, die hier in Deutschland gelebt haben, geboren wurden, waren fast alle immer in demselben Gebiet ansässig.

Obwohl Herr A. 52 Jahre in Argentinien gelebt hat und die argentinische Staatsangehörigkeit besitzt, ist er der Ansicht, daß er sich als jüdischer Emigrant in seiner Mentalität erheblich von der einheimischen argentinischen Bevölkerung unterschieden hat und deshalb von dieser auch als „Deutscher" betrachtet wurde.

Die Forderung nach Disziplin ist eine Eigenschaft, die der Deutsche in sich trägt. Sie können den Deutschen nicht ganz ummodeln. Ich möchte es einmal anders ausdrücken, an einem Beispiel: Wenn wir Deutschen in Argentinien oftmals innerlich verärgert waren, weil die Dinge nicht so gelaufen sind, wie wir es angegeben haben, oder wir wußten, daß, wenn es so gemacht wird, daß es dann besser läuft, was wir dem Argentinier damals noch nicht so beibringen konnten, zum Teil war er nicht geneigt, es anzunehmen, er wollte es auf seine Art machen. Ich zeige es Ihnen an einem klassischen Beispiel: Mich juckt das linke Ohr, dann mache ich so (faßt sich mit Daumen und Zeigefinger der linken Hand an das linke Ohr) und das sage ich dem Argentinier – bildlich gesprochen –, wenn ich das linke Ohr nehme: „Nimm Deine linke Hand und mache das so", sagt er „Okay, si Senior". Bei nächster Gelegenheit erwische ich ihn, da juckt ihn das linke Ohr, und er macht so (beugt den rechten Arm über den Kopf und faßt sich mit Daumen und Zeigefinger der rechten Hand ans linke Ohr). Dann gehe ich zu ihm und sage: „Mein Freund, ich habe Dir gesagt, Du sollst das so machen, wenn Dich das linke Ohr juckt", sagt er: „Ja gut, ich mache doch so", sage ich: „Nein, Sie machen das nicht so, das ist ein langer Weg und das ist ein kurzer Weg." Genau so ist es in der Arbeit, wenn sie ihre Arbeit machen, wie wir sie ihnen angeben, dann ist das studiert, das ist nicht, weil uns das so gefällt, sondern dann ist das studiert, im vorhinein berechnet. Auf dieser Berechnung beruhen unsere Zahlen für unsere Arbeit oder für unseren Verkauf. Aber, wenn sie ihre Arbeit auf ihre Weise machen, dann verbrauchen sie zuviel Zeit und das kostet uns wieder Geld. Sehen sie nicht, sie wollen es nicht begreifen, aber es ist so. Sie glauben gar nicht, was wir zu kämpfen hatten, wegen der Disziplinlosigkeit und wegen der – der Franzose würde sagen Laisser-faire, dabei ist der Argentinier ein geschickter und ein gescheiter Mann, er ist kein dummer Mann, er ist geschickt, aber er hat keine Disziplin, er hat keine Organisation, und das ist das, wo das Handicap für unsere Arbeit war, wir mußten zuviel erklären, wir mußten zuviel Zeit aufwenden, um Dinge, die nicht so gelaufen waren, wie wir es gerne gesehen hätten – weil eben unser Arbeitsmann die Dinge auf seine Art machen wollte und nicht auf unsere Art, weil er eben keine Disziplin hatte. Die Leute haben mich sehr respektiert. Sie wußten selbstverständlich meinen Namen, aber wenn sie hinter meinem Rücken von mir sprachen, sprachen sie von El Aleman, sie sprachen von Deutschland, das ist vielleicht ganz interessant für Sie zu hören, die Ironie der Geschichte ist nämlich die: Wir, die wir den damaligen Machthabern nicht deutsch genug erschienen oder nicht deutsch genug waren, waren die ersten, die im Ausland wieder dazu beigetragen haben, daß der deutsche Name wieder Anklang gefunden hat, denn man nahm uns ja – wenn ich aus Nigeria gekommen wäre, da wäre ich wahrscheinlich nicht aufgenommen worden. Nachdem ich aber sagen konnte, ich war aus Deutschland und habe die und die Position bekleidet, da hat man mich genommen. Ich war ja nicht der einzige da unten, es gab ja eine ganze Reihe von jungen Leuten, die in jenen Jahren nach Südamerika ausgewandert waren, und das war überall dasselbe – wir haben wieder geholfen, dem deutschen Namen Klang zu verschaffen. Die Ironie der Weltgeschichte.

Herr A. berichtet, seit seiner Rückkehr nach Deutschland nicht persönlich mit Antisemitismus konfrontiert worden zu sein.

Ob das vielleicht auch an der Art, am Auftreten liegt, ich weiß es nicht. Ich bin ein Mann, bin furchtlos und komme jedem offen und frei entgegen. Vielleicht hängt es auch damit zusammen, daß, wenn ich etwas vorzubringen habe, ich es in einem guten Deutsch vorbringen kann und so weiter und so weiter. Wir Deutschen – ich sage wir Deutschen – sind ja in diesem Punkt etwas empfindlich: Wir wollen, wenn wir mit jemandem sprechen, unsere deutsche Sprache möglichst klar und rein gesprochen haben. Und ich persönlich gehöre dazu, ich mache da gar keine Ausnahme. Und vielleicht hat es damit zu tun, daß ich eben meinen christlichen Mitbürgern frei und unbefangen gegenübertreten kann.

Auf die Frage, was er von der sogenannten Kollektivschuld halte, reagierte Herr A. mit deutlicher Ablehnung und einer Art Plädoyer gegen die kategoriale Behandlung von Mitmenschen. Gleichzeitig wird deutlich, daß Herr A. seine Biographie in hohem Maße durch seine Zugehörigkeit zu „den Juden" – für die man sich weniger bewußt entscheidet, sondern auf die man von anderen Menschen festgelegt wird – geprägt sieht. Andererseits bemüht er sich aber gerade um eine allgemeine Beschreibung „des Deutschen", die auch eine Annäherung an eine Erklärung der Entwicklung im Nationalsozialismus ermöglicht. In dieser Passage wird unseres Erachtens deutlich, wie nachhaltig die Entwicklung im Nationalsozialismus bis heute das Selbstverständnis von Herrn A. beeinflußt, und daß die Frage nach persönlicher Identität für ihn ohne die Frage, inwieweit er sich von „den Deutschen" unterscheidet und was er mit diesen gemeinsam hat, nicht gestellt werden kann.

Gar nichts. Die besteht nicht, die kann nicht sein. Also, ich lehne es strikt ab, zu sagen, das ganze deutsche Volk ist von jetzt ab, oder sagen wir von den 30er Jahren ab, bis in alle Ewigkeit total schuld, alles, was Deutsche tun. Das gibt es nicht. Ich kann Sie ja nicht, als jungen Menschen, verantwortlich machen für das, was die Generation vor Ihnen getan hat. Das geht ja nicht. Genauso habe ich es in meiner Jugend abgelehnt, verantwortlich gemacht zu werden, wenn es hieß oder irgendwo geheißen hat, was sehr selten war, ein Jude hat dies oder jenes verbrochen. Wir Juden haben uns immer in acht genommen, nichts zu tun, was uns mit unserer Umwelt in Konflikt bringen kann. Eben weil wir wissen, daß andere mit Verallgemeinerungen immer sehr schnell zur Hand gewesen sind. Man hat da, wenn irgend ein Jude mal irgend – nehmen wir mal an, er habe mal was verbrochen, dann heißt es gleich: „die Juden", dann sind alle Juden, sind da drin mit vermengt, mit dem Schuldigen und so weiter. Also, analog kann ich nicht sagen, alle Deutschen sind schuld an dem, was einige Verrannte in jenen Jahren getan haben. Auch bei meiner Generation gebe ich etwas mildernde Umstände zu, insofern, als ich sage, viele Menschen sind in die Sache hineingeschlittert, einige haben sie bewußt mitgemacht, aus eigennützigen Gründen. Ich brauche nur durch eine Stadt zu gehen, dann sehe ich, hier ist eine Firma A. und gegenüber oder daneben ist wieder eine Firma A., dieselbe Firma A. Es ist mir völlig klar, daß diese erste Firma A. die zweite Firma A. aufgekauft hat und heute unter ihrem Namen weiterführt. „Das kannst Du dafür haben, nimm es oder laß es – Du wirst dann die Folgen dafür tragen." Und was war, wenn er es nicht angenommen hat, dann war er wahrscheinlich unter irgendeinem Vorwand bei der nächsten Gelegenheit in einem KZ verschwunden. Vielleicht lassen Sie mich einen Satz sagen, ich hoffe, daß ich damit richtig liege, ich spüre keinen Haß mehr, nein, aber ich bedauere diese vielen Leute. Ich glaube, in des Deutschen Brust liegen zwei Seelen: Die eine Seele ist die des sogenannten guten Deutschen, des Deutschen von Schiller und von Goethe und unserer großen Musiker, unserer Schriftsteller und so wei-

ter, das ist der eine Deutsche. Die andere Seele ist der Teil, der erwacht, wenn da draußen Uniformen erscheinen und die Marschmusik erklingt, dann geht der andere Deutsche hoch, und dann ist der erste Deutsche, den ich vorhin benannte, der ist dann in den Hintergrund getreten. Und dadurch passieren die Dinge, die wir leider Gottes erlebt haben. Ich finde, der Deutsche hat noch nicht seinen effektiven Standpunkt gefunden. Ich selbst gestehe ein, wenn ich sehe: ein schönes Defilieren, ein schöner Marsch und so weiter – natürlich gefällt es mir, aber es gefällt mir nicht, um den lieben Nächsten damit totzuschlagen. Stellen Sie sich einmal vor: In einer Gastwirtschaft, einer richtigen Gastwirtschaft, da sitzt eine Reihe von Deutschen an einem Tisch, es wird kräftig Bier getrunken, gegessen, getrunken, man fühlt sich gut, man fühlt sich wohl, da sind – früher hätte man gesagt – Volksgenossen, rund um einen herum, und da wird eine Rede gehalten, und die nächste ist zündender, und die nächste wird noch zündender gehalten, und dann geht das los – und dann geht der Deutsche im Innern hoch, da lebt er mit und das ist dann sein – sein Sein.

Frau M.

Frau M., Jahrgang 1921, stammt aus einer „typischen" Familie des deutschen Bildungsbürgertums der Weimarer Republik. Ihre Familie war bis 1933 gut integriert, identifizierte sich mit der deutschen Kultur, mit Deutschland und den Deutschen und wurde von diesen – so zumindest die subjektive Wahrnehmung – akzeptiert. Dies änderte sich schlagartig 1933 mit der „Machtergreifung" durch die Nationalsozialisten.

Ich bin in Berlin geboren, 1921, und hatte, wollen wir mal sagen, 10 Jahre lang oder 12 Jahre lang eine äußerst glückliche und behütete Kindheit. Dann kam Hitler, dann war's natürlich schlagartig aus. Die Familie gehörte wohl zu dem, was man heute das Bildungsbürgertum nennt, typisches Produkt der Weimarer Republik. Meine Mutter war alte Sozialdemokratin: die Rechte der Frauen – und jetzt gibt es bestimmt keine Kriege mehr, jetzt haben die Frauen Wahlrecht. Sie haben auch mitzusprechen, und keine Frau wird damit einverstanden sein, daß man die Männer in den Krieg schickt. Wir haben leider erlebt, daß Hitler einmal gesagt hat, er weiß sehr gut, was er der deutschen Frau verdankt. Eben diesem Wahlrecht und diesem Einfluß, den die Frau nun hatte – die Menschen der Weimarer Republik, die mit so viel Enthusiasmus diese junge Demokratie begrüßten, haben sich leider Illusionen gemacht, die mit dem praktischen Leben späterhin absolut nichts zu tun hatten. Das ist eine der großen Enttäuschungen gewesen. Plötzlich war alles anders. Ich erinnere mich aber auch, daß unsere Volksschullehrerin, wir Kinder dürften wohl acht Jahre oder neun Jahre alt gewesen sein, in ihren Unterrichtsstunden erklärte, der Franzose ist unser Erbfeind. Als ich das zu Hause erzählte, sagte meine Mutter: Glaub' das nicht, das ist Unsinn. Wir sind alle Menschen. Da gibt's keine Feinde, und wir müssen uns gegenseitig helfen, und ähnliche Aussprüche, so daß mir im Nachhinein sehr gut verständlich ist, welche tiefe Kluft schon im deutschen Volk klaffte während der Weimarer Republik, welche reaktionären Kräfte dort am Werk waren, besonders in Schule und Unterricht, nachher wohl auch in den Jugendbünden, und auf was für schwachen Füßen das Ganze stand. Aber wenn man mitten darin steht, dann kann man das wohl nicht sehen, dazu gehört wohl einige Distanz. Und es gab auch wohl sehr wenig Menschen, die das im voraus gesehen haben und die gewarnt haben. Es gab solche Stimmen. Also 1933 war die schöne und behütete Kindheit insofern aus, als man eben allen möglichen traumatischen Eindrücken ausgesetzt war. Der 1. April 1933, die einge-

KAPITEL 3 Fünf Lebensgeschichten (ehemaliger) jüdischer Emigranten

worfenen Fensterscheiben, die marschierenden und singenden und grölenden Horden auf der Straße: „Wenn's Judenblut vom Messer spritzt ..." und so weiter, die Hakenkreuzfahnen, die ja an und für sich schon sehr provokativ wirken, wenn Sie aber mal versuchen, sich einen Straßenzug vorzustellen, wo aus jeder Wohnung eine dieser roten Fahnen mit dem schwarzen Sonnenkreuz heraushängt, schon das allein ist ein schockierender Eindruck, und plötzlich war man diskriminiert.

Frau M. ist 1938 emigriert. Ihre Familie blieb in Deutschland zurück. Ihre Geschichte illustriert, warum viele der deutschen Juden, die dem Bildungsbürgertum der Weimarer Republik zugerechnet werden können, erst sehr spät emigrierten oder zu dem Zeitpunkt, als sie sich zur Ausreise entschlossen, nicht mehr emigrieren konnten. Die Verbundenheit mit Deutschland und die persönliche Wertschätzung der deutschen Kultur sowie die eigenen familiären Wurzeln in Deutschland waren einfach zu groß. Der Eindruck, daß sich die ehemals empfundene Zugehörigkeit zum deutschen Volk im Nachhinein als Illusion erweist, und die Frage, wie man das Entstehen einer solchen Illusion und die Entwicklung im Nationalsozialismus erklären kann, beschäftigen Frau M. auch heute noch.

Ich bin dann noch bis 1938 in die öffentliche Schule gegangen, zuerst die vier Jahre Volksschule, die damals obligatorisch waren, und dann in die Mittelschule. Meine Eltern waren immer der Meinung, daß die öffentliche Erziehung die richtige ist. Viele – oder überhaupt meine jüdischen Mitschülerinnen – verschwanden nach und nach aus der Klasse, entweder die Eltern emigrierten oder aber man gab die Kinder in Privatschulen, damit sie diesen Angriffen nicht ausgesetzt wären. In meinem Elternhaus hieß die Parole: Durchhalten! Und das kann sowieso nicht weitergehen. Das ist unmöglich, das deutsche Volk, das eine so hohe Kultur erreicht hat, kann sich nicht auf dieses mittelalterliche oder vormittelalterliche Niveau herunterbegeben. Das kann nicht von langer Dauer sein. Eine andere Fehlinformation, die ich eben auf diesem Wege erhielt, war, daß man schon jahrhundertelang in Deutschland lebt – die betreffende Familie – und daß einem das ja niemand wegdiskutieren könne, daß man unbedingt dem deutschen Kulturkreis angehört, auch das sei nicht durch andere Leute, denen es nicht gefällt, wegzudiskutieren. Also diese letzte These hat sich tatsächlich für mich bewahrheitet. Daß man die Zugehörigkeit zur deutschen Kultur nicht totschlagen und nicht wegdiskutieren kann – daß es keinen Sinn hat, sie zu leugnen. Sie ist da. Die persönlichen Familiengeschichten kamen natürlich dazu, inwieweit Familienangehörige in Deutschland geachtete Menschen gewesen sind. Bei uns fing die Familiengeschichte mit dem Bürgerbrief an, den mein Ururgroßvater bekommen hat, nachdem er tapfer gegen Napoleon gekämpft hat. Das liegt ja und lag auch damals schon einige Jahre zurück und vermittelte den Eindruck, daß man eben dazugehört. Ich habe mich, seitdem ich pensioniert bin, sehr damit beschäftigt, gerade all diesen Gedanken nachzugehen und zu lesen, mich zu informieren. Weil das, was ich am wenigsten verstehen konnte, eigentlich das war, daß die deutschen Juden sich in einer Hoffnung und in einer Sicherheit gewiegt haben, die illusorisch gewesen ist, auch schon vor 100 Jahren. Und nicht erst angefangen bei Stöcker, sondern auch schon vorher. Wie es zu derartigen Selbsttäuschungen kommen kann, es ist sehr schwer zu sagen. Das ist nun schon ein Gebiet für einen Tiefenpsychologen. Wir haben einige literarische Schätze. Einer vor allen Dingen ist das Tagebuch einer deutschen Jüdin, geboren wohl in der Gegend – in Norddeutschland, ich glaube, im Hannoverschen ist sie geboren und sie lebte dann in Hamburg. Ich glaube, sie hat ungefähr bis zum Jahr 1650 gelebt, nein, einen Moment, sie fängt wohl an zu schreiben 1650, also nach dem 30jährigen Krieg, und schreibt die Memoiren einer Mutter von vielen Kindern, die jung Witwe wurde – was dort alles ihr tägliches Leben bestimmte, eine ganz einfache Frau, aber das ist ein Schatz der Erkenntnis, wie ein Jude in Deutschland vor 350 Jahren gelebt hat. Also man weiß, wie es gewesen ist, und dann kann man noch weniger verstehen, woher diese Illusion kommt, als ob die Aufklärung und die französische Revolution und all diese humanistischen Bewegungen plötzlich alles geändert hätten. Etwas in uns modernen Menschen wehrt sich dagegen, nicht zu forschen. Wir wollen forschen und wir wollen wissen und wir sind der Ansicht, daß die allermeisten Dinge sich auf rationellem Wege erklären lassen. Es kann vielleicht einer kommenden Generation vorbehalten sein, die wieder andere Gesichtspunkte und andere Hilfsmittel hat, um diese Themen anzusprechen. Das kann möglich sein, aber aufgeben würde ich eigentlich nicht, denn eine Sache ist mir aus meiner Jugend, aus der Hitlerzeit tief eingegraben zurückgeblieben. Der Grusel vor dem Irrationalen. Denn da liegt doch wohl im Grunde genommen die Wurzel des Antisemitismus, des Fremdenhasses und all dieser Seelenregungen, die aus irgendwelchen verschüttet geglaubten Tiefen plötzlich vulkanartig ausbrechen.

Die Entscheidung der Eltern von Frau M., auch nach der Ausreise von Freunden und Verwandten, selbst nach der Ausreise der eigenen Tochter, in Deutschland zurückzubleiben, begründet Frau M. mit einer Reihe von Umständen der persönlichen Lebenssituation ihrer Eltern, die für die ältere Generation jüdischer Emigranten nicht untypisch war.

Also allmählich wurde es um einen herum leer. Freunde, Verwandte, jeder versuchte auszuwandern. Meine Eltern hatten verschiedene Handicaps und versuchten es nicht. Meine Mutter hatte ihren alten Vater, der bei meiner Auswanderung 85 Jahre alt war. Er war kurz vorher Witwer geworden, mitnehmen wäre sehr schwierig gewesen. Meine Eltern verfügten nicht über bedeutende Geldmittel. Man lebte gut und bequem und brauchte nichts zu entbehren, konnte schöne Reisen machen, aber es war kein, war wohl kein besonders starkes Kapital vorhanden, was man nach draußen hätte manövrieren können. Ich weiß es nicht. Es war nicht da. Und damals sprach man mit Kindern noch nicht über derartige Dinge. Das tut man heute zwar. Kinder wissen alles, bei Ihnen wahrscheinlich auch, aber damals war das nicht Sitte. Darüber sprach man nicht, und mein Vater hatte keine sehr gute Gesundheit. Und irgendwo anders neu anzufangen, wo er die Sprache nicht kennt, die Gewohnheiten nicht kennt, dazu konnten sie sich auch nicht entschließen. Außerdem hofften sie, wie gesagt, immer auf eine internationale Konferenz ... erinnere ich mich, jetzt wird das aufhören, denn England wird, die werden das nicht gestatten.

Frau M. kam 1938 mit der Riegner-Gruppe nach Argentinien. Der deutsch-jüdischen Jugendorganisation, aus der diese Gruppe hervorgegangen ist, gehörte Frau M. bereits seit 1934 an. Gemeinsam mit anderen jüdischen Jugendlichen suchte sie in der Gruppe nach einer Erklärung der Entwicklungen im Nationalsozialismus. Frau M. vertritt heute die Auffassung, gerade die Tatsache, daß das einmalige Ausmaß der Judenverfolgung im Nationalsozialismus damals nicht absehbar war, daß man in der Illusion lebte, ähnliche Arten der Verfolgung habe es in der Geschichte der Juden häufig gegeben, habe geholfen, die Zeit der Verfolgung in Deutschland zu überstehen.

Wahrscheinlich hat die Gruppe von Riegner mir das Leben gerettet. Ich gehörte dieser Jugendgruppe schon an seit dem Jahr '34, fühlte mich sehr wohl in dem Kreis, und dieser Kreis von Jugendlichen hat mir sehr gut geholfen, diese Jahre durchzustehen, denn dort war man nicht isoliert, dort war man einer von vielen Schicksalsgenossen. Sämtliche Themen wurden diskutiert, oft stundenlang, jedes Teilgebiet, und außerdem lernten wir alle zusammen jüdische Geschichte. Ich war immer zur Religionsstunde geschickt worden, der fand damals noch im Rahmen der deutschen Schule statt. In Berlin war vor allen Dingen die evangelische Religion vertreten, aber einmal oder zweimal in der Woche, während der Religionsstunde der evangelischen Kinder, kamen der katholische Priester und die jüdische Religionslehrerin – jeder mit seinem Grüppchen aus mehreren Klassen –, um zu unterrichten. Das war aber nicht genug, denn plötzlich wollte man natürlich unbedingt wissen und man wollte sich auch dadurch das Phänomen des Augenblicks besser erklären können. Trotzdem stelle ich jetzt fest, 50 Jahre danach, daß es sich nicht um ein einfaches großes Pogrom handelte, sondern um etwas ganz anderes und tatsächlich noch nie Dagewesenes. Auch nicht annähernd vergleichbar mit der Inquisition in Spanien. Und darum entstand ja wohl auch der berühmte Historikerstreit in Deutschland zu dieser Frage. Wenn man das gleich empfunden und gewußt oder verstanden hätte, hätte man wahrscheinlich noch schwerer überleben können, als es schon so gewesen ist. Diese Art der Selbsttäuschung war vielleicht einfach ein Schutz der Natur, um überhaupt weitermachen zu können.

Der Entschluß zur Auswanderung fiel erst nach der „Reichskristallnacht". Im Gegensatz zu zionistischen Jugendgruppen hatte die deutsch-jüdische Jugendgruppe von Frau M. wenig Wert auf die Vorbereitung ihrer Mitglieder auf einen Neuanfang außerhalb Deutschlands gelegt. Für die Vorbereitung des Lebens in der Emigration blieben nur wenige Monate.

Als diese Gruppe beschloß, auszuwandern. Es war eine sogenannte deutsch-jüdische Gruppe, es gab auch zionistische Judengruppen, die von Anfang an die Auswanderung nach Israel, nach dem damaligen Palästina vorbereiteten und die Kinder und Jugendlichen darauf einstellten. Also bei uns blieb man deutsch-jüdisch bis beinah zum Schluß. Nach der Kristallnacht konnte wohl kaum noch für irgend jemanden ein Zweifel bestehen. Ich flog von der deutschen Schule wie alle jüdischen Schüler am 10. November '38, es kam ein Brief an meinen Vater vom Herrn Oberbürgermeister der Stadt Berlin, er möchte bitte seine Tochter aus der deutschen Schule entfernen. Sie könne als Jüdin dort nicht mehr weiterlernen. Und ich machte dann noch drei, vier Monate Sprachenschule und Handelsschule, Schnellkurse, um Englisch, Französisch und Spanisch etwas zu vertiefen, Handelskorrespondenz und Stenographie und Schreibmaschine, so schnell man das in der kurzen Zeit machen kann, und dann wanderten wir aus, natürlich damals noch per Schiff – nach Argentinien. Wir waren eine Gruppe von 32 Leuten. Die jüngste, der jüngste dürfte wohl 17 gewesen sein, und die ältesten waren unsere verehrten Führer im Alter von Dr. Riegner, der damals wohl 24, 25 gewesen ist. Ich hab' den Dr.

Riegner mal vor einiger Zeit gefragt: „Sage mal, hast Du eigentlich eine Ahnung gehabt, was Du da übernommen hast?" Der guckte mich so an und lächelte – und sagt: „Nee." Sag' ich: „Ein Glück, sonst wäre Dir wohl der Mut ausgegangen, bevor Du angefangen hast." Also mit einer Portion von Illusion, die eben wohl von Natur aus nötig gewesen ist.

Mit der Ausreise war für Frau M. klar, daß sie alles verloren hatte. Ähnlich wie die Mehrzahl der jüdischen Emigranten spricht Frau M. auch heute noch von „der Emigration" aus Deutschland und nicht von einer „Immigration" nach Argentinien oder von einem Leben im „Exil". Entscheidend für Frau M. ist, daß sie damals endgültig ihre deutsche Heimat verloren hat, ohne eine neue Heimat in Argentinien finden zu können. Die Frage nach ihrem persönlichen Verhältnis zu Deutschland stellte sich für Frau M. nicht mehr, war „ausgeklammert". Im Vordergrund standen zunächst die Sorgen um zurückgebliebene Angehörige und die Bemühungen um einen beruflichen und familiären Neuanfang, sowie zahlreiche Belastungen und Probleme, die sich aus der Situation weitestgehend mittelloser, oft nur unzureichend qualifizierter, mit Sprache und Gewohnheiten des neuen Landes nicht vertrauter Emigranten ergaben.

Ich erinnere mich deutlich, daß ich mit einem der jungen Leute, einem jung verheirateten Herrn, der inzwischen leider schon nicht mehr lebt, an der Reling des französischen Frachtdampfers stand, mitten auf dem Ozean, und wir unterhielten uns und wir versuchten, gemeinsam eine Bilanz zu ziehen aus unserem momentanen Zustand heraus. Wir waren uns vollkommen klar darüber und kleideten das auch in Worte, im Wechselgesang, daß wir alles verloren hatten, daß wir nichts mehr besaßen. Wir hatten keine Eltern mehr, wir hatten keine Familie mehr, wir hatten keine Heimat, keine Sprache, keine Kultur, nichts mehr. Also es war wohl schon ganz wichtig, daß diese klare Überlegung am Anfang der Wanderung nach Argentinien stand. Wie man eigentlich eine solche Auswanderung oder Einwanderung in Argentinien bezeichnen soll, weiß ich nicht. Das richtige Wort dafür ist mir noch nicht eingefallen. Ich bekam zufällig diese Woche dieses Buch in die Hand.[23] Das hat mir ein Freund geliehen. Und das erste, woran ich mich stieß, war das Wort „Exil". Das ist doch kein Exil. Der Exilant wird entweder aus politischen Gründen oder aus sonstigen Gründen verfolgt, bekommt diese Frage zudiktiert, so wie er auch drei

---

[23] Gemeint ist „Das Exil der kleinen Leute. Alltagserfahrungen deutscher Juden in der Emigration" von Wolfgang Benz, München, 1991.

Jahre Gefängnis, zehn Jahre Gefängnis oder sonst irgend etwas Derartiges zudiktiert bekommen könnte, und kann gelegentlich wieder zurückkommen, wenn die Regierung wechselt zum Beispiel, kommt er wieder zurück. Er hat nichts, er wird wieder in Ehrenämter oder was er immer hatte, eingesetzt, das traf auf uns nicht zu. Das Interessante ist wohl, daß es in unserm Sprachgebrauch immer die Emigration hieß, nicht die Immigration, denn inzwischen leben wir ja schon viel länger in Argentinien, als wir in Deutschland gelebt haben. Wir hätten also gut von diesem Stück Boden aus und von unserm heutigen Standpunkt von einer Immigration hierher sprechen können. Tut niemand im Sprachgebrauch, und der Sprachgebrauch erklärt einem ja auch manches über das, was die Menschen fühlen. Man spricht auch heute noch in unseren Kreisen: die Emigration. Die Jahre der Emigration waren schwer. Wir haben sie hier oder dort verbracht. Also das heißt im Grunde genommen: 100%ig irgendwo angekommen sind wir nicht. Ich glaube, das kann man daraus ablesen. Was unseren Ausgangspunkt anbetrifft, daß wir von irgendwo aus weg mußten, das war jedem klar. Dieses Kapitel habe ich, ich glaube, nicht nur ich, sondern auch viele Menschen erst einmal ausgeklammert. Ich glaube nicht, daß ich in den ersten zehn oder sogar 15 Jahren jemals darüber nachgedacht oder es formuliert hätte: welches ist heute eigentlich mein Verhältnis zu Deutschland? Dieses Thema existierte nicht. Vielleicht 20 Jahre nachher. Zehn Jahre lang bestimmt nicht. Es war kein Thema. Erstmal fing September '39 der Krieg an, und bis '45 sah das Thema natürlich ganz anders aus. Wie man zittert um nächste Angehörige, von denen eines Tages die Nachricht vollkommen wegbleibt, was aber die verschiedensten Gründe haben kann. Wie man zittert, wenn schließlich die direkte Gefahr vorbei ist. Der Krieg war zu Ende, und immer noch kommt keine Nachricht. Das sind entsetzliche Situationen. Das kann man wohl nur nachempfinden, wenn man in einer solchen Situation gewesen ist. Dazu kam oder im Gegensatz dazu stand, daß wir eigentlich alle, die meisten der Gruppe, Familien gründeten, und zwar ungefähr zwei Jahre, anderthalb, zwei, drei Jahre, nachdem wir hier angekommen waren. In der ersten Zeit war das wichtige Thema, Arbeit suchen, denn wir standen vor dem Nichts. Hitler erlaubte uns, zehn Reichsmark mitzunehmen, und das war's. Punkt. Ich hatte ja absolut niemanden, keine Freunde, keine Verwandten, nichts und niemanden. Die Gruppe war ein gewisser moralischer Halt, aber wir hatten uns auch verpflichtet, alles, was wir verdienen, zuerst 'mal dort einzuzahlen, in die Kasse. Ich stellte viele Jahre später fest, daß ich eine der ganz wenigen Dummen gewesen war, die's tatsächlich getan haben. Und das war's. Wir waren alle in eine Krankenkasse hier eingeschrieben worden. Als ich eines Tages Fieber bekam, das war im Jahr '40, und das Fieber ging nicht weg und ich fühlte mich sehr schlecht, kam'n Arzt von dieser Krankenkasse, sagte in gebrochenem Deutsch, er hatte wohl mal als Kind in der Schule gelernt: "Machen Sie den Mund auf – ein bißchen rot. Gurgeln mit Wasserstoffhyperoxid." Ich hatte spinale Kinderlähmung. Aber er hat sich nicht die Mühe gemacht, nach irgendwelchen anderen Symptomen zu suchen. Also außerdem, daß ich hier vollkommen alleine war, war mein linkes Bein vollkommen gelähmt. Man nahm mich damals noch im Kinderheim auf, wo ich damals arbeitete, sonst hätte ich überhaupt keine Bleibe gehabt. Das waren so die Zugaben. Es gab viele davon. Probleme dieser Art, davon war die Gruppe voll und andere Emigrantenkreise auch. Plötzliche schwere Erkrankung, völlige Hilflosigkeit, und was tun, wohin und wer kümmert sich, und wie wird man wieder gesund. Eine ganze Anzahl von Leuten schon, die wir kannten, ist hier in öffentlichen Krankenhäusern einfach gestorben. Vielleicht hätte man etwas für sie tun können, wenn sie die richtige Pflege gehabt hätten. Das sind die vielen anonymen Opfer der Emigration. Man nahm zuerst alle Arbeit an, jede Arbeit, die einem in den Weg kam. Ich habe praktisch niemals eine abgeschlossene Ausbildung gehabt, auch mit dem Abitur kann man ja noch nicht so sehr viel praktische Dinge. Heute vielleicht etwas mehr, aber damals nicht, und ich hatte noch nicht mal das Abitur. Ich bin damals aus der Unterprima geflogen. Und dann kamen noch drei Monate eilige Kurse dazu, und das war's. Ich konnte dem auch niemals etwas hinzufügen außer eigener Lektüre und eigenem Interesse. Das ist natürlich auch ein Schaden, der einem sein Leben lang anhängt. Denn besonders heute ist alles so spezialisiert und es gibt akademische Laufbahnen für fast alles, und die müssen natürlich respektiert werden, und wer sie absolviert hat, der bekommt die Stellung. Mit der Eignung allein ist es schon nicht mehr getan. Wir hatten aber beruflich noch etwas mehr Glück. Es wäre heute wahrscheinlich noch schwerer gewesen, denn es gab hier noch wenig ausgebildetes Personal für viele Spezialgebiete, und so konnte man durch die Eignung allein doch etwas weiterkommen. Ich frage mich das jetzt erst manchmal, wie würde das sein, wenn man heute hierher käme, auch mit absolut keinem Geld, keinen Werten bei sich? Wie würde man heute vorwärtskommen? Wir haben vielleicht ein paar Wochen oder ein paar Monate lang als Hausangestellte gearbeitet und haben eben den Hausputz gemacht. Die Männer als Fabrikarbeiter, also alles, was sich irgendwie bot. Alles hat man gemacht. Ohne Achtstundentag, das gab's überhaupt nicht. Ferien unbekannt, jährliche Gratifikationen unbekannt. Man hat sich wirklich durchgeschlagen, so gut man konnte. Heute wäre das wahrscheinlich noch viel schwerer, als es damals war. Ich hab' das Glück gehabt, immer eine Arbeit zu haben, die mich interessiert hat und die mir gut gefallen hat, die nicht gerade glänzend bezahlt war, aber man konnte immer bescheiden davon leben und es war immer interessant, war immer eine Sache, die mich ausgefüllt und die mir sehr viel gegeben hat. Unsere Kinder im Kinderheim behaupten zwar, wir hätten ihnen sehr viel gegeben, aber ich kann Ihnen versichern, unsere Kinder haben uns ganz genau so viel gegeben, vor allen Dingen das Gefühl, nicht vollkommen allein und verlassen dazustehen. Dieses Gefühl war eigentlich sehr stark am Anfang. Daß man vollkommen in der Luft hing. Man hatte keinen Boden mehr, auf dem man stand, man hatte die Hände der anderen Generation nicht mehr, die einen gehalten hätten. Ich hab' mir oft gesagt, ob ich heute existiere oder nicht, ist im Grunde genommen für niemanden von Bedeutung. Das wird wohl auch einer der Gründe gewesen sein, daß sich sehr bald die jungen Familien gründeten und auch Kinder kamen. Die allermeisten aus unserer Gruppe haben zwei, drei, auch vier Kinder gehabt. Das war eine unbedingte Bejahung des Lebens, der feste Wille, das Leben fortzusetzen. So war man mehr als beschäftigt, teilweise noch daneben den Beruf ausüben, die Kinder großziehen, was natürlich im fremden, im neuen Land auch schwierig ist, denn alle Regeln der Kinder- und Säuglingspflege, von denen ich früher mal was gehört hätte, trafen hier nicht zu wegen des Klimas, wegen der Form der Ernährung, aus allen möglichen Gründen.

Solidarität und Hilfsbereitschaft der Bevölkerung in Argentinien haben für Frau M. die erste Zeit in diesem Land wesentlich erleichtert. Als charakteristisch für die jüdischen Emigranten schildert Frau M. einerseits das Gefühl der Heimatlosigkeit, die – wenn auch nicht immer bewußt eingestandene – Verbundenheit mit der ehemaligen Heimat, andererseits den Wunsch, daß sich die eigenen Nachkommen möglichst gut in Argentinien einleben mögen.

Etwas half uns allen, eine sehr große Solidarität des einfachen Menschen von der Straße hier in Argentinien. Nachbarschaftshilfe und Freundlichkeit, besonders zwischen Müttern mit kleinen Kindern, waren hier sehr ausgeprägt. Ein Zeichen war für mich immer, wenn man mit den Kindern in den Park ging, und das tat ich nach deutschem Brauch treu und brav jeden Nachmittag, mit Kind an der Hand, Kind im Kinderwagen, vielleicht auch noch mit einem um den Bauch, 10 Quader, 12 Häuserblocks, damit die Kinder frische Luft hatten, sich bewegen konnten, spielen konnten. Daneben saßen dann die argenti-

nischen Mütter mit den Kindern. Keine Mutter hätte ihrem eigenen Kind ein Kekschen gegeben, ohne vorher dem andern Kind auch eines anzubieten. Also das waren schöne und solidarische Gesten, im Gegensatz zu dem, was wir in den letzten Jahren in Deutschland erlebt hatten. Dort gab es schon die gelben Bänke, auf den Plätzen, da stand drauf: „Jude", und wer darauf saß, war schon sowieso Zielscheibe für alle möglichen Anpöbeleien, um es gelinde zu sagen, wenn nicht gar für Angriffe. Leider hat sich diese menschliche und großzügige Haltung in Argentinien nicht durch all die Krisenjahre hindurch erhalten können. Sehr viel davon ist verloren gegangen, aber damals war's ein sehr schöner und sehr positiver Eindruck für uns alle. Wir selbst versuchten soviel wie möglich Spanisch zu lernen, zu lesen und zu sprechen und auch den Kindern Spanisch beizubringen von Anfang an, damit sie hier nicht die Ausländer mit den großen Schwierigkeiten sein würden. Es war für uns ganz sicher, daß wir verpflanzt waren, und auch wenn wir nicht so sehr Wurzeln schlagen konnten, unsere Kinder sollten es doch. Sie waren hier geboren, sie wurden hier groß. Das Land hat uns das Leben gerettet, etwas widerwillig, aber immerhin, denn wir hatten nur Bolivienvisen, und bis die legalisiert wurden, das dauerte zwei Jahre. Also es war alles reichlich schwierig. Die Kinder sollten von Anfang an wissen, sie sind Argentinier, aber wir hätten auch ganz gern gehabt, daß sie wenigstens noch die deutsche Sprache sprechen. Interessanterweise gelang es uns nicht bei unseren drei älteren Kindern. Sie haben keine Lust gehabt, Deutsch zu sprechen. Ich weiß nicht, warum. Das ist vielleicht eine instinktive Ablehnung gewesen, denn sie waren ja noch in einem Alter, wo sie von unserer Vergangenheit noch nichts wußten, man ihnen noch nichts erklären konnte. Sie waren noch zu klein, aber sie mochten nicht Deutsch sprechen. Wir haben noch einen kleinen Nachkömmling, der 22 Jahre nach seiner älteren Schwester geboren ist, und der hat gleich auf Deutsch gut angesprochen, hat Deutsch und Spanisch nebeneinander gesprochen.*

Die Verbundenheit mit der deutschen Sprache und Kultur ist bei Frau M. nie verlorengegangen.

Ich habe meinen Mann bei der Musik kennengelernt. Nach allem, was ich bis dato schon erlebt hatte, standen für mich zwei Dinge fest. Wenn ich eine Familie gründe und heirate, brauche ich zwei Dinge. Das eine war, eine jüdische Familie zu gründen, ein jüdisches Heim zu führen, das andere war, Musik im Hause zu haben. Meine Mutter war Pianistin. Sie spielte sehr gut Klavier, unterrichtete auch, und das gehörte für mich unbedingt zum täglichen Leben und war vielleicht auch der Ansatzpunkt, von dem aus ich niemals gesagt hätte, die deutsche Kultur ist für mich inexistent. Ich weiß nicht, inwieweit Sie eine persönliche Beziehung zur Musik haben, aber jeder, der sie hat, ist sich darüber klar, daß mit ihm zusammen diese Musik geboren wurde. Die steckte drin und die ist auf keinen Fall zu leugnen, auch nicht zu entfernen. Ähnlich ging es einem vielleicht etwas später mit anderen Teilen der deutschen Kultur, zum Beispiel mit Goethe. Ich glaube, die heutigen Deutschen haben diese Beziehung zu Goethe nicht oder im Moment nicht. Ich weiß es nicht. Ist nicht so sehr stark. Aber Goethe hält vielleicht irgendwelchen ideologischen Analysen nicht stand. Alles, was sich auf diesen Ebenen bewegt, sowohl der allgemeinen als auch der persönlichen Ebene, kann überhaupt nicht besser ausgedrückt werden, als es Goethe gelungen ist. So sind mir eigentlich durch die 56 Jahre hindurch, die ich aus Deutschland weg bin, in wichtigen und schweren Momenten meines Lebens meine eigenen Gefühle und Erlebnisse oft durch eine Zeile von Goethe bewußt geworden, die mir dann einfiel. Also ganz gleich wie, diese Dinge sind eigentlich im Grunde immer dagewesen. Ich habe sie nicht geleugnet und auch nachher, als ich schon bewußter über mein Verhältnis zu Deutschland und zur deutschen Kultur nachdachte, nicht leugnen wollen.

Wenn sich Frau M. auch nicht als „Argentinierin" fühlt, so hat sie in der Zeit der Emigration doch zahlreiche Erfahrungen gemacht, die sie geprägt haben und die sie mit der argentinischen Bevölkerung verbinden.

In Argentinien hat man natürlich in über 50 Jahren sehr viel miterlebt, nicht nur erlebt, sondern auch miterlebt mit dem, was die Menschen um einen herum anging und einen selbst auch. Wir haben gemeinsam stundenlang Schlange gestanden nach knappen Lebensmitteln, denn es gab hier alle mögliche Mißwirtschaft, und wir hatten das alles mehr oder weniger geduldig ertragen und uns gegenseitig ausgeholfen. Ein typisches Einrichtungsstück aller Emigranten war der Petroleumofen, das war die einzige Möglichkeit, zu heizen. So'n kleines Kanonenöfchen, und dafür brauchte man Petroleum, und das mußte man kaufen an der Tankstelle, und zu Zeiten von Peron war das hier alles noch nicht entwickelt, die Förderung von Petroleum, und man stand stundenlang Schlange mit einer Büchse, mit einem Eimerchen in der Hand, um vier Liter Petroleum zu kaufen. Das ist nur ein lächerliches Detail, aber es gab viele davon. Man mußte immer anstehen. Es gab einen berühmten Witz damals. Jemand wurde schließlich ungeduldig und drang vor bis zu Peron selbst und be-

schwerte sich über das Schlangestehen, und Peron sagte: „Na, was willst Du denn, wenn ich mal zu meiner Frau will, muß ich auch Schlange stehen". Diese und andere Zeiten haben wir geduldig miterlebt.

Wie viele jüdische Emigranten, so hat auch Frau M. die unsichere politische Lage in Argentinien immer aufmerksam und besorgt verfolgt. Dennoch trafen sie die Auswirkungen der argentinischen Militärdiktatur in besonderem Maße. Ihre Tochter verschwand 1976 im Alter von 28 Jahren. Vor allem auf den Erfahrungen dieser Zeit gründet für Frau M. ihre „argentinische Identität".

Wir waren hellhöriger als die Argentinier. Wenn hier ein Despot das Ruder ergriff, denn sie sagen alle dasselbe, sie sind alle Populisten auf dieselbe Art und Weise, und wir kannten das zu gut von Hitler her. Wir kannten die brutale Note und die sentimentale Note und alle die Noten, die sie anschlagen der Reihe nach, um das Volk zu begeistern und in ihre Abhängigkeit zu bringen, und so gefiel uns schon beim ersten Erscheinen von Peron sehr vieles nicht, denn diese Musik kannten wir von Hitler. Er hatte auch in Deutschland tatsächlich zwei Jahre die Sache gelernt. Er entwickelte sich nachher anders. Er war kein Hitler, glücklicherweise nicht, aber diese Note war mit dabei. Und diese Dinge, dagegen sind wir sozusagen allergisch. Das geringste Anzeichen davon läßt uns sofort aufhorchen. Wir kennen das zu gut. Was meine argentinische Identität betrifft, nachdem Ihnen das Wort ja anscheinend etwas sagt, sie wurde endgültig besiegelt, als meine Tochter verschwand im Jahr '76. Sie wurde von der Militärdiktatur einfach gefangengenommen. Sie war bei Freunden zu Besuch. Ich hab' das später durch Nachforschungen herausbekommen. In dieser Wohnung saß bereits Polizei seit drei Tagen und nahm alle Menschen fest, die dort hinkamen. Das war '76. Sie war 28 Jahre alt damals und war natürlich nicht für eine Militärdiktatur. Das war klar. Wenn man von Schuld sprechen kann, war ihre Erziehung daran schuld, auch ihr Charakter wahrscheinlich. Sie war immer für Solidaritätshandlungen. Sie ging in die Elendsviertel und machte mit den Kindern Schularbeiten und um die Familien zu beraten in Krankheitsfällen. Sie sollten, wenn Sie Zeit haben, sich einmal in ein Elendsviertel führen lassen. Sie sollten nicht aus Argentinien abreisen, ohne das einmal gesehen zu haben. Ich habe eine deutsche Freundin hiergehabt, als sie zum dritten Mal hier war, hab' ich gesagt: „Diesmal fährst Du mir nicht ab, ohne in einer Favela gewesen zu sein." Na, die war überhaupt vollkommen verdonnert, die konnte es gar nicht fassen. Die hat so etwas noch nicht gesehen. Solche Armut gibt es in Deutschland nicht. –

Also sie und ein großer Teil der idealistischen Jugend damals gingen regelmäßig mit einer kleinen Gruppe in eins der kleinen Viertel. Gewöhnlich hatten sie dort ein ganzes Arbeitsteam versammelt, einen Arzt oder zwei Ärzte, Fürsorger, eine Erzieherin oder mehrere, Krankenschwestern, vielleicht auch einen Anwalt, um diesen Menschen zu ihrem Recht zu verhelfen und sie zu schützen und sie etwas zu unterrichten, denn das Problem dieser Leute war im allgemeinen der niedrige Kulturstand. Viele konnten noch nicht mal schreiben und lesen, und dann gab's hier noch einen Unterschied. Schreiben – nein. Aber können Sie Ihren Namen schreiben – ja. Ich mache meine Unterschrift, hieß das hier. Dann sah man, wie der Mensch so feierlich anfing, seine Unterschrift zu zeichnen. Leute, die Analphabeten waren. Gibt es auch heute noch. Also ging sie in Elendsviertel und half dort. Das hatte sie alles zu Haus vor sich gesehen. Außerdem haben wir sechs Jahre lang, fast sieben Jahre lang, in diesem Kinderheim als Familie gelebt mit all diesen Kindern und all diesen Problemen. Also sie kannte die Sache. Sie wußte, was unterprivilegierte Volksschichten sind und was für Not und was für Probleme es gibt und in welcher Weise wir immer für die Kinder da waren. Sie hat da wirklich für alles gesorgt, daß alles da war, was ein Kind zu seiner Erziehung irgend brauchen kann. Die Pflege und die Ausbildung und die Liebe und die Anregung und alles, was nötig war. Sie verschwand. Und es fing also wieder besagtes Gefühl an, täglich und stündlich zu zittern. Was passiert ihr in diesem Augenblick jetzt? Zuerst merkte ich noch nichts. Als mir aber ein hoher Polizeichef mal sagte, zu dem kam ich durch eine Beziehung durch die Frau eines Richters, die mich dort hinbegleitete, sonst wäre ich nie dort hingekommen. Ich sage, ich bin Deutsche. Großartig, sagt er, da wissen wir's ja. Da haben Sie's ja. In Deutschland gab's doch auch Konzentrationslager. In dem Moment, wo ich „auch" und „Konzentrationslager" hörte, war bei mir der Groschen gefallen. Da wurde ich mir erst klar darüber, daß ich vieles von dieser Situation bereits einmal erlebt hatte, zum Beispiel das, auf allen möglichen Stellen herumzulaufen und zu versuchen, was man für jemanden tun kann, ob man etwas tun kann. Die Ungewißheit, lebt der nahe Angehörige, lebt er nicht, wie geht es ihm in dem Moment, was braucht er eventuell, in welcher Notlage befindet er sich, wie kann ich zu ihm kommen, wie. Das, diesen Teil hatten wir schon erlebt und das völlige Ausgeliefertsein in die Hände einer Diktatur. Überall stand man vor einer Zementwand, man lief von einer Stelle auf die andere, man hörte überall dieselbe Antwort: hier ist Ihre Tochter nicht. Wir wissen auch nichts. Kommen Sie wieder oder gehen Sie dahin oder dorthin, aber wir wissen nichts. Dann bekam man na-

türlich auch die unglaublichsten Antworten: ach, vielleicht ist sie wegen ihres Namens verhaftet worden. Sag ich: „Der M., an den Sie denken, der lebt schon längst nicht mehr." Einmal bekam ich auch die schöne Frage zu hören: „Ach, war Ihre Tochter vielleicht Psychologiestudentin?" Darauf antwortete ich mit der Gegenfrage: „Wieso, ist das eine verbrecherische Handlung?" Denn in der Fakultät waren die meisten links oder nicht so sehr links, auf jeden Fall die Einstellung gegen Diktaturen selbstverständlich, da waren viele Menschen, die in Solidaritätsgruppen waren. Also das ging schon gleich mit links, und links hieß marxistisch oder leninistisch, und das mußte ausgemerzt und getötet werden. In diesen ganzen Jahren, in denen wir Mütter gelaufen, gelaufen und gelaufen sind, selbstverständlich immer zusammen gewartet, gestanden und gezittert mit all den argentinischen Müttern. Das waren ja 25 000 verschwundene Personen, so schätzt man ungefähr, zwischen 25 000 und 30 000, und alle sprachen dann nach einiger Zeit, wenn man sich nicht so sehr beobachtet fühlte, sprach man ein paar Worte miteinander, und nachdem ich das mit dem argentinischen Volk durchgestanden habe, werde ich auch Argentinien, würde ich dieses Land niemals mehr aus meiner Erlebnistruhe, wollen wir einmal sagen, auslöschen, denn das sind die Dinge, die einen zusammenhalten, wie die junge Frau, die einmal mit mir zusammen wartete und so verzweifelt war. Sie war wohl ganz jung verheiratet gewesen, und ihr Mann war verschwunden, und sie sagte mit Tränen in der Stimme: Und ich werde mir meine Haare erst wieder schneiden lassen, wenn mein Mann wieder zurückgekommen ist. Das Haar ist ja immer ein sehr starkes Symbol für die Frau gewesen. Das lange Haar und die Liebe – in allen alten Legenden und Märchen spielen sie eine Rolle, und wie oft hab' ich gedacht, ich muß doch einmal gucken, ob ich irgendwo eine Frau mit ganz langen Haaren sehe, dann wird's wohl sie sein. Und so gab es so viele Aussprüche, so viele Erlebnisse. Einmal stand ich morgens um sechs Uhr auf dem Maiplatz. Da mußte man sich anstellen, um eine Nummer zu bekommen, und dann mußte man noch einmal warten, bis man vorgelassen wurde und wieder einmal hörte, daß keiner etwas wußte. Da wartete mit mir ein altes Mütterchen, das vom Land gekommen war mit dem Schlagumtuch, alte Bauernfrau. Und natürlich – man spricht, man fängt an zu sprechen: wer fehlt bei dir, wer fehlt bei dir und wie und wann und wo, und da sagt sie zu mir: „Meine Tochter, Du solltest vielleicht einmal zu einem Hellseher gehen." Sage ich zu ihr: „Nein, Mütterchen, das hat keinen Zweck, denn ich glaube nicht daran, an den Hellseher, hat für mich gar keinen Zweck." Da sagt sie zu mir: „Ach, meine Tochter, dann bist Du wohl sehr katholisch." Sage ich:

"Nein, ich bin sehr jüdisch, aber in diesem Fall ist es ganz genau dasselbe." Und das sind so Momente, die man nicht mehr vergessen kann.

Nachdem Frau M. ihr Verhältnis zu Deutschland lange Zeit „ausgeklammert" hatte, hat sie heute „ihren Frieden mit Deutschland geschlossen". Sie ist der Auffassung, daß man das heutige Nachkriegsdeutschland nicht mehr mit dem nationalsozialistischen Deutschland vergleichen kann. Auf die Frage nach ihrer heutigen Einstellung zu Deutschland äußert sich Frau M. wie folgt:

Ich sagte Ihnen zu Anfang, das Problem Deutschland habe ich erst einmal ausgeklammert. Inzwischen habe ich auch Frieden geschlossen. Erstens mal, der erste Schritt dazu war eine dreijährige Lehrtätigkeit an der Pestalozzi-Schule, die ich hier hatte. Die Pestalozzi-Schule, ich weiß nicht, ob Sie schon jemanden aus dem Kreis gesehen haben, war immer tadellos demokratisch eingestellt.[24] Es hat dort nie in all den Jahren irgendwelche anderen Regungen gegeben, und wer sein Kind in die Pestalozzi-Schule schickte, schickte es gerade deshalb dort hin, da nichts Faschistisches, Völkisches oder ähnliche Ideologien dort im Schwung waren oder irgendwie an das Kind herangetragen werden könnten. In dieser Schule hatte ich selbstverständlich fast nur deutsche Kollegen und Kolleginnen, auch der Direktor war, glaube ich, Österreicher, der Vize war Deutscher. Ich war zuerst im Kindergarten, und die Leiterin des Kindergartens war eine Frau Lilo von F. Sie war damals schon eine ältere Dame, inzwischen lebt sie leider nicht mehr.

---

[24] Zu Beginn des Nationalsozialismus lebten etwa 500 000 Personen deutscher Abstammung in Argentinien. Diese identifizierten sich mehrheitlich mit der politischen Linie der NSDAP. Auch in Argentinien kam es zur „Gleichschaltung" von deutschen Schulen und Vereinen, zum Boykott jüdischer Geschäfte, zu Veranstaltungen und Kundgebungen mit Hakenkreuzfahnen und SA-Uniformen etc. Gleichzeitig gab es innerhalb der deutschstämmigen Bevölkerung Argentiniens von Anfang an auch eine bedeutsame demokratische Tradition. Im öffentlichen Leben der deutschstämmigen Bevölkerung gab es eine klare Trennung zwischen Anhängern und Gegnern des Nationalsozialismus. Die deutschsprachige Presse umfaßte damals einerseits mit der „La Plata Zeitung" und der „Freien Presse" zwei explizit nationalsozialistisch orientierte Zeitungen, andererseits mit dem „Argentinischen Tageblatt" eine demokratische Zeitung, die von Anfang an gegen den Nationalsozialismus Stellung bezogen hat. Hinzu kam mit der „Semanario Israelita" eine jüdische Zeitung in deutscher Sprache. Nach der „Gleichschaltung" deutscher Schulen und Vereine wurden Privatschulen und Vereine gegründet, die sich ausdrücklich als demokratisch verstanden.

KAPITEL 3 Fünf Lebensgeschichten (ehemaliger) jüdischer Emigranten

Am 2. Tag kam sie in meine Kindergartenklasse in der Pause, als die Kinder nur beobachtet werden mußten, aber nicht beschäftigt wurden, und sagte: „Mit Ihnen muß ich sprechen. Sie sind Jüdin und ich bin deutsche Arierin, und Sie haben ein Recht zu wissen, was ich in der ganzen Hitlerzeit getan habe", denn es war klar, diese Familie war erst nach dem Krieg in Argentinien eingewandert. Und da erzählte sie mir, daß ihr Mann sich geweigert hat, in die NSDAP einzutreten, und infolgedessen verfolgt wurde, und daß sie 18mal den Wohnsitz gewechselt haben und eben alles Mögliche erlebt haben, mit zwei Kindern über Land geflüchtet sind, um sich zu verstecken vor Gestapo oder ich weiß was. Also sie war einwandfrei und sie hatte von sich aus das Bedürfnis, mir das mitzuteilen, weil sie ohne weiteres annahm, daß ich jedem älteren Deutschen gegenüber Mißtrauen hegen müßte. Daraufhin änderte ich meine Anschauung und fragte mich bei jedem der Kollegen, wie alt ist der, wann ist der geboren. Gewöhnlich war der mitten im Krieg geboren oder direkt hinterher oder ganz kurz vor 'm Krieg, war also offensichtlich kein Aktiver und Schuldiger, in unserm jüdischen Sinne waren die unschuldig an dem, was geschehen war, und ich sagte mir selbst, ich habe nicht das Recht, einen unschuldigen Menschen zu verdächtigen oder ihm die Schuld seiner Eltern und Großeltern nachzutragen. Das war eigentlich der erste Schritt, um mit Deutschland und mit meiner deutschen Vergangenheit und auch der Nazivergangenheit in irgendeiner Weise abzurechnen und daraus Frieden zu ziehen. Das war aber nicht alles, denn jetzt gerade, als hier die entsetzliche Welle der Verfolgung aller Gesinnungsgegner einsetzte und meine Tochter verschwand, waren diejenigen, die sich am meisten solidarisch zeigten, die deutschen Menschenrechtsgruppen. Amnesty International und die Deutsche Evangelische Kirche haben sich dabei besonders hervorgetan. Es kamen einige Male Delegationen her, um sich das hier anzusehen und uns kennenzulernen. Wir bekamen einen Raum in der Deutschen Evangelischen Kirche zur Verfügung gestellt für unsere 14tägigen Treffen dieser Gruppe und hatten auch dadurch zu den Pastoren ein gutes Verhältnis und eine ziemlich nahe Verbindung, und sie haben uns zweimal die Möglichkeit gegeben, in die Bundesrepublik zu reisen und dort unsere Dinge vorzubringen. Auch hier in der Deutschen Botschaft stand man uns besonders zur Zeit der Anwesenheit von Konsul Sprödt sehr hilfreich zur Seite. Natürlich war man immer etwas vorsichtig, sich auf diplomatischem Wege zu äußern gegen das Verschwindenlassen, und gerade das war's, was wir eigentlich wollten. Aber in einer solchen Situation lernt man sehr vieles, man muß immer etwas mehr verlangen als das, wovon man schon weiß, daß man es erreichen kann, sonst bekommt man überhaupt nichts. Das war ein gewisser Schutz für unsere Familien. Es haben sich ungefähr 50, 60 Mütter zusammengefunden, die irgendwie deutschen Ursprung dokumentieren konnten. Die erste Antwort war natürlich immer, ja, aber Ihr Sohn oder Ihre Tochter, die verschwunden sind, sind ja Argentinier, und ich hatte darauf die Möglichkeit, zu antworten: „Ja, aber Ihr wißt, was es bedeutet, unter einer Diktatur zu leben und von einer Diktatur verfolgt zu werden, und Ihr müßt uns deshalb helfen. Ich bin deutsche Jüdin. Ich bin aus Berlin vertrieben worden im Jahre '38 und jetzt passiert mir etwas ganz Ähnliches zum zweiten Mal." Wir waren zwei Personen, eine paraguayisch-deutsche Mutter und ich. Sie konnte kein Deutsch, ihr Mann war Sohn eines in Paraguay eingewanderten Deutschen und wurde auch aus politischen Gründen zuerst aus Paraguay vertrieben und dann ist er hier verschwunden. Von all den Verschwundenen ist niemand wieder aufgetaucht. Und wir beide wurden also von Amnesty International und der Evangelischen Kirche durch die Bundesrepublik geschleust. Ich glaube, wir haben an 20 verschiedenen Stellen und Städten gesprochen, in Studentenhäusern, in Stadtverwaltungen, das war gewöhnlich ein sehr gutes Podium, an Universitäten vor Hörern, in allen möglichen politischen Stellen. Wir wurden von Helmut Kohl empfangen, und alle hörten sich das ganz ruhig an und akzeptierten ohne weiteres meine Einleitung. Das ging soweit, daß ich, ich hatte darum gebeten, am Freitag abend nicht beschäftigt zu werden, man mußte vorher schon die eigenen Möglichkeiten schriftlich erklären, bevor man zum Kirchentag, das war damals in Hannover, kam, und ich schrieb, ich stehe jederzeit selbstverständlich für alles zur Verfügung, was ich tun kann, ich möchte nur bitten, den Freitag gegen Abend ab sechs Uhr freizuhalten, und dann setzte mich gewöhnlich an dem Ort, wo wir gerade waren, jemand von Amnesty International per Auto an der betreffenden Synagoge ab, und das war für mich sehr schön, einmal in der Woche zwei Stunden oder drei Stunden abschalten zu können, denn die Sache war natürlich sehr aufregend, sehr anstrengend und hat einen sehr in Anspruch genommen, innerlich belastet natürlich auch, immer wieder diese Geschichte zu erzählen, aber immer vor einer neuen Zuhörerschaft, also es war nicht einfach, aber es war, glaube ich, sehr gut. Also wenn man das dort am Eingang sieht, Synagogen werden ja leider, wurden auch damals schon, sehr bewacht, immer ist Polizei drin, das war für mich ein reichlich schockierender Eindruck, daß es das immer noch gibt, anscheinend doch immer noch nötig ist. Einmal guckte mich der betreffende Kontrollbeamte da von oben bis unten an und sagte: „Ach so, weiß ich schon, deutsche Jüdin, 1938 aus Berlin vertrieben wor-

KAPITEL 3 Fünf Lebensgeschichten (ehemaliger) jüdischer Emigranten   81

den." Die Solidarität dieser Leute war unglaublich, die Art, wie sie einem entgegenkamen, auch. Also wenn mir noch irgend etwas gefehlt hätte, um mit Deutschland, dem neuen Deutschland, in Frieden leben zu können und um mir sagen zu können, es ist tatsächlich ein neues Deutschland, dann war es diese Reise. Es folgte ihr noch eine, das war im Jahr '83, und im Jahr '88 folgte noch eine zweite Reise, die aber in Genf anfing, weil es dort ein Forum gab für Menschenrechte, was sich eben auch für Argentinien interessierte, und dann anschließend noch etwas Bundesrepublik. Ich habe sehr engagierte Menschen kennengelernt. Die meisten davon sind jetzt ungefähr 40. Sie war damals Ende 20, Anfang 30. Das war die Altersgruppe von Menschen, die völlig unverdächtig waren, ihres Geburtsdatums wegen, aber die gewöhnlich spontan ankamen und sagten: Mein Vater war ein alter Nazi. Aber ich habe bewußt, seitdem ich denken kann, immer das Gegenteil von dem getan, was er tat. Oder derartige Erklärungen. Die erste Deutsche, die mir entgegenkam im Namen von Amnesty International, war eine junge Frau, Lehrerin, mit einem kleinen Kind im Kinderwagen und einem großen Rosenstrauß. Das sind schon Dinge, die einen davon überzeugen können, daß es tatsächlich ein neues Deutschland ist, und die einen auf keinen Fall veranlassen, alles vergessen zu wollen. Hitler vergessen zu wollen, Verfolgung und Tod vergessen zu wollen, ist sowieso nicht richtig. Das sind schließlich die Dinge, die das menschliche Leben mit sich bringt, und man muß sich trauen, ihnen ins Auge zu blicken und irgendeine Einstellung dazu zu gewinnen oder sogar auch zu sagen, ich kann dazu noch keine Einstellung gewinnen, aber eines Tages werde ich es tun, und ich muß es immer versuchen.

Herr B.

Herr B. wurde 1906 in Brühl bei Köln geboren. Im Alter von 6 Jahren zog er mit seinen Eltern nach Essen, machte 1925 Abitur und studierte – als designierter Nachfolger für die Leitung des Kaufhauses seiner Eltern – Volkswirtschaft an der Universität in Köln, wo er 1931 promoviert wurde.

Dann habe ich zwei sogenannte Papiersemester gehabt an der Kölner Universität, was Papiersemester sind, das wissen Sie? Dann ist man immatrikuliert an der Universität in einer bestimmten Wissenschaft, in meinem Fall war es Volkswirtschaft und Betriebswirtschaftslehre, aber man hat diese Kurse nicht besucht. Das war eigentlich eine Formalität, daß diese Semester einmal, zur gegebenen Zeit, angerechnet wurden. In der Zwischenzeit, wo ich also nicht studiert habe, obwohl ich eingeschrieben war, habe ich mein Praktikum gemacht, also praktisch gearbeitet, im Einzelhandel. Im Zusammenhang eben mit meinem Studium, und das hat zwei Semester gedauert, und dann bin ich an die Universität gegangen, habe in Köln studiert, habe dort nach der Mindestzeit, die dafür vorgeschrieben ist, mein Diplom gemacht, meinen Diplomkaufmann, und zwei Jahre später habe ich meinen Doktor gemacht, Dr. rer. pol.. 1931 wurde ich promoviert, und meine Dissertation, die behandelte ein Thema, das seinerzeit noch nicht so intensiv bearbeitet worden ist, das hieß „Das Entlohnungsproblem im Einzelhandel". Das hat keine politische Bedeutung, sondern eine rein wirtschaftliche und lohnpolitische. Die Arbeit wurde vom Betriebswirtschaftlichen Seminar der Universität Köln gedruckt und veröffentlicht, auf deren Kosten, das heißt, das Buch, das konnte man seinerzeit auch im Buchhandel bekommen, ich habe noch ein Exemplar hier. Ich habe von der Kölner Universität eine Urkunde bekommen, das war für mich eine Überraschung, von dieser Existenz wußte ich gar nicht, eine Urkunde, es war eine Erneuerung zum 50jährigen Bestehen meines Doktortitels, wegen angeblich – angeblich sage ich dazu – besonderer wissenschaftlicher Verdienste. Ich bin mir dessen nie bewußt gewesen, aber es steht drin. Das hat die Universität veranlaßt, mir diese Urkunde zu schicken. Im Anschluß an mein Studium habe ich meine praktischen Jahre verbracht, ich war leitender Angestellter in Warenhäusern und in sogenannten Einheitspreisgeschäften, die nannte man damals so, heute nennt man die Supermarkt, seinerzeit waren das Einheitspreisgeschäfte. Da war ich also Geschäftsführer, nachher in Warenhäusern, also wie Hertie und so weiter, war ich Abteilungsleiter und stellvertretender Einkäufer, und zwar alles in Vor-

bereitung auf die spätere Übernahme des Geschäftes meiner Eltern, ich war einziger Sohn, ich hatte nur eine Schwester, also wir waren zu zweit, und meine Eltern hatten ein Kaufhaus. Das hatte bis zum Moment, wo es dann – sogenannt – arisiert wurde, etwa 100 Angestellte, also hatte schon eine mittlere Bedeutung, und ich habe eben vorher in anderen Häusern einige Jahre meine praktischen Erfahrungen gesammelt, um sie später im eigenen Geschäft, bzw. im Geschäft meiner Eltern, nutzbar machen zu können.

Herr B. war immer politisch interessiert und gut informiert. Wegen der sich abzeichnenden Entwicklungen im Nationalsozialismus wollte er gemeinsam mit seiner Frau, einer deutschen Jüdin, die er 1936 heiratete, nach Palästina emigrieren. Diese war von seinem Plan allerdings zunächst nicht zu überzeugen.

Ich habe dann die politische Entwicklung die ganze Zeit über verfolgt. Im Gegensatz zu wahrscheinlich 99% der jüdischen Angehörigen habe ich die Entwicklung immer so ernst genommen, wie sie ernst genommen werden mußte. Ich habe mir nie eingeredet, daß dieser Kerl, dieser Hitler, einen großen Mund hat, und was da in ‚Mein Kampf' steht, das ist Propaganda, da wird nie etwas geschehen. Ich war überzeugt, daß das, was in ‚Mein Kampf' stand, daß das ausgeführt würde, die ganze Zeit. Und diesem Umstande verdanke ich nicht nur mein eigenes Leben, das meiner Familie, das heißt meiner engsten Familie, das heißt der Kinder und Eltern, sondern auch einiger Verwandter. Diese Weitsicht, die hat sich während der ganzen Existenz des Nationalsozialismus dann wiederholt bewährt, ich habe auch, fast genau auf das Datum, die Invasion der Nazis in den nordischen Staaten, Niederlande, Belgien und Frankreich, vorausgesagt – vorausgesehen. Fast genau. Und zwar war ich davon überzeugt, aus bestimmten Beobachtungen, die ich gemacht habe – ich konnte immer gut politisch denken –, daß das geschehen würde, spätestens im Frühjahr 1940, und das war auch so. 1936 habe ich geheiratet, eine Fabrikantentochter, und ich wollte an und für sich damals in das damalige Palästina mit meiner Frau. Ich war Zionist geworden, vorher war ich das gar nicht, vorher war ich treudeutsch und habe dann unter dem Eindruck der Geschehnisse dafür optiert, mich für den Zionismus einzusetzen. Ich wollte also in das damalige Palästina, da gab es ja noch kein Israel. Aber meine Frau und ich, wir beide kamen aus einer wirklich treudeutschen Familie. Also meine Frau hatte dafür kein Verständnis, und dann habe ich ihr gesagt, „Schön, dann mache ich Dir einen Vorschlag: dann werden wir unsere Hochzeitsreise nach Palästina machen. Ich werde Dir das Land zeigen, Du wirst Deine eigenen

Erfahrungen machen und nachher wirst Du dich entschließen, entweder nein oder ja." Da war sie mit einverstanden. Also wir haben beschlossen, unsere Hochzeitsreise dahin zu machen, und in der damaligen Zeit gab es diese Unruhen, die gab es da die ganze Zeit während der englischen Besatzung, der englischen Verwaltung in Palästina, und das heißt, das Reisen nach Palästina war nicht ungefährlich. Wenn Sie aber mit einer jungen Frau auf die Hochzeitsreise gehen und wollen ihr das Land zeigen, und zwar sich nicht nur beschränken auf die Städte, dann muß man wissen, was man tut. Und ich war ja damals noch jung, habe mir gesagt, das mindeste, was ich an Vorbereitung tun muß: man muß eine Waffe haben in dem Land, um sich verteidigen zu können. Aber, wie kommen Sie als Jude zu einer Waffe und zu Munition? Im damaligen Nazi-Deutschland, 1936! Ich hatte eine kleine Pistole, die hatte ich versteckt, aber ich hatte keine Munition. Da habe ich beschlossen, mich an den Leiter der Polizeistelle zu wenden, das war ein Hauptmann X., Polizeihauptmann X., der war uns sehr gut gesonnen, meinen Eltern und mir auch, der war jedenfalls in der damaligen Zeit kein Nazi, im Gegenteil, wir haben auch Beweise dafür. Und seine Frau hat in meinem elterlichen Geschäft gekauft, immer hinten rum, abends, denn die Frau eines Polizeioffiziers durfte natürlich nicht in einem jüdischen Geschäft kaufen, er wäre sofort relegiert worden. Also, die Frau kam die ganze Zeit kaufen, da habe ich den Hauptmann X. besucht, habe gesagt, ich habe eine große Bitte an Sie, Sie wissen, ich heiratete dann und dann, ich will meine Hochzeitsreise nach Palästina machen, mit der Absicht, da mich niederzulassen, ich hatte damals die Absicht. Aber, dann habe ich ihm gesagt, so und so, ich möchte nicht unbewaffnet sein, ich habe eine Waffe, würden Sie so freundlich sein, mir 50 Schuß Munition zu besorgen. Und da habe ich ihm gleich gesagt, ich weiß, was ich da ausspreche, und das wollte ich näher erläutern, denn das ist – ohne weiteres können Sie das nicht verstehen, daß ich das von Ihnen erwarte. Da sagt er, da haben Sie recht, das könnte mich Kopf und Kragen kosten, sage ich, ich versichere Ihnen, daß das – niemals wird das jemand erfahren oder finden, und zwar machen wir das so, ich habe mir das überlegt, dann und dann, an dem und dem Tag, abends um 10 Uhr fahren wir mit dem neuen Wagen meiner Frau direkt nach Genua über die Grenze. Und habe ihm gesagt, da fahre ich über die Grenze, und man sieht mich in Deutschland nicht mehr, und wenn Sie dann eine Viertelstunde vor 10 jemanden schicken, mit einem Paketchen, dann verschwindet das sofort in unserem Gepäck, wir haben unser Gepäck gepackt. Und wir gehen über die Grenze und wir werden natürlich dann nicht kontrolliert, denn wir wandern ja aus. Wir *werden nur kontrolliert auf der anderen Seite, in Italien, aber ich habe ja meine Passagen für das Schiff und so weiter. Gut, das hat ihn überzeugt, ich habe die Munition bekommen und wir sind nach Palästina. Aber wir waren noch nicht ganz da, wir landeten in Haifa und ich wurde kontrolliert von einem Araber, aber die sind natürlich stolz darauf, die nennen sich Engländer, es war ein Araber und der kontrollierte oberflächlich, und plötzlich kam eine Kollegin, eine Araberin, die auch beim Zoll tätig war, zu ihm und zeigte ihm das Paket. Ich hatte meiner Frau das im letzten Moment gegeben, nicht, als wir wegfuhren, steck das eben in Deine Tasche. Und wenn man auf der Hochzeitsreise ist, dann denkt man natürlich nicht an Waffen und Munition und so weiter, und das war vergessen worden. Aber beim Zoll, da faßte die Beamtin natürlich sofort in die Tasche und zog das Ding raus, was ist das? Da sagte meine Frau so und so, konnte sie ja nicht leugnen, und wo ist die Waffe, meine Frau sagte, die muß mein Mann wohl haben. Dann kam die mit ihrem Paket zu ihrem Kollegen und sagte, hier, das habe ich gefunden, und da fragt mich der Beamte, wo hast Du die Waffe, da nützt natürlich kein Leugnen, nicht, da habe ich meinen Koffer ausgepackt und zog dann die Waffe aus einem Schuh oder Pantoffel, na ja. Damals befand sich Palästina unter Belagerungszustand, wegen der Unruhen. Und in solchen Situationen, wenn Sie da gefaßt werden, im Belagerungszustand – natürlich, Waffenbesitz und so etwas war natürlich strafbar. Und ich wurde sofort abgeführt, ins Gefängnis. Ich saß da eine Nacht mit einem Araber zusammen, der auch in Untersuchungshaft war, wegen Mordes, wegen Mordes an einem Juden in Palästina. Also, es war keine angenehme Gesellschaft, und da hat sich sofort die Jewish Agency, das war damals die Vor-Regierung, da gab es ja noch kein Israel, keine jüdische Regierung, das war die Vor-Regierung, also die die politischen Interessen der Juden vertrat, die hat davon sofort Wind bekommen, hat sich sofort eingeschaltet, hat vor allen Dingen für meine Frau eine Kaution hinterlegt, damit meine Frau nicht auch ins Gefängnis kam, und hat mir sofort den bekanntesten Strafverteidiger, jüdischen Strafverteidiger zugeteilt, damit er unsere Interessen vertritt. Ich wurde dann nach drei Tagen, auch gegen Kaution, wieder von der Jewish Agency, freigelassen, und dann hieß es, wir müssen unseren Prozeß abwarten, da gab es natürlich ein Verfahren. Und unser Anwalt sagte, wir müssen vor allen Dingen sehen, das ist das allerwichtigste, daß die Sache vor das ordentliche Gericht kommt, und das ist sehr schwierig zu erreichen, denn: hier ist Kriegsrecht, und die Sache müßte nach den Vorschriften vor das Kriegsgericht kommen, und das bedeutet als Strafe: Festung. Festung ist schlimmer als Zuchthaus. Also, das müssen* wir vermeiden, es muß vor das ordentliche Gericht kommen. Und das ist ihm gelungen. Wir wollten nur drei Wochen in Palästina bleiben, aber das war aus, wir mußten auf unseren Termin warten, dann kamen die jüdischen Feiertage, die christlichen, die mohammedanischen, alle um die Osterzeit, und wir konnten kaum einen Termin bekommen. Schließlich haben wir ihn bekommen und dann kam die Verhandlung und da war der ganze Saal – der war voller Araber. Wir haben uns eingebildet, die kamen unseretwegen, nein, die kamen nicht unseretwegen, die kamen wegen des Prozesses gegen diesen Araber, der mit mir in einer Zelle gesessen hat. Die hatten gleichzeitig Termin, der hatte einen jüdischen Arzt ermordet, ich erinnere mich noch des Namens, der hieß X., also die kamen deshalb daher. Und, naja, dann wurden zunächst die Zeugen vernommen, in unserer Sache. Und da habe ich zum ersten Mal etwas erfahren – persönlich – über die Mentalität der Araber, von der ich wünschte, daß alle Deutschen oder alle Nichtaraber sie einmal erleben würden, dann würden sie die sogenannte arabische Politik und Zuverlässigkeit viel besser verstehen. Da ergab sich nämlich fogendes: da wurden diese beiden, der arabische Zollbeamte und seine Kollegin, die wurden vernommen. Die ganze Sache hat sich abgespielt – also das Finden der Munition und das Finden des Revolvers, die haben den ja nicht gefunden, sondern ich habe den freiwillig herausgegeben – vielleicht in zwei oder drei Minuten. Die Aussage von den beiden hat mehr als eine halbe Stunde gedauert. Das wurde ins Englische übersetzt, und die haben phantasiert, was man sich überhaupt nicht vorstellen kann. Daher der Begriff „Tausend und eine Nacht." Der kommt daher, das ist typisch arabisch, was denen in den Sinn kommt, nicht, das wird nicht geprüft, das hat mit Logik nichts zu tun, das wird ausgequatscht, und wenn es auch der größte Blödsinn ist. Also, als ich mir das angehört habe, ich wäre fast geplatzt. Ich hätte fast einen Herzinfarkt bekommen. Wenn Sie hören, was Leute – welche Lügen die ersinnen, und daß da nicht eingegriffen wird. Ich habe nachher meinen Verteidiger gefragt, wie ist es möglich, daß Sie sich das anhören, daß der Richter das nicht unterbricht. Da sagt er, das kennen wir, wir hören da gar nicht zu, wir wissen, es kommt ein Moment, da werden sie müde und da hören sie auf. So war das. Gut. Und dann stand unser Verteidiger auf und hielt das Plädoyer. Das Plädoyer, im Gegensatz zu der Zeugenaussage, die über eine halbe Stunde dauerte, das Plädoyer bestand aus drei Sätzen, dann setzte er sich wieder. Dann habe ich zu meiner Frau gesagt, unser eigener Verteidiger, was der gesagt hat, der hat gar nichts gesagt, ein paar dumme Worte. Nachher in der Pause bin ich zu ihm hin, ich habe gesagt, ich bin verzweifelt, das ist Ihr Plädoyer, *sagt er, regen Sie sich nicht auf, das Urteil ist schon längst fertig. Zwischen dem englischen Richter und dem jüdischen Verteidiger war das vorher beraten worden, die wissen, was Zeugenaussagen bedeuten – arabische –, und solch ein Urteil, vor allen Dingen, weil es so eine wichtige Sache war, das wird vorher von den beiden in gemeinsamer Arbeit festgelegt, das stand schon fest. Es war dann beschlossen worden, mich freizusprechen. Es war ein wunderbarer Dreh: Ich bin freigesprochen worden, weil man – wegen Schmuggel standen wir vor Gericht, meine Frau und ich, und dann wurde in dem Urteil gesagt, ich hätte nicht geschmuggelt, denn ich hätte auf die Frage, haben Sie eine Waffe bei sich, körperlich, on you, so hat der arabische Beamte gefragt: have you a weapon on you, bei der Kontrolle, hätte ich verneint. Das stimmte ja, ich hatte sie ja körperlich nicht bei mir. Er hätte fragen müssen: have you a weapon with you, dann hätte ich sehr wahrscheinlich gesagt, ja, sehr wahrscheinlich. Aber so habe ich verneint, und der Tatbestand des Schmuggels war nicht erfüllt. Sie mußten mich freisprechen. Aber eine halbe Stunde später kam der Anwalt zu mir, Sie sind noch nicht frei, nämlich die Staatsanwaltschaft, das heißt die Polizeistelle, der Vertreter der Polizei, hat Einspruch erhoben gegen das Urteil, jetzt haben sie die Anklage anders formuliert: Ich wäre angetroffen worden im Besitz einer Waffe. Das stimmte. Aber der Anwalt hat gesagt, die Sache geht nicht durch, denn nach englischem Recht kann ein Angeklagter, der wegen einer Sache freigesprochen worden ist, nicht wegen derselben Tat verurteilt werden, das ist unmöglich. Also, das ist nur vorübergehend, das wird abgewiesen, der Protest. Und so war es. Meine Frau, die wurde bestraft, um mich nicht zu belasten, mit einer Geldstrafe, nicht. Das haben die auch so schön gedreht, damit sie keine Freiheitsstrafe bekam, ich war dadurch entlastet. Die hat eine Geldstrafe bekommen, ich weiß nicht, von 500 Dollar oder so. Und, naja, dann waren wir frei – nach ungefähr zweieinhalb Monaten. Aber meine Schwiegereltern, die hatten uns in drei Wochen zurückerwartet. Mein Schwiegervater, der hatte inzwischen für meine Frau einen Steuerbescheid bekommen, die sogenannte Reichsfluchtsteuer. Juden, die Deutschland verlassen haben, die mußten ja eine sogenannte Reichsfluchtsteuer bezahlen. Und zwar waren das enorme Beträge, aber da wir nicht da waren, konnten wir nicht bezahlen, und der Schwiegervater mußte alle 14 Tage 5% Verzugsstrafe zahlen und er kam in große Verlegenheit. Das mußte bezahlt werden von meinen Schwiegereltern, und die wußten nicht, warum sie nichts von uns hörten, wir konnten doch den Leuten nicht schreiben, was los war, die hätten ja einen Schlag bekommen, einen Herzschlag bekommen. Die wußten überhaupt nicht, die dachten,*

Wunder was da geschehen wäre, daß wir vielleicht dort ermordet worden wären. Also, als wir dann nachher zurückkamen und wieder Kontakt aufnahmen, da haben wir ihnen zunächst nichts gesagt, dann haben sie in einer Zeitung, da wo sie wohnten, in einer jüdischen Zeitung von unserem Abenteuer gelesen, vom Abenteuer eines jungen Hochzeitspaares. Sie wußten aber nicht, daß wir das waren, das haben wir erst aufgeklärt. Also jedenfalls, wir haben ja die Reise gemacht, ich wollte ja meine Frau überzeugen, daß man in Palästina gut leben könne. Es ist mir aber nicht gelungen, aus ihr eine Zionistin zu machen, nach den Erfahrungen, die wir da gemacht haben. Und mein Enthusiasmus war auch etwas abgekühlt. Das war also meine Erfahrung. Ich war aber vorher schon einmal in Palästina, zur sogenannten Makkabiade, das ist das, was allgemein die Olympiade ist, das gibt es auch für die Juden, das ist die Makkabiade, das ist das große Sportfest in Israel, das ist alle vier Jahre. Ich bin damals in der deutschen Sportvertretung auch 'rüber gefahren, das war die zweite Makkabiade damals, ich habe auch an dem Sportfest teilgenommen und habe anschließend sechs Wochen in einem Kibbuz gearbeitet, das war also vor meiner Heirat, das war einige Jahre vorher, da war ich vielleicht 23, 24 Jahre. Und da ist auch mein Entschluß entstanden, in Palästina oder in Israel zu leben. Es war aus, das Kapitel Palästina war damals abgeschlossen.

Nachdem eine Emigration nach Palästina nicht mehr in Frage kam, ging Herr B. gemeinsam mit seiner Frau 1936 in die Niederlande. Von dort aus bemühte er sich, seine Eltern dazu zu bewegen, Deutschland zu verlassen.

Das war also 1936, dann sind wir zurück, aber selbstverständlich sind wir nicht etwa nach Deutschland zurück, nicht, das war ja 1936 schon, sondern ich bin mit meiner Frau nach Holland und wir sind erst nach Arnheim und von Arnheim sind wir nach Amsterdam, meine Schwiegereltern, die hatten eine Fabrik in Schwelm, bei Wuppertal, und eine Zweigfabrik in Kerkrade, das ist direkt an der deutschen Grenze – das ist der holländische Teil, der deutsche Teil heißt Kirchrat, und der holländische Teil heißt Kerkrade –, die hatten da eine Fabrik, und wir mußten ja schließlich leben, meine Frau und ich, ich habe die Vertretung meiner Schwiegereltern bekommen, für ihren Betrieb da in Kerkrade und auch in Schwelm. Meine Frau, die hatte, weil sie im elterlichen Betrieb von der Pieke auf alles gelernt hatte, sie hat Kunstgewerbeabschluß gehabt und hat im elterlichen Betrieb die Konfektion, das Nähen, Maschinen kennengelernt und hat nachher die Leitung des Zeichenateliers in der elterlichen Fabrik übernommen. Das war alles sehr nützlich, konnten wir später sehr gut verwerten. Meine Frau war sehr tüchtig, war nicht nur eine sehr gute Ehefrau und Mutter, sondern auch eine phantastische Stütze für mich. Sie hat dann in ganz kleinem Umfang in Amsterdam angefangen, sogenannte modische Weißwaren zu fabrizieren, das sind irgendwelche Ausstattungen für Damenkleidung, also Krägelchen und Westen und Plissees, die kamen damals vorwiegend aus Plauen, Sie wissen ja, wo Plauen ist, also frühere DDR, jetzt Sachsen. Also in kleinem Umfang haben wir die da fabriziert, und ich hatte die Vertretung meiner Schwiegereltern, und so konnten wir uns einigermaßen gut ernähren. Das waren die Jahre nach 1936. Und inzwischen hat sich der Nationalsozialismus bekanntlich weiterentwickelt, dann kamen die Kriegsdrohungen ab 1939, und ich habe dann vor allen Dingen darauf hingewirkt, daß meine Eltern, die hatten ja noch das Geschäft in Essen, ich habe immer wieder darauf gedrängt, daß sie sich vom Geschäft trennen, solange sie noch gewisse Freiheiten hatten. Aber das Geschäft lief gut, und sie haben nicht an diese Katastrophe geglaubt, das ist mir erst gelungen, als ich sie unter starken Druck gesetzt habe. Da habe ich meinen Eltern gesagt, das ist die letzte Chance, hier lebend und mit etwas Geld rauszukommen, und wenn Ihr das jetzt nicht tut mit dem Geschäft, dann haue ich ab nach Übersee, und dann könnt ihr Euch ja mal überlegen, wer das Geschäft später übernimmt, ich weiß schon, wer es übernimmt, die Nazis. Unter diesem Druck haben meine Eltern dann beschlossen, das Geschäft auszuverkaufen. Damals war es noch erlaubt, und man hat sich darauf beschränkt, den Verkauf zu stören, indem dann von der SA Leute vor der Tür standen und propagierten: Kauft nicht bei Juden. Aber da Ausverkauf war und die Leute sehr billig kaufen konnten, hat sich da niemand daran gestört. Ich hatte vorher schon Versuche gemacht, meine Eltern unter Druck zu veranlassen, das Land zu verlassen, indem ich mir eine französische Vertretung besorgt hatte, mit der bin ich nach Holland, um meinen Eltern zu zeigen: Euer Geschäft interessiert mich nicht mehr, ich bleibe nicht in Deutschland, ich gehe weg. Aber das hat keine Wirkung gehabt, inzwischen hat sich die Situation immer mehr verschärft, und da habe ich gesagt, was hat das für einen Sinn, daß ich hier als Vertreter ein kleines Einkommen habe, und inzwischen geht das elterliche Geschäft zugrunde, eines Tages bricht der Nationalsozialismus auch da ein.

Mit Beginn des Zweiten Weltkriegs erschien Herrn B. ein Leben in den Niederlanden zu unsicher, und er beschloß, nach Übersee zu emigrieren.

Und 1940 kam ja im Frühjahr die Invasion, erst von Dänemark und Norwegen, da waren wir aber schon unterwegs, ich habe das vorausgesehen, ich habe gesagt, im Frühjahr 1940 dürfen wir nicht mehr in Deutschland sein, denn dann kommt die Invasion. Ich habe das beobachtet, ich habe ja im Süden Hollands die Vertretung gehabt, und da war jeden Moment, morgens und nachts, Alarmstufe 1 der holländischen Armee. Vor allen Dingen in Limburg, das liegt zwischen Deutschland und Belgien. Ich hatte immer Angst, eines Tages kommt die Invasion, dann bin ich abgeschnitten, dann sitze ich hier unten und meine Frau in Amsterdam. Da habe ich gesagt, wir müssen weg. Dann habe ich mich bemüht, wegzukommen, erst nach Kanada, dann nach Neuseeland, das ist alles mißlungen, weil sie da Landwirte brauchten oder Leute mit viel Geld oder Industrielle, ich war nichts von allen dreien. Bis ich dann eines Tages gesagt habe, es wird höchste Zeit, es ist 5 vor 12, jetzt müssen wir irgendwo hin, wo wir kein Visum brauchen, und das war ein holländischer Gebietsteil, das war Curaçao auf den Antillen. Also, ich habe die Passage gekauft für eine Schiffsreise auf die Antillen, ich hatte einen Vetter, der wohnte in der Nähe, den habe ich angerufen, ich habe gesagt, so und so, ich habe eine Passage nach den Antillen, wir gehen nach Curaçao, da hat er gesagt, was machst Du da, sage ich, das interessiert mich nicht, der Hauptarbeitgeber ist Shell, und ein Teil des Handels liegt in sephardisch-jüdischen Händen, irgendwie werde ich da schon in mein Boot kommen, wenn nicht, von dort nach Amerika ist es ein Katzensprung. Aber ich konnte nicht nach Amerika, weil da ein Quotensystem war, da hätten wir noch zwei oder drei Jahre warten müssen, aber von den Antillen, da konnte man sofort rüber, mit oder ohne Visum. Habe ich gesagt, dann gehe ich eben in die Vereinigten Staaten, da sagt er, da fällt mir gerade ein, wir haben einen Kunden, der ist von dort zurückgekommen, der war da Schuldirektor auf Curaçao, wenn Dich das interessiert, kannst Du Dich mit dem 'mal unterhalten, dann hast Du zumindest eine Idee, was Dich da erwartet. Das habe ich gemacht. Ich bin zu den Leuten gefahren, die waren auch sehr nett, und dieser Mann, der hat sich da gar nicht wohlgefühlt, ist dann wieder nach Holland zurück und hatte entsprechend auch ein ziemlich dunkles Bild von seinen Erfahrungen gemalt. Aber das hat mich gar nicht berührt, denn letzten Endes: er war ja Schuldirektor, und ich wäre ja Flüchtling gewesen, ich hätte zunächst einmal mein Leben gerettet, ich habe da gar nicht hingehört. Dann sind wir nach Hause, ich mit meiner Frau, und da kriegte meine Frau einen Weinkrampf, den sie nie vorher hatte und auch nachher nie wieder bekommen hat, und sagte immer: da dürfen wir nicht hin, denn das ist unser Tod, sie hat das dauernd wiederholt, das werde ich nie vergessen. Ich habe befürch-

tet, sie ist übergeschnappt. Und dabei war sie immer sehr intelligent. Und das hat sich wiederholt, ich habe mit ihr geschimpft, das hat alles nichts genützt: Tu mir den Gefallen, annulliere die Passagen. Ich war so unter dem Eindruck dieser Reaktion, meine Frau war nie irgendwie hysterisch oder so ähnlich, daß ich unter diesem Eindruck, gegen meine Überzeugung, die Passagen annulliert habe. Und jetzt kommt das größte Ereignis meines Lebens, das ich nie vergessen werde: die Passage, die ich gebucht habe, war auf einem Schiff, das hieß Simon Bolivar, und dieses Schiff ist im Kanal torpediert worden oder ist auf eine Mine gelaufen, 80 oder 90% aller, die darauf waren, sind ertrunken. Und seit der Zeit habe ich mich interessiert für ASW, außersinnliche Wahrnehmung, das fällt in das Gebiet der Parapsychologie. Es hat sich nie wiederholt, nie. Also, das ist wieder ein Fall, wo plötzlich, in letzter Minute, das Leben gerettet wurde. Und dann war es schon ziemlich spät, es war, glaube ich, sechs Wochen vor der Invasion, da habe ich einer Cousine telegraphiert, nach Montevideo: besorge Visum, was es auch kostet. Es hat praktisch nichts gekostet, die hatte gute Beziehungen, und 14 Tage später wurden wir zum Konsul von Uruguay in Rotterdam gerufen, haben unser Visum abgeholt und sind dann mit dem Schiff nach Uruguay. Und unterwegs, auf der Reise, hörten wir die Nachricht: Invasion von Dänemark und Norwegen. Das war wieder Viertel vor 12, und wir waren vier Wochen in Montevideo, da kam die Mitteilung, Holland, Belgien – ja, die große Katastrophe begann da.

Da Herrn B. die wirtschaftlichen Möglichkeiten in Montevideo als unbefriedigend erschienen, ging er 1942 von Montevideo nach Buenos Aires. Dort hatte er zunächst großen Erfolg mit einem Textilunternehmen, das er nach Schwierigkeiten mit der Gewerkschaft 1944 auflöste.

Die wirtschaftlichen Möglichkeiten, die wir da fortsetzen wollten, die waren insofern begrenzt, weil es ein kleines Land war und weil es ein Artikel war, der an sich nur von einer kleinen Anzahl von Einzelhandelsgeschäften geführt wurde. Deswegen war ich nur sehr wenig ausgelastet. Da aber das Leben in Uruguay für uns sehr billig war, konnten wir mit dem Einkommen, das wir aus dem Gewerbebetrieb hatten, gerade leben. Das hat mir nicht genügt, ich war ja damals noch relativ jung, und obwohl wir uns in Montevideo, in Uruguay, an sich privat sehr wohlgefühlt haben, haben wir dann beschlossen, den Sprung über das Wasser zu machen – über den Rio de la Plata, das heißt, auf die andere Seite zu gehen, gegenüber Montevideo liegt Buenos Aires – weil da die Möglichkeiten natürlich weitaus größer waren. Und dazu kam noch ein anderer Faktor, der ja doch positive Faktor, weil nämlich plötzlich eine neue Mode sich entwickelte, ganz plötzlich, und zwar gerade bei unseren Artikeln, und zwar in der Meterware, das heißt Plissees. Wir haben ja neben den Plissees auch andere Dinge gemacht, das habe ich Ihnen ja schon gesagt – Krägelchen und Westen. Und die Nachfrage war so groß, daß wir nichts anderes mehr gemacht haben als einen Artikel: Meterware, 2 cm breit. Und wir hatten dort nur einen Konkurrenten, der war genauso klein wie wir, und es kam nichts mehr rein – es war ja Krieg, und diese Artikel, die kamen meistens aus Deutschland, von Plauen, aus Frankreich oder aus der Schweiz, also es war aus. Wir haben damals überhaupt nicht mehr kalkuliert, die Kunden haben uns die Ware aus den Händen gerissen – selbst zweite Wahl nahmen sie, also Ware, die wir normalerweise weggeworfen hätten, haben sie uns so aus den Papierkörben geholt, und wir haben damals nicht mehr kalkulieren brauchen, wir haben die Ware sehr, sehr gut und auch zu hohen Preisen verkauft. Das war ja eine Art Monopol. Es hat aber nicht lange gedauert, und außerdem hatten wir Schwierigkeiten, Personal einzuarbeiten, wir mußten natürlich viel Personal haben für Handarbeiten, und das Personal war nicht geschult, das mußte erst eingearbeitet werden, das kostete Geld, und außerdem kam da sehr viel zweitrangige Wahl heraus, also es war schon ein schwieriges Unterfangen, aber da die Konjunktur günstig war, haben wir das durchgestanden. Aber danach, als das abflaute, da begannen die Personalschwierigkeiten, da haben die Leute natürlich wieder Qualität gefordert, und unser Personal war nicht gewerkschaftlich organisiert, die haben ja gut verdient bei uns. Aber eines Tages, durch einen Zwischenfall mit einer Angestellten oder einer Arbeiterin, die sich des Diebstahls schuldig gemacht hatte und die dann entlassen wurde – die hat dafür gesorgt, daß die Kolleginnen damals in die Gewerkschaft eintraten. Da kamen die Gewerkschaftsvertreter eines Tages zu mir und sagten, sie hätten festgestellt, daß ich so und so viele Leute hätte, die nicht organisiert wären, und die wären jetzt beigetreten, und sie hätten festgestellt, daß ich keine Tariflöhne zahle, sondern niedrigere. Ich habe gesagt, es gibt für diese Preise keinen Tarif, weil es nur zwei kleine Unternehmen sind und wir sind in keiner Gruppe festgehalten. Es gab für Textil – das war Textilgewerkschaft – verschiedene Gruppen, die nach Lohnsystem eingeteilt waren, und wir gehörten eben zu keiner Gruppe, und dann haben die Herrschaften uns eben einfach assimiliert, sie haben uns einfach einer Gruppe zugeteilt, und zwar der, für die die höchsten Löhne gegolten haben. Und das habe ich abgelehnt, ich habe gesagt, wenn ihr uns dazu zwingt, nur für das Personal zu arbeiten, dann bleibt uns nichts mehr übrig – das war eine Lohnsteigerung, vielleicht von

20, 30% auf einen Schlag, und Nachzahlung, für die ganze Zeit, wo wir angeblich unter Tarif die Leute beschäftigt haben – das habe ich abgelehnt und habe den Leuten gesagt, wenn ihr uns dazu zwingt, dann werden wir unseren Betrieb auflösen, werden wir das Personal kündigen. Das haben sie natürlich nicht geglaubt, und da habe ich das Personal zusammengerufen und habe ihnen gekündigt. Und auf einmal kam dann eine Vertreterin, sie hätten ihren Schritt bereut, es gefiele ihnen gut bei uns und sie würden dann aus der Gewerkschaft austreten – das ging ja nicht so einfach, das wäre ihnen auch nicht gelungen. Ich habe gesagt, nachdem ich diese Erfahrung gemacht habe, das kann sich ja in einem halben Jahr wiederholen, bleibt es dabei. Wir haben dann unseren Betrieb liquidiert, und damit war das Kapitel beendet.

Nach der Auflösung seines Unternehmens arbeitete Herr B. für ein Konsortium amerikanischer Privatbanken, die während der Zeit der Regierung Peron Überbrückungskredite für Importe nach Argentinien vergaben. Auch während dieser Tätigkeit wurde Herr B. mehrmals mit der unsicheren wirtschaftlichen Lage in Argentinien konfrontiert. Nachdem es ihm mit Mühe gelungen war, dem wirtschaftlichen Ruin zu entgehen, beschloß er, Argentinien zu verlassen. Zunächst hatte er vor, seinen Ruhestand in der Schweiz zu verleben, diesen Plan gab er jedoch auf, als ihm klar wurde, daß die Erteilung einer zeitlich unbegrenzten Aufenthaltsgenehmigung in hohem Maße vom Wohlwollen der Schweizer Behörden abhängig war. Stattdessen ging er 1971 gemeinsam mit seiner Frau nach Holland.

Und dann mußte ich natürlich eine andere Tätigkeit haben, das war damals schwierig, es war ja Mitte des Krieges, und damals kam ein Militärregime, Peron, tat dem Land auch nicht gut. Und damals war es so – er hat das Land ja heruntergewirtschaftet, dieser Peron. Also, das war ein großer Bewunderer von Hitler und er hat geglaubt, er würde aus Argentinien – er hat gesagt, Argentinien ist der Nabel der Welt, wenn Argentinien nicht wäre und argentinisches Getreide und Fleisch, dann würde die Welt verhungern, hat sich das eingebildet und hat das auch seinem Volk eingeredet. Er hat Größenwahn gehabt und hat geglaubt, eine große Heldentat zu begehen, indem er in kurzer Zeit versucht hat, aus einem Agrarland, das seinen Reichtum landwirtschaftlicher Viehzucht verdankte, ein Industrieland zu machen. Dadurch hat er dann eine Arbeiterschaft gewinnen können, also ein städtisches Proletariat, was für ihn Stimmvieh war. Der hat die tollsten Sachen gemacht. Die Eisenbahn, die war englisch, das war englisches Kapital, und die Engländer haben dann in den letzten Jah-

ren, nachdem das Land immer mehr versank unter dem Militärregime, nichts mehr oder viel zu wenig investiert, das heißt, sie haben einfach die Eisenbahn verkommen lassen. Und der hatte sich auf die Fahne geschrieben: die Eisenbahn muß argentinisch werden, und er hat den Engländern die Eisenbahn, die Schrottwert hatte, für einen phantastischen Preis abgekauft. Die englische Regierung, die hat Jahrzehnte lang nicht so ein gutes Geschäft gemacht. Und Peron hat also immer mehr Landarbeiter vom Land abgezogen, so daß die Landwirtschaft und vor allen Dingen auch die Viehzucht von einem Jahr zum anderen rapide zurückging. Es war sogar so schlimm, daß Argentinien, der größte Getreide- und Fleischexporteur der Welt, Fleisch hat einführen müssen, so schlimm war die Situation. Also das Land verarmte immer mehr, die hatten keine Devisen, um die wichtigsten Dinge zu importieren, und für jeden Import mußte man eine Erlaubnis haben, für die Erlaubnis mußte man bezahlen. Die Regierung versuchte, den Import zu begrenzen, das heißt, möglichst wenig Devisen dafür zur Verfügung zu stellen. Es kam dann eines Tages die Bestimmung, daß jeder Importeur für den Wert des Importes, den er beantragt hat und der ihm genehmigt wurde, noch einmal denselben Wert bei der Zentralbank zinslos deponieren mußte, das war natürlich ein großartiges Geschäft für die Zentralbank, die kriegten plötzlich auf diese Art und Weise Devisen. Kein Importeur hatte so viel Geld, um jeden Import doppelt zu bezahlen, das Geld kam nach dem erfolgten Import zwar wieder zurück, aber die Leute kriegten keine Zinsen dafür, und da haben die Amerikaner ein großes Geschäft darin gesehen, die haben diese Importeure finanziert, das heißt, sie haben denen sogenannte Überbrückungskredite gegeben, damit sie die Forderungen der Zentralbank erfüllen konnten. Dann haben sie denen einen Kredit gegeben, für ein halbes Jahr zu riesigen Zinsen, die haben 50% Zinsen verlangt, und das konnten die Leute gut bezahlen, denn die Importware, die wurde zu so hohen Preisen verkauft, daß die die 50%ige Belastung für die amerikanischen Kredite glatt bezahlen konnten, die Importeure. Das war ein völlig ungesundes Geschäft, und damals wurde ich vom Konsortium amerikanischer Privatbanken angesprochen, ob ich diese Kredite überwachen wollte, dafür sorgen wollte, daß die Rendite gesichert wurde, daß das Kapital nicht verloren ging und daß es im Verlauf von sechs Monaten auch mit Zinsen zurückgezahlt wurde. Und dazu habe ich mich bereit erklärt, ich habe da natürlich eine anständige Provision für bekommen, aber das war ein sehr aufregendes Geschäft, denn da das Land praktisch pleite war, war es ein ständiger Kampf, um die notwendigen Sicherungen zu bekommen für das Kapital und die Zinsen. Und dann kam eines Tages ein Streik der

Banken, das kann man sich hier gar nicht vorstellen, daß da diese Banken sechs, sieben Wochen geschlossen waren, aber das Geschäft läuft weiter, natürlich improvisiert das Ganze. Um meine Gläubiger in Amerika zu schützen, habe ich von den Importeuren, die die Kredite bekamen, als Sicherheit mir importierte Rohstoffe verpfänden lassen, auf meinen Namen, mit dem Recht, wenn sie ihre Verpflichtungen nicht erfüllten, nach Ablauf der Zeit die Ware zu versteigern, um auf diese Art und Weise mein Geld zurückzubekommen. Beim ersten Mal war das sogar eine Lizenzhalterin, die größte Kühlschrankfabrik von Argentinien, ursprünglich Tochter einer amerikanischen Firma. Und die konnten bei Fälligkeit weder Kapital noch Zinsen zurückzahlen, und außerdem war da noch der Bankstreik, dann haben sie verlangt, daß ich bis zum Ende des Bankstreikes warte, ich habe gesagt, schön, es ist ja höhere Gewalt, aber wenn der Bankstreik zu Ende ist, am nächsten Tag will ich das Geld haben. Und der Tag kam und sie zahlten nicht. Und daraufhin habe ich dem Depothalter mitgeteilt, daß ich die Ware übernehme. Da sie nicht bezahlt haben, hatte ich aufgrund des Vertrages das Recht, die Ware an mich zu nehmen und zu versteigern. Aber da habe ich dann festgestellt, daß Argentinien ein Land war ohne Recht, ohne Rechtssystem. Und zwar diese Leute, die haben dann dem Depothalter ein Telegramm geschickt, daß sie die Herausgabe ihrer Ware, ihrer Sicherheiten an mich verbieten, weil sie die Ware doppelt belastet haben, was in jedem Lande strafbar ist. Wenn Sie hier mit so einem Telegramm zum Richter gehen, der packt den Schuldner direkt am Kragen und steckt ihn mal zunächst in Haft. Aber in dem Land ist das anders. Der Depothalter hat gesagt, was soll ich machen: soll ich dem Herrn B. die Ware geben, er hat ja ein Recht darauf, oder soll ich das unterlassen, in jedem Fall kriege ich mit der einen oder anderen Partei Schwierigkeiten. Dann ist er zu seinem Anwalt gegangen – was soll er machen? Der Anwalt hat ihm das gesagt, was ich ihm auch gesagt hätte, stellen Sie die Ware dem Richter zur Verfügung, der soll das entscheiden. Und das wollten die erreichen, das hätte nämlich Jahre gedauert, bis so ein Prozeß entschieden wäre, und dann hätte ich zwar gewonnen, den Prozeß, aber materiell hätten die anderen gewonnen, die hätten nämlich dann in drei oder vier Jahren ihre Schulden bezahlt, abgewertet. Für 1000 Pesetas hätten sie Kaufkraft 50 bezahlt. Und da habe ich gesagt, nein, ich verzichte darauf, ich beanspruche die Ware nicht. Aber die mußten ja bezahlen, und es ist ihnen auch nicht gelungen, daß ich mich zu einem Prozeß bereiterklärt habe. Eines Tages haben sie mich gerufen, und da war der ganze Vorstand da, und dann haben sie gesagt, wir haben mit größter Mühe unsere Außenstände zusammengenommen, um un-

sere Schulden an Sie zu zahlen, aber keine Zinsen, wir zahlen keine Zinsen, weil das Wucher ist. Theoretisch war das Wucher, aber nicht in einer derartigen Situation, wo überall Riesenzinsen gezahlt wurden. Und dann habe ich gesagt, ich habe keine Routine, mit verbrecherischen Elementen zu verhandeln, ich nehme den Scheck entgegen, unter Protest, und – ach so, da habe ich gesagt, einen Scheck nehme ich auch nicht an, da sind sie mir nicht gut für, ich nehme den Scheck erst, wenn ich die Sicherheit habe, daß er gedeckt ist. Und da waren sie mit einverstanden, am nächsten Tag bin ich mit dem Hauptbuchhalter zur Bank gegangen – und da stellt sich heraus, daß der Scheck nicht gedeckt war. Dann habe ich gesagt, schön, dann gehe ich mit dem Scheck sofort zur Kriminalpolizei und erstatte Anzeige wegen Betruges. Ja das wollte die Bank dann auch nicht, das war ein bedeutender Kunde, und dann hat die Bank Wechsel, die dort deponiert waren, für Kunden im Innern, die aber auch nicht zahlen konnten, wegen der Bankkrise, haben also das Risiko auf sich genommen und haben zum Schluß den Scheck ausbezahlt. Aber ohne Zinsen. Das war die eine Sache, dann habe ich eine ähnliche Sache gehabt, wo auch das Recht gebeugt worden ist, und zwar handelte es sich da nicht um das Kapital von Dritten, das ich verwaltet habe, sondern um eigenes Kapital. Es sah da in einem bestimmten Moment einmal so aus, als würde ich mehr als 50% meines Kapitals verlieren, auch durch Rechtsbeugung. Ich habe zum Schluß allerdings, das hat mich einige Nerven gekostet, bei einer Situation, wo ein Unternehmen vor dem Bankrott stand, habe ich noch zu guter Letzt durch eine besonders glückliche Fügung zeitig aus der Sache zurückziehen können und habe – das ist eine sehr komplizierte Sache, da möchte ich nicht weiter darauf eingehen. Zwei Brüder, die dieses Unternehmen in den Bankrott getrieben haben, die aber davon gelebt haben – der eine davon war Buchhalter im Unternehmen und der andere war Drogist, jedesmal wenn das Unternehmen in Kapitalschwierigkeiten war, hat der Buchhalter seinen Bruder kommen lassen, und der hat dann die Ware aufgekauft und hat selbst den Preis bestimmt. Diese Leute sind Millionäre geworden, während das Unternehmen gerade zu Boden gegangen ist. Und ich wußte das. Und dann habe ich diese Brüder veranlaßt, weil sie nämlich auch an dem Ruin in erster Linie schuldig waren, mich auszuzahlen, und dafür habe ich meine Stimme gegeben für einen Vergleich der anderen. Das waren sehr glückliche Umstände, aber das hat mich meine Nerven gekostet, nach der anderen Erfahrung. Ich war nicht mehr in der Lage, noch irgend etwas zu arbeiten, weil ich überhaupt kein Vertrauen hatte, ich habe gesehen, in diesem Land gibt es nur eine Alternative: entweder man muß sich anpassen und auch mit betrügerischen Mitteln arbeiten, oder man geht zugrunde, das dritte war, daß man das Land verließ, und das habe ich gemacht, aufgrund von Empfehlungen von Psychiatern. Die hat meine Frau kommen lassen, die haben gesagt, Ihr Mann ist überhaupt kein Patient, braucht keinen Psychiater, der sieht die Situation des Landes mit einer Deutlichkeit, daß es uns selbst kalt den Rücken hinunterläuft. Für Ihren Mann gibt es überhaupt nur eine Therapie: besser morgen als übermorgen das Land verlassen. Und das habe ich getan. Von Argentinien sind wir, meine Tochter war schon in der Schweiz, in Zürich, sollte da studieren, und wir wollten auch in die Schweiz, uns da niederlassen, aber dann habe ich in letzter Minute davon abgesehen, nachdem ich von Fällen gehört habe, wo Ausländer, die sich in der Schweiz niederlassen wollten, die werden nach zehn Jahren – also die müssen jedes Jahr ihre Aufenthaltsgenehmigung erneuern, und im zehnten Jahr ist die dann definitiv, dann kann man sie ihnen nicht mehr nehmen, und dann werden sie auf Herz und Nieren geprüft. In der Schweiz, in der Gesetzgebung, da heißt es – oder hieß es damals –, eine endgültige Aufenthaltsgenehmigung ist jeweils zu erteilen, wenn es im Interesse der Schweiz ist. Das ist natürlich ein sehr elastischer Paragraph, wenn da zwei Schweizer sagen, diese Konkurrenz ist uns unangenehm, dann ist das nicht im Interesse der Schweiz. Ein Bekannter von uns hat die Genehmigung nicht bekommen, mußte sein Unternehmen liquidieren. Das habe ich gehört und habe gesagt, das kommt für mich nicht in Frage, das kann mir ja auch passieren. Dann sind wir statt dessen nach Holland.

In Holland hatte Herr B. große Schwierigkeiten, sich einzuleben. Da seine Frau unter Polyarthritis litt, verbrachte Herr B. gemeinsam mit ihr mehrere Monate des Jahres auf den Kanarischen Inseln. Nachdem dieser Klimawechsel die Leiden seiner Frau deutlich linderte, gab Herr B. seinen Wohnsitz in Holland auf und lebte nun in Las Palmas und Lanzarote. Ab Ende der 70er Jahre war seine Frau in hohem Maße auf die Hilfe anderer Personen angewiesen. Da Herr B. auf den Kanarischen Inseln geistige und kulturelle Anregungen vermißte, kehrte er 1988 nach Deutschland zurück. Seine Frau hat die geplante Rückkehr nach Deutschland nicht mehr erlebt.

Dann bin ich also nach Holland gegangen, aber das Klima, das hat mir nicht behagt, und die Steuern waren mir zu hoch, außerdem wurde meine Frau sehr krank, sie ist siebenmal operiert worden, und dann haben die Ärzte empfohlen, sie sollte mal auf die Kanarischen Inseln (sie hat an Polyarthritis gelitten), weil sie überzeugt waren, daß das Klima ihr vielleicht gut tun würde, und das hat sich auch be-

wahrheitet, sie ist dort aufgelebt, hat ihre Krücken in die Ecke gestellt und konnte wieder normal laufen. Und so kam es nun, daß sie im nächsten Jahr wieder hin ist, zwar nicht mit demselben Erfolg, aber doch erfolgreich, und ich war damals gerade 70, da habe ich beschlossen, dahin unseren Alterssitz zu verlegen. Ich war gerade Rentner geworden, bekam meine Rente, und meine Frau bekam zwei Renten, eine deutsche und eine holländische, und dann sind wir nach Las Palmas gegangen und haben dann noch einen zweiten Wohnsitz auf Lanzarote gebaut. Und wir sind dann zwölf Jahre dageblieben, bis – meine Frau, die wurde dann Rollstuhlpatientin, und mir gefiel es auch nicht mehr da, man hat keine geistigen Anregungen, das Klima alleine ist natürlich auch nicht alles, und dann meine Frau, die mußte irgendwo sein, wo sie dauernde Pflege hatte, und dann habe ich mich entschlossen, zurückzukehren, also nach Deutschland. Ich hatte zuvor Gelegenheit, sehr verschiedene Seniorenheime zu besuchen, in einer Zeit, als meine Frau im Sanatorium war, nach einer Operation, habe ich mir in Süddeutschland so zehn Seniorenheime angesehen. Und dann haben wir beschlossen, nach K. zu gehen. Meine Frau hat die Übersiedlung nicht mehr erlebt, sie ist kurz vorher gestorben, so daß ich gezwungen war, alleine hierher zu gehen. Ich wäre unter keinen Umständen alleine auf Las Palmas geblieben.

Herr B. lebt heute in einem Wohnstift und ist nach wie vor politisch interessiert. In besonderem Maße beschäftigt er sich mit möglichen Ursachen zunehmender Fremdenfeindlichkeit und eines zunehmenden Antisemitismus. Zwischen Fremdenfeindlichkeit und Antisemitismus besteht für Herrn B. kein prinzipieller Unterschied.

Das Thema Fremdenfeindlichkeit haben wir gerade heute morgen[25] wieder im Seniorenzentrum erörtert, da haben wir eine Gruppe, die nennt sich politisches Frühstück, und da werden von Leuten, deren Allgemeinbildung über dem Durchschnitt liegt, vorwiegend sind es Frauen, werden aktuelle Probleme besprochen, politische, soziale, lokale und so weiter, das wird dann besprochen bei einer Tasse Kaffee, dauert zwei Stunden. Wir hatten natürlich heute uns unterhalten über die Hintergründe der Wahl und der enormen Verstärkung des rechten Flügels der Radikalen und der enormen Verluste der beiden großen Parteien, und die meisten waren der Auffassung, wie auch im Fernsehen, daß das Ausdruck der Unzufriedenheit ist, weitester Schichten, man wollte den Parteien einmal einen Denkzettel geben,

---

[25] Das Gespräch wurde 1992 geführt.

und andere haben den Hauptgrund in der Asylpolitik gesehen, das heißt der Politik, die nicht gemacht worden ist in der Regierung, es sind ja keine entscheidenden Entschlüsse gefaßt worden. Aber ich stehe auf dem Standpunkt, daß sich hier wieder – vor allen Dingen, weil gerade unter den jungen Menschen ein erkennbarer Teil für diese Partei[26] gestimmt hat – das alte, deutsche Erbübel zeigt, daß das die Wurzeln sind, das heißt, daß das, was sich vor 50 Jahren als Nazismus manifestierte und Deutschland zu solchen Verbrechen getrieben hat, wie sie in der Geschichte kultivierter Völker einmalig sind, sich wieder entwickeln könnte, denn der Unterschied, der prinzipielle Unterschied zwischen Fremdenfeindlichkeit und Antisemitismus, der besteht nicht, die haben dieselbe Wurzel. Und auf der anderen Seite haben maßgebende Regierungsvertreter, ich glaube sogar Kohl, am Anfang, um dieser Fremdenfeindlichkeit entgegenzutreten, gesagt, die Bevölkerung der Bundesrepublik ist stark rückläufig, die Bundesrepublik hat immer weniger Bewohner und veraltert, und deshalb ist eine Verstärkung von außen notwendig, von innen kommt keine Verstärkung, die Leute wollen ja keine Kinder mehr haben, das heißt, die Bevölkerung der Bundesrepublik wird rapide abnehmen, stärker als es bisher der Fall ist, und darum muß frisches Blut von außen kommen. Außerdem haben fremde Kulturen im allgemeinen nationale Kulturen eher befruchtet, als daß sie schädlich waren dafür. Es gibt keine Kultur eines Volkes mehr, die noch so ist, wie vor 200, 300 Jahren, sondern fremde Einflüsse haben sich geltend gemacht, nicht immer zum Vorteil des betreffenden Landes, aber sehr häufig befruchtend. Und jetzt bin ich gespannt, wie die Regierung, nachdem sie diesen Standpunkt verkündet hat, das liegt allerdings schon Wochen zurück, wie sie sich vorstellt, daß jetzt in der Ausländerpolitik eine Wende kommt, die den Wünschen eines großen Teiles der deutschen Bevölkerung, das heißt jener Menschen, die der Auffassung sind, daß Deutschland den Deutschen gehört, wie sie so sagen, das heißt, lieber die Ausländer los wären, als sie zuzulassen, wie sie jetzt die Kehrtwendung vornehmen wollen. Also, ich sehe das gar nicht so harmlos. Es handelt sich nicht nur um die Asylfrage, sondern die Wurzeln, die gehen tiefer. Bei den Älteren hat sich das ja auch gezeigt, die haben zwar nicht randaliert und haben keine Heime angesteckt von Asylanten, die haben am Anfang dabei gestanden und haben ihre Sympathie bezeugt, ohne persönlich einzugreifen, dafür waren sie zu feige. Und bezeichnend ist auch – das ist auch bedenklich, da gibt es auch eine

---

[26] Gemeint sind die Republikaner.

Parallele zu den ersten Jahren des Nationalsozialismus –, daß gerade unter der Arbeiterschaft ein großer Prozentsatz für diese sogenannten Republikaner gestimmt hat und vorwiegend Männer und weniger Frauen. Ich bin nicht zurückgekehrt, weil ich Heimweh nach Deutschland besäße, also nach der Bevölkerung, das hatte ich bestimmt nicht. Ich hatte Heimweh nach der deutschen Landschaft und dem deutschen Klima. Ich bin früher Wandervogel gewesen, und die deutsche Landschaft, die hat mir immer gefehlt, auch insbesondere, wenn ich in südlichen Ländern war, wo es keine solchen Jahreswechsel gibt wie bei uns, wo sich dann alles verändert in der Natur, und insofern hatte ich Heimweh. Ich hatte Heimweh nach der deutschen Landschaft, und die ist ja uns Juden nicht feindlich gewesen. Aber ich habe dann doch, wie gesagt, obwohl ich natürlich sehr empfindsam bin als Jude, habe ich, seit ich hier bin, noch nie einen Zwischenfall gehabt. Im Gegenteil, ich habe hier mit einer ganzen Reihe von Menschen meiner Generation sehr gute, wenn nicht freundschaftliche Beziehungen, und man weiß auch, wer ich bin, daß ich Jude bin, da habe ich nie einen Hehl daraus gemacht, warum auch. Also das bedeutet nicht, daß ich vergesse, was geschehen ist, das vergesse ich nie, und ich vergesse auch nicht, daß das die Geschichte Deutschlands belasten wird, so lange es Deutsche gibt. Und das will man ja nicht mehr – das hat man ja kürzlich in sehr übler Weise zum Ausdruck gebracht, indem jemand gesagt hat, das war nur ein Detail der Geschichte, ein Detail[27]. *Also die Judenverfolgung, das könne man vergessen. Irgend ein rechts stehender Politiker. Ja, also man soll es nicht überbewerten, das heißt, man soll endlich über diese Zeit schweigen, und wenn das der Fall ist, das ist die beste Voraussetzung, daß rechtsradikale Parteien wieder eine Zukunft haben, wenn das unter den Teppich gekehrt wird.*

---

[27] Für diese Äußerung ist der Franzose Le Pen im Jahre 1999 in Deutschland in Abwesenheit wegen Volksverhetzung verurteilt worden.

Frau W.

Frau W., geb. 1902, hat sich Zeit ihres Lebens intensiv mit der Geschichte ihrer Familie beschäftigt. Auf die Frage nach der Herkunft ihrer Familie antwortet sie:

Sehr weit zurück: man feiert heute[28] das 500. – man gedenkt des vor 500 Jahren erlassenen Dekrets der Königin Elisabeth von Spanien zur Austreibung der Juden. Ich gehöre zu den Juden, meine Ururvorfahren stammten damals aus Spanien. Man sieht es meinem Typ nicht mehr an, aber ich habe fünf Schwestern gehabt, die nicht mehr leben, die waren weit dunklere Typen, aber ich habe mehr den friesischen Typ gehabt, war mittelblond, als ich jung war, und blaue Augen, so wie mein Vater. Und damals war Spanien in einer ungeheuren Blüte, und eine wunderbare Zusammenarbeit zwischen Moslems und Christen und Juden und Spaniern natürlich, die natürlich katholisch waren, und aus irgend einem Fimmel heraus hat diese Königin gemeint, ihr Reich wird noch bedeutender, wenn sie alle zwingt, eine Religion zu haben – die katholische. Und wer diese Religion nicht annehmen wollte, wurde entweder vertrieben oder endete auf dem Scheiterhaufen. Meine Vorfahren verließen das Land und gingen in die Niederlande – und zwar nach Friesland, an die Nordsee. Also meine Vorfahren waren in den Niederlanden, haben sich da sehr wohlgefühlt, in Friesland, und im 30jährigen Krieg wurde Friesland geteilt in West- und Ostfriesland, Westfriesland fiel zu Holland, Ostfriesland zu Deutschland, und so kamen meine Vorfahren nach Emden in Ostfriesland. Und aus diesem Emden in Ostfriesland – also, sie haben im ganzen 400 Jahre auf friesischem Boden gelebt, und immer wieder haben wir geheiratet, ich sogar zweimal, Menschen aus Emden. Die Ostfriesen sind sehr heimatverbunden, und wir hatten auch ein sehr starkes Heimatgefühl. Meine Eltern waren religiöse Juden, große deutsche Patrioten und, wenn es darüber noch etwas gab, ostfriesische Patrioten.

Entsprechend der Überzeugung ihrer Eltern wurde Frau W. nicht nur als deutsche Staatsbürgerin und Patriotin erzogen. Von den meisten jüdischen Emigranten im Nationalsozialismus unterscheidet sie sich durch eine in hohem Maße jüdischer Kultur und Religion verpflichtete Erziehung, die ihr in der Zeit des Nationalsozialismus und der Emigration immer Halt gegeben hat. In ihrer starken Identifikation

---

[28] Das Gespräch wurde 1992 geführt.

mit dem Judentum liegt möglicherweise auch ein Grund dafür, daß Frau W. schon in ihrer Schulzeit im Kaiserreich häufig Ziel judenfeindlicher Diskriminierung gewesen ist.

Ich bin erzogen in deutscher Kultur, aber auch in jüdischer Kultur, und das war mein großes Glück gegenüber vielen, die vertrieben worden sind im Dritten Reich. Es war mir ein großer Halt, ich hatte eine Identität, die die meisten ja überhaupt gar nicht gehabt haben, denn viele standen ja sehr an der Peripherie des Judentums, man muß nämlich unterscheiden, ob man ein Jude ist, der sich integrieren will – ich brauche gar nicht das Wort „Willen" zu gebrauchen, das war natürlich – oder assimilieren. Das ist ein Unterschied: Assimilieren ist gleich werden, das kann man nicht als Jude, denn Jude sein ist nicht nur eine Religion, es ist eine Lebensweise, und diese Lebensweise habe ich geführt. Ich habe die strengste preußische Schule besucht, die es überhaupt gibt, damals wurden Jungen und Mädchen geteilt, waren nicht auf einem Gymnasium zusammen, und ich habe das Lyzeum „Kaiserin Augusta Victoria" besucht. Kaiserin Augusta Victoria, sie war die Schutzpatronin, die Kaiserin, die Frau von Wilhelm II., und es war – ehrlich gesagt – eine Intelligenzkaserne. Man hat sehr viel gelernt, aber kolossal preußisch aufgezogen, mit der ganzen Ordnung und wahnsinnigen Disziplin, und eine gewisse Strenge, aber ein großartiges, wenn auch vollkommen deutsch-nationales, Lehrerseminar. Es war ein Mathematiklehrer da, der war Sozialdemokrat, der wurde behandelt wie das schwarze Schaf. Ich war in der Klasse mit 28 nichtjüdischen Mädchen und zwei jüdischen, eine, die von der Peripherie des Judentums kam, also sicher gerne lieber gestern getauft gewesen wäre als heute, und ich als bewußte Jüdin. Und da es im Judentum verboten ist – bei religiösen Juden –, am Sabbat zu arbeiten, also auch in die Schule zu gehen, war ich am Sabbat vom Unterricht dispensiert – das kann man so lange, wie man mitkommt, wenn man nicht mehr mitkommt, geht das nicht. Ich habe mir dann die Schularbeiten von Freundinnen besorgt. Ich hatte nie Schwierigkeiten, habe auch geschrieben für eine Schülerzeitung. Wenn die Adventszeit kam, bin ich wirklich mit Ängsten in die Schule gegangen, dann liefen sie hinter mir her, „ihr habt Jesus getötet", und das haben sie nicht einmal gesagt, sondern x-mal. Ein gewisser Antijudaismus war immer vorhanden, auch wenn ihn viele nicht gespürt haben. Ich weiß nicht, ob Sie wissen, daß man in Ostfriesland alles so spricht wie in England: Straße, Stein usw. Und wir bekamen zu Kaisers Geburtstag, der immer ganz groß gefeiert wurde, ein Gedicht, von dem weiß ich nur noch ein paar Worte: „Stand da ein Standbild, steinern und fest". Die Klasse übte das, und es ging und ging nicht rein. Aber, ich habe es eines Tages – ich habe irgendwie einen Sense für Sprachen – habe ich gesagt, ich kann es, „Stand da ein Standbild, steinern und fest", und habe das bekommen, das Gedicht in der Aula aufzusagen. Es war eine so große Ehre, wie Sie sich das heute gar nicht mehr vorstellen können. Da kamen der Oberbürgermeister mit der Amtskette und die Honoratioren der Stadt, und es wurden nur die Eltern jener Schülerinnen geladen, die aktiv bei diesem Festakt mitmachten. Da wurde Fredericus Rex gesungen und solche Dinge, damit Sie sich ein Bild machen können. Eine typisch große, nationale, festliche Versammlung, alles ganz wunderbar angezogen, das Lehrerkollegium saß im Halbrund, und ich sagte das Gedicht, meine Eltern waren mit Stolz in der Brust in die Aula gekommen, ich bekam mein erstes neues Kleid, ich war die fünfte von unseren Schwestern, und da bekam man immer aus alt neu, da kam jeden Monat eine Hausschneiderin, so war das früher, wenn man etwas sparsam leben mußte, aber Kaisers Geburtstag ein Gedicht aufsagen – ein neues Kleid, heute drücken mich noch die Lackschuhe, die ich auch bekommen habe. Ich muß es wohl sehr gut gemacht haben, meine Lehrerin war sehr zufrieden. Und dann folgte wieder eine Feier. Und da kriegt unsere Klasse ein Gedicht mit SP – SP, sprechen, Sprache, so. Und es gab wieder große Schwierigkeiten, und ich hatte es sehr schnell heraus, und dann sagte die Lehrerin, die mir sehr gut gesinnt war, die Deutschlehrerin – Deutsch war mein bestes Fach –, die sagte zu mir: „Bleib mal eben ein bißchen zurück", als Pause war, „ich weiß, ich hätte Dir das Gedicht geben müssen, aber das Lehrerkollegium hat schon gesagt, ausgerechnet an Kaisers Geburtstag sprach eine Jüdin". Ich sage Ihnen, das ist bei mir haften geblieben.

Trotz zahlreicher Erfahrungen von Antijudaismus und Antisemitismus identifizierte sich Frau W. – ebenso wie ihre Familie – immer mit ihrer ostfriesischen Heimat. Dies änderte sich auch nicht, als sie ein traditionsreiches Geschäft, das sie gemeinsam mit ihrem Mann geführt hatte, 1937 wegen der zunehmenden nationalsozialistischen Anfeindungen aufgeben mußte. Den Entschluß zur Emigration faßte sie erst 1938 nach der „Reichskristallnacht", zu einem Zeitpunkt, als die Möglichkeiten einer Ausreise aus Deutschland bereits deutlich geringer geworden waren.

Ich habe die fürchterliche Pogromnacht mitgemacht, und wer diese Nacht mitgemacht hat – Sie werden sehr viele Damen hier sprechen, die sie nicht mitgemacht haben, die haben ein anderes Verhältnis zu Deutschland als ich –, ich habe sie in der schlimmsten Form mitge-

macht. Die Ostfriesen haben Österreicher kommen lassen, weil sie sich geniert haben, zu anständigen Juden zu gehen und die zu verhaften, wo die gar nichts getan haben. Es war im November in der Ecke, da wo ich gelebt habe, war es Sitte, daß man den Geburtstag von Martin Luther feierte, das war derselbe Tag. Und wir gingen alle – Kinder mit Lampions von Bäckerhaus zu Bäckerhaus und sangen: „Als Martin noch ein Knabe war, hat er gesungen manches Jahr, vor andrer Leute Türen, er sang so schön, er sang so süß, das konnt das Herze rühren." Dann hat ein Kind kolossal mit der Trommel gerührt. Und obwohl ich eine religiöse Jüdin war, war ich so verbunden mit den Kindern in der Straße – damals war Emden eine Kleinstadt, heute ist es eine mittelgroße Stadt –, daß ich auch mitgegangen bin, habe auch das mitgesungen. Und so ein Abend war auch in der Nacht vom 9. auf den 10. November, gerade war das Lied verklungen, da hörte Mama Schritte, wie sie im Stechschritt das Horst-Wessel-Lied singen: „Wenn das Judenblut vom Messer spritzt, dann geht's noch mal so gut", das war immer der Refrain. Wir hatten ein offenes Ladengeschäft, das wir 1937 – Gott sei Dank – verkauft hatten, weil unsere Kundschaft, die eine Stammkundschaft war, das war schon ererbt vom Großvater, das war früher so, der Vater ... mein Mann wäre viel besser Jurist gewesen, aber das mußte man als ältester Sohn, das Geschäft übernehmen, und 1937 stand man schon immer mit Schildern gegenüber, auf der anderen Seite, „Kauft nicht bei Juden", und mit Photoapparaten, und die Leute wurden geknipst und kamen in die Zeitung. Und da wir eine Beamtenkundschaft hatten, die sehr abhängig war vom Staat, haben sie uns Briefe geschrieben, sie können leider nicht mehr kommen, es tut ihnen sehr leid, und damit war unser Geschäft natürlich erledigt. Wir haben es zwangsverkauft, es hat ein Nazi bekommen, und – natürlich gegen ein Butterbrot – es war ein Geschäft, genau an der Hauptstraße, an der Ecke gelegen, da kreuzten sich die beiden Hauptstraßen. Es war kein großes Geschäft, ein kleines Geschäft, aber sehr einträglich, dadurch, daß wir schon kaum Reklame machen mußten, wir eine Stammkundschaft hatten. Da hatten wir als Freund einen nichtjüdischen Architekten, und der war sehr gegen das Regime und war auch, wie viele Juden, scheinbar auch mein Mann – ich hatte damals einen viel älteren Mann geheiratet, aber es war eine Neigungsehe, ich wollte ihn unbedingt heiraten, sehr klug –, der hat gesagt, das ist ein Spuk, der Architekt, das geht vorüber, wandert nicht aus. Und da haben wir uns sozusagen zurückgezogen, wir haben ja so leben können von den Einkünften, da war auch ein bißchen ererbtes Geld noch dazu gekommen. Am Stadtrand, ziemlich weit am Stadtrand, aber das hat nichts genützt. Also: Gerade war das Lutherlied verklungen, da kam diese Horde, und dann kam eine Ruhepause, und da hat man wirklich gedacht, die Sache hat sich beruhigt – es war ein Fackelzug. Aber das galt nur einem Besäufnis, um sich viel Mut zu machen. Nach diesem Besäufnis sind sie losgezogen. Das ist unvorstellbar. Sie haben mit ihren Stiefeln an die Wohnungstüre geschlagen wie verrückt. Sie waren bewaffnet mit einem Gewehr, mit einer Pistole. Mein Schwager und meine Schwester waren im Begriff, am nächsten Tag nach Ekuador auszuwandern, weil es schon keine anderen Länder mehr gab, die waren alle voll – entweder das Boot ist voll oder die Quote ist überzogen, und Palästina war damals unter englischer Mandatsmacht, die haben keine Juden mehr reingelassen. Also die wollten am nächsten Tag los – hatten alles fertig, Mann, Frau und zwei Kinder, nach Ekuador auswandern, bis Bremerhaven fahren, aufs Schiff gehen usw. Mein Schwager hatte das Eiserne Kreuz erster Klasse; wenn ein Jude im Kaiserreich das Eiserne Kreuz erster Klasse hat, dann hat er etwas besonderes geleistet, sonst hätte er es nicht bekommen. Mein Schwager wollte den Kerlen das Eiserne Kreuz zeigen, haben sie in die Ecke geworfen, wollte die Ausreisepapiere zeigen, haben sie in die Ecke geworfen, haben unsere beiden Männer in der eiskalten Novembernacht – es ist sehr kalt im Norden da oben – verhaftet, und dann wurden sie durch die Stadt getrieben, bis auf einen Schulhof. Da hatten sie alle männlichen Juden zusammengetrieben, man kann dazu nicht sagen „versammelt." Es waren sogar auch einige Frauen dabei, uns hat man – Gott sei Dank – gelassen. Aber wir saßen mit weinenden Kindern. Sie können sich das ja vorstellen. Es war alles bei uns sehr beholfen, meine Geschwister sollten die letzte Nacht bei uns verbringen, die hatten ja schon keine Wohnung mehr. Also, wir mußten erstmal weinende Kinder trösten, dann sahen wir rote Glut am Himmel, das war der Brand der Synagoge, und – ja was tun? Meine Schwester hatte alle Ausweise, Reisepapiere, es ist alles befristet, Schiffe gab es sehr schwer, also, wir kamen, schweren Herzens, zu dem Entschluß, sie muß mit den Kindern alleine ausreisen. Und – ich habe mir das damals nicht so schwer gedacht – ich habe gesagt, ich werde alles tun, daß Dein Mann bald nachkommt. Daß ich gar nichts tun konnte, habe ich ja gar nicht gewußt. Die haben die ganze Nacht auf dem eiskalten Hof verbracht, das nicht alleine: man hat sie gezwungen, zu miauen wie die Katzen, zu bellen wie die Hunde. Aber, sie wußten wohl nicht wohin mit ihnen, man konnte den Männern am anderen Tag Decken bringen. Das KZ Sachsenhausen, dahin sind sie nämlich dann gekommen, am übernächsten Tag, das war wohl noch nicht fertig. Ich bin hingegangen, habe Decken gebracht, alles natürlich immer schon unter Bewachung, und wir haben uns bemüht, sehr tapfer zu sein bei dem Abschied. Es kam erst überhaupt keine Nachricht, und die erste Nach-

richt, die kam, war, daß ein sehr ehrenwerter, sechzigjähriger Mann beim Eintrieb – es muß furchtbar gewesen sein, wie die Tiere haben sie sie eingetrieben – tot zusammengebrochen war, damals hat man noch die Schlüssel und die Uhr der Frau zurückgeschickt. Und dann kamen Karten von unseren Männern, „es geht uns sehr gut", mein Mann hat aber dabei geschrieben: „besondere Grüße an Erna und Anna", das waren meine beiden Schwestern, die eine war in die Staaten ausgewandert, aber die konnte nichts mehr machen, und die andere war nach Ekuador ausgewandert. „Besondere Grüße" habe ich verstanden. Dann habe ich mich um Auswanderung bemüht, in das damalige Palästina, wir kriegten die Nachricht, „ist überfüllt, die Mandatsmacht hat geschlossen", USA hatte die Quote schon weit überzogen, sie hätten aber noch viel mehr aufnehmen können, sie hätten Bedingungen stellen können: Ihr könnt nicht in New York, Ihr könnt nicht in Washington, Ihr könnt meinetwegen nicht in Cincinnati – oder was immer, aber es ist das große Alaska da, also die hätten können, die haben sich auch versündigt. Nun war aber mein Sohn, damals 12 Jahre alt, Ende 1937 vom Gymnasium geflogen. Die Pädagogen scheinen nichts von Pädagogik verstanden zu haben, ich habe selbst ein pädagogisches Examen. Die haben, vor versammelter Klasse, zu zwei jüdischen Kindern gesagt, morgen dürft Ihr nicht wiederkommen, weil Ihr Juden seid, Ihr dürft deutschen Boden nicht mehr betreten. Können Sie sich vorstellen, was das bedeutet, für einen 12jährigen Jungen? Er kam kreidebleich nach Hause. Er war ein begabtes Kind. Was machen Sie mit einem 12jährigen Kind, das von der Schule geflogen ist? Während mein Mann noch im KZ war, ein nicht ganz gesunder Mann, er hatte ein schwaches Herz, bekam ich ein Telegramm aus Paris, da war 1929 ein Schwager von mir hingezogen, weniger als Auswanderung, die wollten in Frankreich leben, er hat ein Telegramm geschickt, daß an einem französischen Gymnasium 100 Kinder angefordert werden, jüdische Kinder, und er hat sofort meinen Sohn angemeldet, und ich soll meinen Sohn schicken. Dazu konnte ich mich nicht entschließen, man kann kein Kind von einem Vater wegnehmen, ohne daß er es weiß. Also, ich habe gedacht, eines Tages, das hörte man, wenn man eine Auswanderung vorlegen kann, daß man wieder befreit wird. Wir hatten das Unglück, daß er durch ein Versehen weit später als die anderen befreit wurde, durch ein Namensversehen. Ein L ist ersetzt gewesen durch ein D, er wäre nie wiedergekommen, das werde ich Ihnen gleich erzählen, wodurch das geschehen ist. Mein Junge war Feuer und Flamme: Paris – weg. Zur Ehre der ostfriesischen Mütter muß ich sagen, daß an dem Tag einige Mütter bei mir angerufen haben, ich soll den Jungen zum Spielen schicken. Aber er wollte nicht mehr, was man ja auch verstehen kann. Also, eines Tages, ich glaube nach sechs Wochen, können aber auch fünf Wochen gewesen sein, kam der Rabbiner wieder, der Rabbiner der jüdischen Gemeinde, und sagt: „Ihr Mann hält das nicht mehr lange durch, Sie müssen alles tun, was Sie können, um ihn zu befreien." Fragte ich: „Rabbiner, wollen Sie mir einen Rat geben, was ich tun kann?" - nein, wußte er nicht. Er sah vollkommen verändert aus und sagte, es sei furchtbar gewesen. Ich bin dann mit ihm zum Trümmerhaufen der Synagoge gegangen, wir hatten eine sehr schöne Synagoge, wir waren 800 Mitglieder in der Gemeinde, das ist ziemlich viel bei 25000 Einwohnern, und hatten ein sehr gutes Standing, alle miteinander, ohne Ausnahme. Und er hatte das Totengebet gesagt, und ich habe geweint. Und dann hat mich das doch nicht losgelassen - ich muß etwas tun, damit mein Mann befreit wird - und bin zur Gestapo gegangen, in Emden. Was das heißt, können Sie sich nicht vorstellen, zur Gestapo gehen, dann können sie auch meinen, Sie bleiben auch gleich da. Also, die haben mich sehr barsch behandelt und haben gesagt, sie haben mit der ganzen Sache gar nichts zu tun, das geht alles von Wilhelmshaven aus - das ist eine größere Stadt gewesen -, und sie haben mit der Sache nichts zu tun - Schluß. Ich habe eine sehr kluge Tante am Ort gehabt, deren Mann hat man, 70 Jahre alt, in der Nacht einen Lungenschuß gegeben, er hat die ganze Nacht blutend auf dem Hof gelegen, und um halb acht wurden die Sachen abgeblasen, und da ist er in das Krankenhaus gekommen - jetzt schweife ich ab, wenn ich Ihnen jetzt etwas Wunderbares erzähle: Da ist ein ganz junger Arzt gewesen, der alte Arzt, den wir sehr gut kannten, hat in dem Moment seinen Dienst quittiert, als er die Hakenkreuzfahne hissen mußte, das wollte er nicht. Er war schon etwas älter - hat seinen Dienst quittiert. Und da war ein ganz junger Arzt, der hat meinen Onkel gesehen, wie sie ihn zugerichtet haben, der hatte ein Hakenkreuz angesteckt, ein Zeichen, ihre Abzeichen, und hat das Abzeichen genommen und in die Ecke geworfen, mit so einer Bande will er nichts zu tun haben - ein junger Arzt. Ich meine, das muß man ja auch einmal erzählen. Also, schweren Herzens habe ich mich auf die Fahrt gemacht, nach Wilhelmshaven und kam zur Gestapo, wo sich jede Tür natürlich hermetisch hinter mir geschlossen hat, nicht mit sehr angenehmen Gefühlen, und habe gesagt, daß man mir sagte, man hätte meinen Mann gestern Abend noch gesehen, und alle Männer, die in seinem Alter waren, sind inzwischen entlassen worden (den Rabbiner habe ich nicht erwähnt, das wäre ganz verkehrt gewesen), da muß doch irgend etwas vorliegen. Nun wußte ich nicht, ob ich ihnen Geld anbieten durfte, daß sie telegrafieren oder telefonieren oder irgend etwas tun. Da können sie nichts tun, das ist Sache der Lagerverwaltung, sie waren nicht so schroff, aber ohne Resultat. Und da habe ich gesagt, „Gibt es da gar nichts, daß, wenn man die Spesen bezahlt, daß man telefonieren kann?" Na – ich auf die Straße, kommt hinter mir her, vielleicht noch 300 Meter, ein junges Mädchen. Und wenn man als Jude in der damaligen Zeit angeredet wurde, hat man gemeint, man wird verhaftet, mit irgendeinem Grund, das haben sie getan, so auf der Straße. Und da sagt sie, „Haben Sie keine Angst", hat sie zu mir gesagt, „Ich will etwas Gutes für Sie, Sie sind doch die Frau, die gerade eben bei der Gestapo war?" – „Ja." – „Ich habe mir die Sache mit angehört. Sie haben hier meine Adresse, meine Telefonnummer, ich bin Sekretärin da. Man kann etwas machen. Wenn Ihr Mann nicht innerhalb von vier Tagen zurück ist, dann benutzen Sie diese Telefonnummer, das ist meine private Nummer, aber Sie müssen mir versprechen, im Moment, wo Ihr Mann bei Ihnen ist, sie in 1000 Stücke zu zerreißen, sonst bin ich geliefert". Mein Mann war nach vier Tagen zurück.*

Da es für Frau W. nicht möglich war, rechtzeitig ein Visum für die Vereinigten Staaten zu bekommen, entschloß sie sich, mit ihrem herzkranken Mann und ihren Geschwistern zunächst nach Ekuador auszuwandern und sich von dort aus um eine Einreise in die Vereinigten Staaten zu bemühen.

Ich ging noch vorher mit meinem Mann zu einem Professor nach Hamburg und habe ihm gesagt, wir haben nur eine Chance, 2850 Meter. Hat der Professor gesagt, „ich gebe Ihnen einen Rat, nehmen Sie das Risiko. Es wird hier derart schlimm für die Juden, daß das das kleinere Risiko ist". Das haben wir getan, wir sind nach Ekuador gegangen. Ich will die Sache kurz machen, mein Mann ist nach vier Monaten gestorben. Da stand ich alleine, meine Geschwister hatten – jedes hatte furchtbar zu kämpfen. Aber wir waren die ersten Juden in Ekuador, es hat überhaupt keine Juden gegeben. Und da habe ich gemerkt, wie anders man empfangen wird, selbst wenn man Flüchtling ist, wenn einem vorurteilslos begegnet wird. Man war für die Leute Europäer und das war ein Riesen-, Riesenunterschied. Und es ist kein zuverlässiges Volk, aber ein warmherziges Volk. Ja, also ich stand allein in der Welt, meine Geschwister haben uns aufgenommen – wir hatten noch gar keine Wohnung, wir hatten noch bei meinen Geschwistern gewohnt, diese primitiven Verhältnisse, unter denen wir gelebt haben, ich weiß nicht, was andere zu erzählen haben, wir haben auf Primuskochern gekocht oder wenn wir gekocht haben, auf Holzfeuer, aber das Holz war immer feucht, und dann war die ganze Küche voll Qualm, und meine Geschwister hatten von ihren Kisten, die sie mitgenommen hatten, einen sogenannten Tisch gemacht und rundherum Stühle, Bänke ohne Lehne aufgestellt, aber man war ja jünger, und wenn man jung ist, kann man ja einiges aushalten. Und meine Geschwister haben mir sofort angeboten, ich kann bis an mein Lebensende bei ihnen bleiben, ich war gerade 36 Jahre geworden, da ist das Leben ja noch nicht zu Ende – und von meinem Kind keine Nachricht, der war in Paris. Und das war die größte Dummheit meines Lebens, man darf sich von Kindern nicht trennen, ob sie mit in die Gefahr gehen oder nicht, man darf sich nicht trennen. Das ist aber nun einmal vorbei, das macht man nur einmal, so eine Erfahrung, man kann sie nur weitergeben, einem selbst hilft sie nicht mehr. Also, was mache ich? Was kann ich? Wo kann ich mich ernähren? Und der Zufall will es, daß ein tschechisches Ehepaar eine deutsche Erzieherin sucht. Nun hatte ich ja mein Lehrerexamen, ich habe mich um die Stelle beworben. Ich muß Ihnen nicht sagen, wie man ausgenutzt wird, wenn man ein Flüchtling ist. Gegen ein Hungergehalt eine 10stündige Pflicht, da war niemand, der für einen auf die Straße geht und streikt für mehr Gehalt. Aber damit war verbunden, die Leute hatten ein Restaurant, daß ich mit dem Kind im Restaurant essen konnte, das war eine große Sache damals. Und das Kind war mein Glück, das Kind war ein entzückendes Mädelchen von drei Jahren, das sehr an mir hing, mehr als an ihren Eltern, mit der Zeit. Also, damit habe ich mich ernährt und wir hatten schon Unterkunft – auch bei einem Emigranten, der mit einer nichtjüdischen Frau verheiratet war, keiner konnte sich erlauben, eine Wohnung allein zu haben, der wollte zwei Zimmer abgeben, und es war selbstverständlich, daß die Frauen gemeinsam in der Küche kochen mußten, das hat nicht immer gerade zum Frieden beigetragen, aber es ging nicht anders. Wir hatten die Hoffnung, noch Geld zu bekommen, mein Mann hatte etwas Geld, vorgesorgt, obwohl er nie auswandern wollte – er wollte wohl, aber uns wurde so sehr abgeraten, von nichtjüdischer Seite –, und da hatte er etwas Geld bei Cousins, die immer schon in Belgien lebten, und das Geld haben wir erwartet, und auf diese Erwartung hin hatten wir uns über Eck zwei Sofas gekauft, über Tag Sofas, auf denen man nachts schlafen konnte, und hatten eine Zweizimmerwohnung in Untermiete gemietet, bei einem emigrierten Zahnarzt. Diese Wohnung habe ich nie betreten, die wollten wir beziehen am 6. Mai, am 2. Mai ist mein Mann an einem Herzversagen gestorben, ich konnte die Wohnung nicht betreten. Und habe ein Vierteljahr gewartet – das Geld ist nie angekommen, die belgischen Cousins sind alle im Konzentrationslager umgebracht worden, nie wieder etwas von ihnen gehört, er ist ja durch ganz Europa gegangen, dieser Verbrecher – und dann bot sich die Gelegenheit, daß ich diesen sogenannten Posten als Erzieherin bekam, dazu gehörte, eine Zweizimmerwohnung in Ordnung zu halten, mit einem so schweren Bohnerklotz, ich habe sowieso einen schwachen Rücken gehabt – und jetzt habe ich einen Buckel davon –, den mußte ich jeden Tag nutzen, alles mußte noch nach ganz alter Manier jeden Tag vollkommen gesäubert werden. Und 10 Stunden war meine Pflicht. Und so habe ich mich durchgeschlagen. Und nebenbei habe ich Marmelade gekocht auf einem – wie heißt das auf Deutsch? –, auf einem Petroleumkocher und habe die an Geschäfte verkauft und habe so kleine Schokoladenkugeln gemacht, habe die auch verkauft, also ich habe mich ganz gut durchgeschlagen. Aber ich hatte wahnsinnig abgenommen und war auch sehr deprimiert. Meine Geschwister hatten es auch sehr schwer und die gingen um halb neun ins Bett, und wenn man 36 Jahre alt ist und um halb neun möglichst kein Licht mehr verbrauchen will, das hält man ja nicht lange aus. Und ich habe nur einen Menschen gekannt, auch einen Emigranten, der wohnte unten, in derselben Straße, der kam öfters zu meinen Geschwistern und der sagte eines Tages: „Sie haben ja nur noch Augen im Kopf, Sie müssen zum Arzt", da wollte ich nicht sagen, das kann ich mir nicht erlauben, da habe ich gesagt, das ist seelisch und ich glaube nicht, daß mir ein Arzt helfen kann, aber er hat sehr darauf gedrungen, er sagte, das ist auch ein Emigrantenarzt – und ich muß Ihnen sagen, die gegenseitige Hilfe war groß, ganz, ganz groß. „Sie müssen unbedingt was für sich tun" – da ich auch gehofft habe, mein Kind kommt wieder, wollte ich mich auch für das Kind gesund halten. Also, ich zu dem Arzt, meine ganze Geschichte erzählt, und die wußten sie, ich weiß nicht, wie das ist, in Emigrantenkreisen, man wußte immer gleich alles. Und da hat er gesagt: „Sie müssen weg von Ihren Geschwistern, vielleicht können Sie – es ist in meiner Wohnung, ich kann mir die nicht erlauben, ich bin mit Frau und Kind, natürlich müssen Sie in der Küche mit meiner Frau kochen, aber wir geben Ihnen die zwei schönsten Zimmer." Und da sage ich: „Aber was kosten die?" – „Das ist eine Nebensache. Was können Sie bezahlen?". Ich habe gesagt, was ich bezahlen kann, es war die Hälfte dessen, was ich bekommen habe. Aber, da ich gegessen habe, war das ja nicht so schlimm, ich hatte ja zu essen. Na, und eines abends sagt Frau X., „es steht ein sehr langer Herr vor der Tür, er ist ein Landsmann von Ihnen und er heißt Y." – „Ja das ist er, ein Landsmann von mir, aber ich kenne ihn nicht weiter, ich weiß nur, daß er zu uns ins Geschäft kam" und ich lag auf der Couch mit tausend trüben Gedanken, wie Sie sich denken können, und in jüdischen Kreisen ist es so, wenn man am Freitagabend jemanden besucht, dann wird man auch bewirtet, in irgendeiner Form. Aber ich hatte nichts. Krampfhaft nachgedacht – und dann fiel mir ein, es muß noch eine halbe Flasche Wein da sein, der war schon längst gegoren, aber das habe ich nicht gewußt. Und er kam rein, der Herr, und er hat uns besucht als Emder, der kam auch aus Emden. Und er kannte meinen Sohn sehr gut, denn meine jüngere Schwester hat in der Nähe seiner Mutter gewohnt, wo die ein Haus hatten, und mein Kind ist oft bei meiner Schwester gewesen, und diese alten Z., alt waren die damals noch nicht, die älteren Z., die waren sehr kinderlieb, und da hat er oft gespielt, und die kannten sich gut. Und er hatte meinem Mann von seinen Plänen erzählt. Am Rande des Urwalds hatte der Staat Menschen Land umsonst zur Verfügung gestellt, wenn man es urbar machte. Und mein Mann kam aus einer Landwirtschaftsfamilie, mein Mann in zweiter Ehe, das ist vorgegriffen. Und da hat er von seinen Plänen erzählt, er könnte das ganz anders machen, er hat wirklich Holz gesägt, wie die Ureinwohner, oben auf dem Ast gestanden und dann unten ein anderer mit der Säge, das hat mein Mann gemacht. Ich habe in zweiter Ehe sieben Jahre jünger geheiratet, er konnte das. Und da hat er gesagt: „Ich habe Ihrem Mann ein Geschäft angeboten, daß wir vielleicht eine Kompanie – Ihr Mann hat mir gesagt, er fühlt sich gesundheitlich nicht mehr in der Lage, hier in der Höhe zu arbeiten, dann könnte ich 60% verdienen und er 40%, er erwarte Geld aus Belgien", das Geld ist ja nie gekommen, und mein Mann lag längst unter der Erde, und nun möchte er mir das Geschäft anbieten. Ich wollte mich auch nicht zu meiner Armut bekennen und habe gesagt, aber das hat auch gestimmt, ich warte nur ab, bis der Krieg zu Ende ist, daß mein Kind kommt, und ich will in diesem unterentwickelten Land, ist inzwischen nicht mehr so unterentwickelt, aber immer noch nicht entwickelt, will ich ihn nicht aufwachsen lassen, er ist eine Studiernatur, wie ich das mache, weiß ich nicht, ich habe eine Schwester in Amerika – jetzt war ich, wie nennt man das, feindlicher Ausländer für die Amerikaner, denn ich war ja Deutsche, obwohl der Paß zerrissen war, ich war paßlos, aber das konnte man ja nach dem Krieg regeln. Na, aber daraus entstand eine Freundschaft, langsam, langsam, langsam, er hat noch seine alten Eltern nachkommen lassen, und die konnten sich gar nicht eingewöhnen, kein Mensch, der über 60 war, konnte sich in so veränderte Verhältnisse eingewöhnen, das ist nicht Argentinien und das ist nicht Chile, das war ein ganz, ganz unterentwickeltes Land. Jetzt muß ich Ihnen, damit Sie es begreifen, etwas Unappetitliches sagen: die Frauen haben ihre Kinder gelaust, auf der Straße, und die Läuse gegessen. Butter gab es nicht, Käse gab es nicht. Wirklich, die Emigranten haben langsam Industrien aufgebaut und – haben einen ungeheuren Beitrag zur Entwicklung geleistet, wir waren der Turmbau von Babel, ganz Europa, wir waren eine Zeit 1000 Emigranten, und einer verstand den anderen nicht. Alle mit verschiedenen Sprachen: Holländisch, Jiddisch, Deutsch, aber die Führung, komischerweise, hatten von Anfang an die deutschen Juden, sie waren auch wohl die besten Organisatoren. Und so ist mein Leben dann in Ekuador, am Rande des Urwalds, zum Teil verlaufen, mein Mann hat Holz gefällt unter ungeheuren Schwierigkeiten, das waren Haarnadelkurven und noch ganz ungepflasterte Wege, ein Rad war immer am Abgrund, da war Abgrund, ganz tief – und sehr primitiv gelebt, zuerst in einer Hütte aus Bananenblättern, Sie wissen, daß die sehr groß sind, die ist eines Tages eingestürzt, mein Mann war zufällig nicht da, durch die umliegenden Bäume, da hat er Glück gehabt. Und dann kam eines Tages ein Schweizer Tischler vorbei, es gab auch einmal in der Schweiz eine Zeit, wo keine gute Wirtschaftslage war, und die suchten auch irgend so etwas, die haben auch so eine Landgabe bekommen, und da haben die sich mit meinem Mann unterhalten und haben gesagt: „Wenn Du uns das Holz gibst, für so ein Häuschen, dann bauen wir Dir ein Häuschen". Und so sind wir neu untergekommen – so ähnlich müssen Sie es sich vorstellen, wie Bauten im Harz oder in den Alpen, das war ja schon sehr schön. Und das ist auf einer Anhöhe gebaut worden, und da hat mein Mann eine Eingeborene damals als sogenannte Köchin gehabt, die hat alles gekocht, seine Mutter hatte ihm ein Kochbuch mitgegeben, und danach hat mein Mann ihr gesagt, wie sie kochen soll. Nun müssen Sie sich vorstellen, die Eingeborenen hat er auf einem Holzding, wo der Fluß vorbeiging, sitzen lassen, um eine Toilette zu machen, und hat um sie einen Kreis gezogen, und das hat er ausgeschnitten, das war die Toilette. Wenn man sich nicht festhielt und schmal war wie ich, ist man hineingepurzelt. Und oben, ganz oben war eine Quelle, und da haben wir uns morgens gewaschen, und es war subtropisches Klima, viel besser als in Quito, aber mit Beginn der Dunkelheit war Nacht, da habe ich überhaupt erst begriffen, was Nacht ist. Nur erleuchtet durch Glühwürmchen, keine Elektrizität, gar nichts. Und um Punkt 12 Uhr mittags ging es los: Tropenregen, immer ganz gleichmäßig, beinahe einschläfernd, dann war Nacht, aber Punkt 6 Uhr morgens war die Welt, als ob sie neu geboren wäre. Etwas so schönes, als ob sie wirklich die Erschaffung der Welt miterlebt hätten. Und dann sind wir nach oben gezogen und haben uns da – mein Mann war technisch sehr begabt – so eine Art Kran gebaut und haben uns da gewaschen. Und auf der gegenüberliegenden Seite wohnten Peone – Peone, das ist so die niedrigste Schicht –, die sollten bei uns sauber machen – na, wir haben das ganze Haus in einem Zustand vorgefunden, das war so eine Männerwirtschaft gewesen bis dahin, die Männer hatten ja keine Zeit für so etwas. Aber – mein Sohn

KAPITEL 3 Fünf Lebensgeschichten (ehemaliger) jüdischer Emigranten   113

ist auch nach dem Krieg wiedergekommen, er war in Paris mit meinem Schwager verhaftet worden, mein Schwager ist umgebracht worden, mein Kind – er war damals ja noch ein Kind – ist in ein sogenanntes Arbeitslager gekommen, da wurden sie auch totgeschunden, vor allen Dingen: er war 1,78 m groß, er war ein Skelett, dauernd Durchfälle, und er wollte unbedingt mit meinem Mann in der Saloya arbeiten, hatte gar keine Körperkräfte dafür, aber er wollte das, es war ein sehr gutes Verhältnis zwischen ihm und meinem Mann, ganz außergewöhnlich gut, mein Mann hat wirklich auf alles verzichtet, um dem Jungen wieder ein menschliches Gefühl zu geben, und eines Tages wird er krank, unten in der Saloya, es kam zu einem Erdrutsch, er kam drei Tage nicht nach oben, und nach dem dritten Tag – er muß wahnsinnige Schmerzen gehabt haben – kam er sehr schwer verletzt ins Krankenhaus, und sechs Wochen zwischen Tod und Leben und dann war es aus, er ist 14 Tage vor seinem 19. Geburtstag gestorben. Nach diesem Erlebnis habe ich gesagt, mit dieser Saloya, mit diesen Erdrutschen, mit Erdbeben, ich will nicht mehr dort bleiben. Und ich war ja nicht mehr feindlicher Ausländer, und wir sind 1947 ausgewandert in die Staaten.

Nach dem Tod ihres Sohnes verließ Frau W. gemeinsam mit ihrem Mann Ekuador, um in den Vereinigten Staaten noch einmal von vorn zu beginnen. Nachdem es vor allem für ihren Mann zunächst sehr schwierig war, sich in den Vereinigten Staaten einzuleben und beruflich Fuß zu fassen, und beide erhebliche Zweifel hatten, ob die Entscheidung, in die Vereinigten Staaten auszuwandern, richtig gewesen war, bot sich ihnen die Möglichkeit, eine Likörfabrik zu übernehmen. Obwohl weder Frau W. noch ihr Mann über Erfahrungen auf diesem neuen beruflichen Gebiet verfügten, gelang es ihnen mit der Zeit, einen bescheidenen Wohlstand zu erlangen, sich wirtschaftlich und gesellschaftlich in den Vereinigten Staaten zu etablieren.

Aber wir konnten uns zuerst überhaupt nicht mehr einleben. Mein Mann hatte es inzwischen zu etwas gebracht – kann man nicht Wohlstand nennen, aber er war Don Ernesto, war sehr angesehen, und wir hatten eine ganz nette kleine Häuslichkeit, zweieinhalb Zimmer, und dann in Amerika: Begin from the bottom. Und da sollte er Vieh füttern. Na, Vieh füttern, das hat man einem 14jährigen Jungen gegeben, aber nicht einem 36jährigen Mann, und wir haben uns das ein Jahr mit angesehen, Klima im mittleren Westen: sehr heiß im Sommer, Blizzards im Winter, ein schreckliches Klima. Es war ein wahnsinnig heißer Tag, da hatte er einen Auftrag, Heu zu scheffeln, und er war kurzsichtig, eine Brille konnte er schon nicht mehr aufsetzen, alles lief:

Wasser, Wasser, Wasser, und er hatte den Auftrag noch nicht zur Hälfte erfüllt und er war mit so viel Mut morgens hingegangen, an dem Tag hätte er 100 Dollar verdienen können, na, was 100 Dollar damals für uns waren, ein Riesenvermögen, und da hat er gesagt: „Ida, es ist jetzt so, ich kann hier nicht leben, mir liegt auch die Mentalität nicht", man muß immer keep smiling haben, Sie können sich noch so elend fühlen: „How are you?" – „Just fine" ist die Antwort. Und das ist nun gar nicht norddeutsch, das sagt man nicht, man sagt, wie es ist. Ich habe mich nicht so schlecht gefühlt. Wir lebten in Sioux City, wo vorher die Indianer gelebt haben. Aber dann haben wir uns sehr schön, langsam, langsam hochgearbeitet. Mein Mann hat nie etwas von Likör verstanden, aber wir hatten einen alten Bekannten gefunden, der hatte eine private Likörfabrik aufgebaut und er hat gesagt, wenn er 70 Jahre alt wird, hört er damit auf. Und da habe ich gesagt: „Wenn Sie das verkaufen wollen, bitte geben Sie uns Bescheid." Und er hat das gehalten und hat uns Bescheid gegeben, und wir haben das bekommen. Und mein Mann hatte gute Phantasie geschäftlich und war sehr verbunden mit Holland, er hatte eine Schwester in Holland, auch umgekommen – und das spielt auch eine Rolle für die Einstellung zu Deutschland, ob man Menschen verloren hat oder nicht –, und da hat er sich bemüht bei Bols in Holland. Bols ist Ihnen vielleicht ein Name: Bols Liköre. Und als er durch das Tor ging, hat er gedacht: was will die Mücke von dem Elefanten? Denn das war so ein Heimbetrieb, der alte Herr hat das, der hat es ganz gut damit gemacht, denn es gab eben noch nichts. Und Bols hat meinem Mann die Konzession gegeben, eine Fabrik zu bauen. Wir haben hart gearbeitet, sehr hart, und haben uns dann mit der Zeit langsam hochgearbeitet.

Aufgrund ihrer Erfahrungen und Verluste in der Zeit des Nationalsozialismus und der Emigration käme es für Frau W. heute nicht mehr in Betracht, in Deutschland zu leben oder die deutsche Staatsangehörigkeit wieder anzunehmen. Seit ihrer Emigration im Jahre 1939 hat sie deutschen Boden nicht mehr betreten. Sie identifiziert sich auch heute noch in hohem Maße mit dem Judentum, unterstützt mehrere jüdische Organisationen und bezeichnet sich als überzeugte Zionistin.

Nun meine Einstellung zu Israel: Das Wort Zionismus wird von den Nichtjuden vollkommen verkehrt verstanden: Zionismus heißt Liebe zu Zion – es gibt kein Gebet, wo die Juden nicht beten um die Rückkehr nach Zion und Jerusalem. Ich bin auch Zionist, ich muß dafür nicht in Israel leben, ich könnte es nicht mehr, eine Emigration. Nach Israel muß man kommen, wenn man jung ist, Israel ist ein sehr schweres Land, und da muß man noch vollkommen erhaltene Wider-

standskräfte haben, die dürfen noch nicht verbraucht sein. Israel war ganz anders gedacht: In seiner Unabhängigkeitserklärung hat Ben Gurion, das war der erste Premier, gesagt, in den letzten beiden Versen – ich habe die Unabhängigkeitserklärung hier, ich habe sie geschenkt bekommen vom ersten Regierungspräsidenten, von Weizmann, ich habe ihm zum 70. Geburtstag ein Gedicht gemacht, daraufhin hat er mir die Unabhängigkeitserklärung in Hebräisch und Englisch geschenkt – steht: „Kommt zurück, die ihr weggegangen seid, ihr Palästinenser, laßt uns mit gleichen Rechten und Pflichten den jüdischen Staat aufbauen, zum Wohle der ganzen Region." Was ist aber geschehen? Sieben arabische Länder haben Israel sofort überfallen, das wird gar nicht oft genug betont, und sie haben zu den einfachen Palästinensern, die zurückkehren wollten, weil sie gar nichts hatten, gesagt, geht nicht zurück, wir werden Israel über den Haufen werfen, es wird überhaupt nicht mehr existieren, und dann habt ihr alles. Nun hat Israel ja nie Kriege von sich aus geführt – den Libanonkrieg, da hätten sie sich heraushalten müssen –, es hat ja immer nur Verteidigungskriege geführt, jetzt müßte ein Modus vivendi gefunden werden – ich bin kein Politiker, ich kann keinen Vorschlag machen –, daß die Araber in den besetzten Gebieten eine Autonomie bekommen, eine vollkommene Autonomie, dafür bin ich, aber daß Juden auch da siedeln dürfen. Das geht nicht anders. Ich will Ihnen auf einer Karte zeigen, wie klein Israel ist, es ist unglaublich. Die kleine Enklave, das ist Israel.

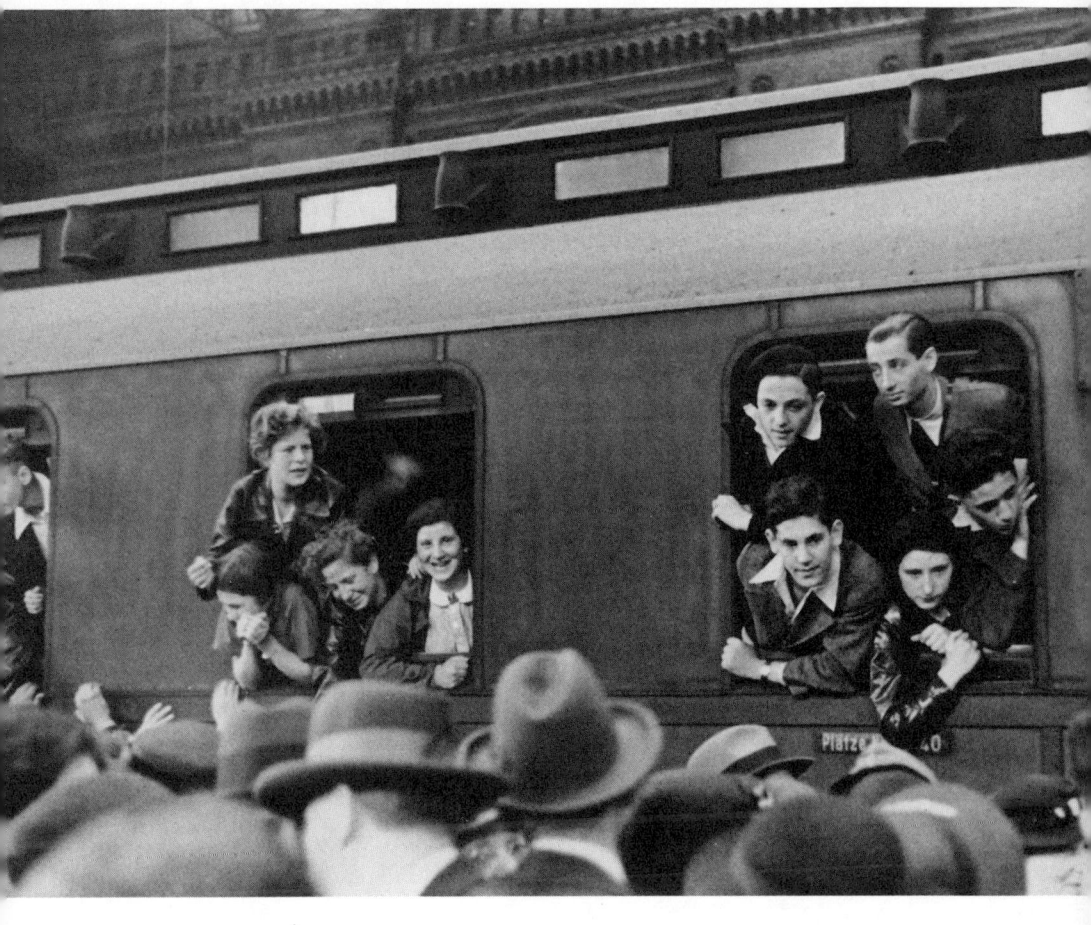

KAPITEL 4   Methodik der Untersuchung

Unsere forschungsleitende Fragestellung, wie sich die nationalsozialistische Gewaltherrschaft auf die psychische Situation der verfolgten Juden in unterschiedlichen Lebensabschnitten ausgewirkt hat und bis heute auswirkt, erforderte ein methodisches Vorgehen, das es den Untersuchungsteilnehmern gestattet, subjektiv bedeutsame Ereignisse und Entwicklungen umfassend zu schildern und im Kontext ihrer gesamten Lebensgeschichte zu interpretieren. Im vorigen Kapitel haben wir ausführlich zitiert, wie fünf (ehemalige) jüdische Emigranten heute rückblickend ihre persönliche Entwicklung schildern. Dabei ist deutlich geworden, daß die betroffenen Menschen bei der Darstellung ihrer persönlichen Lebensgeschichte immer wieder auf zeitgeschichtliche Ereignisse und Entwicklungen Bezug nahmen, vor deren Hintergrund ihre damalige Lebenssituation ebenso interpretiert werden muß wie ihre weitere Entwicklung. Des weiteren wurde deutlich, daß diese zeitgeschichtlichen Ereignisse und Entwicklungen sehr individuell erlebt wurden: Während etwa für Herrn A. der Judenboykott vom 1. April 1933 einen zentralen Gliederungspunkt seiner Biographie darstellt, war dieser für Frau W., die bis 1937 gemeinsam mit ihrem Mann ein jüdisches Geschäft führte, kein Anlaß, eine Ausreise anzustreben; erst die Erlebnisse in der „Reichskristallnacht" vom 9. auf den 10. November 1938 haben dazu geführt, daß sie sich um eine baldige Ausreise zu bemühen begann. Während sich für Frau M. weite Teile ihrer persönlichen Entwicklung in der Emigration auf die Militärdiktatur in Argentinien zurückführen lassen, distanzierte sich Herr A. lediglich von der damaligen Wirtschaftspolitik. Diese Beispiele mögen genügen, um zu verdeutlichen, daß sich die im vorliegenden Buch interessierenden Fragen nicht mit Hilfe standardisierter Verfahren (z.B. Fragebögen mit vorgegebenen Antwortalternativen) beantworten lassen. Andererseits erschien uns ein „offenes Vorgehen" für unser Forschungsinteresse nicht angemessen zu sein. Mit unseren Forschungsarbeiten wollten wir nicht lediglich die Auswirkungen der nationalsozialistischen Gewaltherrschaft auf die Lebensläufe der deutschen Juden am Beispiel ausgewählter Einzelfälle illustrieren, wir strebten darüber hinaus verallgemeinernde Aussagen an. Unsere Forschungsarbeiten wurden auch durch die wissenschaftliche Auseinandersetzung mit der These, mit zunehmendem zeitlichen Abstand würden sich die Auswirkungen traumatischer Erlebnisse reduzieren, angestoßen – tatsächlich zeigen unsere Ergebnisse, daß die „Zeit keine Wunden heilt". Weiterhin waren wir an allgemeineren Aussagen über (potentielle) Identitätskonflikte, die sich auf die Geschichte im Nationalsozialismus zurückführen lassen, und über Versuche der Auseinandersetzung mit Erinnerungen an traumatische Erlebnisse interessiert. Aus diesem Grunde erschien es notwendig, thematische Bereiche festzulegen, über die in jedem Fall gesprochen werden sollte.

Die dargestellten Überlegungen sollten verdeutlichen, warum wir uns in unseren Forschungsarbeiten für die Methode des halbstrukturierten Interviews entschieden haben. Diese Methode soll im vorliegenden Kapitel ausführlich dargestellt werden. Dabei geht es uns weniger um eine allgemeine Charakterisierung von Möglichkeiten und Grenzen eines spezifischen Interviewverfahrens, als vielmehr darum, den Prozeß der Entwicklung eines Interviewleitfadens und besondere Anforderungen an die Durchführung von Interviews zum Lebensrückblick und zur aktuellen Lebenssituation von Überlebenden der nationalsozialistischen Gewaltherrschaft deutlich zu machen.

4.1 Das halbstrukturierte Interview

Das halbstrukturierte Interview läßt sich als eine Form mündlicher Befragung definieren, in der versucht wird, spezifische Situationen, Ereignisse und Entwicklungen – ausgehend von deren Repräsentanz im subjektiven Erleben des Gesprächspartners – möglichst ganzheitlich und authentisch zu erfassen. Um diese Zielsetzung zu erreichen, werden in halbstrukturierten Interviews thematische Bereiche festgelegt und „prototypische" Fragen formuliert. Der Interviewer hat die Aufgabe, konkrete Einzelfragen in Wortlaut und Reihenfolge flexibel an die jeweils bestehende Interviewsituation anzupassen und gegebenenfalls zusätzliche, zum Verständnis der Aussagen seines Gesprächspartners notwendige Ergänzungs- und Erläuterungsfragen zu stellen. Dabei hat er darauf zu achten, daß die festgelegten thematischen Bereiche auch tatsächlich hinreichend behandelt werden. Im Unterschied zum offenen Interview ist der Interviewer beim halbstrukturierten Interview an einen Leitfaden gebunden, in dem festgelegt wird, welche Informationen erhoben werden sollen.

Halbstrukturierte Interviews sind – sofern sie adäquat eingesetzt werden – aufwendige Verfahren zur Erhebung und Auswertung empirischer Daten. Bei der Datenerhebung genügt es nicht, einem verbindlichen Leitfaden zu folgen, statt dessen muß ein vorgegebener Leitfaden variabel eingesetzt werden. Dies erfordert aufwendige Interviewertrainings. Bei der Datenauswertung können Kategoriensysteme nicht wie einfache Schablonen angewendet werden, statt dessen müssen vorliegende Daten interpretiert und kategorisiert werden, darüber hinaus sind Möglichkeiten der Revision von Kategoriensystemen zu bedenken. Der Anwendungsbereich halbstrukturierter Interviews bestimmt sich deshalb von den Grenzen standardisierter Fragebögen her. Diese können offensichtlich nur dort eingesetzt werden, wo der Untersuchungsgegenstand vorab hinreichend definiert ist und ausreichende Kenntnisse über mögliche Ausprägungen interessierender Phänomene bestehen. Was (noch) unbekannt ist, kann nicht vorab kategorisiert werden. Wenn also – wie in der vorliegenden Untersuchung – individuelle Perspektiven von Interesse sind bzw. wenn sich ein Phänomenbereich je nach der Perspektive, die eine Person auf diesen einnimmt, unterschiedlich darstellt, erscheinen standardisierte Verfahren als unzweckmäßig, da sie den Gegenstandsbereich in unerwünschter Weise einengen oder gar verfälschen. Halbstrukturierte Interviews stehen deshalb in keinem Konkurrenz-, sondern vielmehr in einem Ergänzungsverhältnis zu standardisierten Verfahren. Sofern halbstrukturierte Interviews zur Erfassung individueller Sichtweisen oder zur Erfassung von Merkmalen des „subjektiven Lebensraums"[29] eingesetzt werden, ist zu berücksichtigen, daß es hier keine alternativ einsetzbaren standardisierten Verfahren gibt.

---

[29] Dieser ist nach Thomae (1996) als „die Gesamtheit der in einem bestimmten Augenblick aktualisierten kognitiven Repräsentationen eines Individuums" definiert. Mit „Repräsentation" soll hierbei ausgedrückt werden, daß die Wahrnehmung einer Situation kein „naturgetreues Abbild" äußerer Ereignisse, keine einfache Kopie, sondern Widerspiegelung ist und insofern immer eine Legierung aus aktueller Erfahrung und Erinnerung an frühere Erfahrung darstellt. Mit dem Zusatz „kognitiv" wird unterstrichen, daß eine solche Widerspiegelung auf eine möglichst große Übereinstimmung mit der realen Situation zielt.

4.2 Vorbereitung der Interviews

Halbstrukturierte Interviews unterscheiden sich von offenen Interviews durch einen Interviewleitfaden, in dem (*a*) thematische Bereiche, die auf jeden Fall angesprochen werden sollen, und (*b*) prototypische Fragen, die dem Interviewer bei der Lenkung der Aufmerksamkeit seines Gesprächspartners auf die forschungsleitenden Fragestellungen helfen sollen, festgelegt werden. Vor allem dann, wenn die einzelnen thematischen Bereiche der Untersuchung nicht a priori festgelegt werden können, sondern – wie in der hier vorliegenden Untersuchung – zunächst zu klären ist, welche spezifischen Bereiche thematisiert werden sollten, ist die Erstellung eines Interviewleitfadens ein aufwendiger Prozeß. In unserer Untersuchung sollte ein breites Spektrum von Forschungsfragen abgedeckt werden: Unser Interesse galt der aktuellen Lebenssituation und dem Lebensrückblick, Erinnerungen an traumatische Erlebnisse und ihrer Verarbeitung, sowie jenen Situationen, in denen diese Erinnerungen an Bedeutung gewinnen. Darüber hinaus waren wir an Fragen der Identität interessiert. Aus diesem Grunde erforderte die Erstellung eines Interviewleitfadens in unserer Studie mehrere Schritte, die in der folgenden Übersicht zusammenfassend dargestellt werden:

- Historische Vorarbeiten (intensives Literaturstudium, Einzel- und Gruppengespräche mit Überlebenden, Vertretern von Institutionen und Wissenschaftlern)
- Erste Vorstudie (Erstellung eines vorläufigen Interviewleitfadens auf der Grundlage von 15 Interviews)
- Zweite Vorstudie (Erprobung des vorläufigen Leitfadens in weiteren 15 Interviews)
- Erstellung eines endgültigen Interviewleitfadens (Diskussion des Leitfadens mit den 15 interviewten Gesprächspartnern der zweiten Vorstudie und mit acht Wissenschaftlern).

ERSTER SCHRITT: HISTORISCHE VORARBEITEN

Für die Erstellung eines ersten Leitfadens für die Interviews mit (ehemaligen) jüdischen Emigranten und Lagerhäftlingen in Deutschland und unterschiedlichen Zielländern der Emigration waren zunächst umfangreiche historische Vorarbeiten notwendig. Neben einem intensiven Literaturstudium wurden Einzel- und Gruppengespräche mit Überlebenden des Holocaust, Vertretern jüdischer Gemeinden, Leitern jüdischer Altenheime und Wissenschaftlern im In-

und Ausland geführt, die über fundierte Kenntnisse auf dem Gebiet der historischen und psychologischen Emigrations- und Holocaustforschung verfügen. Wichtige Themen unseres Literaturstudiums bildeten vor allem
- die Geschichte der Juden in Deutschland und deren Integration bis zum Ende der Weimarer Republik,
- die Reaktionen jüdischer Verbände und Organisationen in Deutschland und im Ausland auf die „Machtergreifung" der Nationalsozialisten,
- diskriminierende Gesetze, Verordnungen und Erlasse im Nationalsozialismus und ihre Auswirkungen auf das alltägliche Leben der deutschen Juden,
- judenfeindliche Aktionen der Nationalsozialisten (z.B. Boykott jüdischer Geschäfte, „Reichskristallnacht"),
- Geschichte der Emigration aus dem nationalsozialistischen Deutschland,
- Einwanderungsbedingungen und Arbeitsmöglichkeiten in potentiellen Aufnahmeländern,
- Geschichte der Konzentrations- und Vernichtungslager im Nationalsozialismus.

Bei der Beschäftigung mit diesen Themen begnügten wir uns nicht allein mit der Sichtung wissenschaftlicher Monographien und zeitgeschichtlicher Dokumente, unsere Literaturrecherche umfaßte darüber hinaus publizierte Erlebnisberichte und Biographien von Zeitzeugen.

Nachdem wir uns so einen ersten Überblick über den für unsere Untersuchungen relevanten historischen Kontext verschafft hatten, luden wir zehn Menschen, die die nationalsozialistische Judenverfolgung überlebt haben, zehn Vertreter jüdischer Institutionen und acht Wissenschaftler zu Einzel- und Gruppengesprächen ein. Auf diese Weise entstand ein umfassender (aber dennoch vorläufiger) Interpretationsrahmen, der an dieser Stelle nur stichwortartig skizziert werden kann. Zu nennen wären hier etwa die nachfolgend genannten Punkte:
- Die für viele der deutschen Juden charakteristische Nähe zu Bildungsbürgertum und Liberalismus, sowie die oft ausgeprägte Identifikation mit der deutschen Kultur,
- das Selbstverständnis der Mehrzahl der deutschen Juden als „deutsche Staatsbürger jüdischen Glaubens", wie es vor allem durch den Centralverein deutscher Staatsbürger jüdischen Glaubens verkörpert wurde,

- die soziale Abgrenzung der deutschen Juden gegenüber den aus Osteuropa zuwandernden „Ostjuden",
- die Dominanz einer liberalen Auffassung des Judentums, die sich von Lebensvorschriften (zum Beispiel Speisevorschriften) ebenso distanziert wie von einer „nationalen" Definition des Judentums (Zionismus),
- die kulturellen und wissenschaftlichen Leistungen der deutschen Juden,
- die Konzentration der deutschen Juden in spezifischen Berufsfeldern und die daraus resultierenden Beschränkungen einer möglichen Existenzsicherung in potentiellen Zielländern der Emigration,
- die häufigen Regierungswechsel in der Weimarer Republik,
- phasenweise abklingende Wellen von Antisemitismus in Deutschland (z.B. zur Zeit der Olympischen Spiele in Berlin),
- antijüdische Gesetze, Verordnungen und Erlasse (z.B. Nürnberger Gesetze, Reichsfluchtsteuer),
- Quotenregelungen in potentiellen Aufnahmeländern,
- Gesetze im Ausland zur Wahrung „nationaler und wirtschaftlicher" Interessen (Zulassung zu spezifischen Berufsfeldern),
- sprachlich und mentalitätsbedingte Barrieren einer sozialen Integration in potentiellen Aufnahmeländern,
- das vom Reichsführer der SS im Jahre 1938 erlassene Ausreiseverbot,
- die Beschlüsse der Wannsee-Konferenz.

ZWEITER SCHRITT: ERSTE VORSTUDIE

Es wurden sieben (ehemalige) jüdische Emigranten und acht ehemalige Lagerhäftlinge mit der Methode des offenen Interviews befragt. Hierbei wurde davon ausgegangen, daß nicht die Forscher, sondern die zu befragenden Personen als „Experten" für den in Frage stehenden Gegenstand anzusehen sind. Aus diesem Grunde kann eine Befragung „betroffener" Personen im Vorfeld der eigentlichen Untersuchung keine thematischen Bereiche verbindlich vorgeben, sondern muß „offen" geführt werden. Es wurde uns erst durch diese Vorstudie deutlich, wie viele biographische, zeitgeschichtliche, soziokulturelle, weltanschauliche und politische Faktoren in den Bericht dieser Personen über ihre aktuelle Situation eingehen und folglich beim Interview berücksichtigt werden müssen. So war es etwa für die später in Argentinien geführten Interviews wichtig, Unterschiede im kulturellen Leben zwischen liberalen und orthodoxen Gemeinden zu berücksichtigen. Auch Informationen über die historische Entwicklung des Verhältnisses zwischen jüdischen und nichtjüdischen deutschen Einwanderern in Buenos Aires sowie über die politische und wirtschaftliche Entwicklung in Argentinien nach dem Zweiten Weltkrieg (Inflation, Militärdiktatur und daraus resultierende Einschränkungen der Presse- wie der persönlichen Freiheit) erwiesen sich als entscheidende Hilfe bei der späteren Durchführung der Interviews. Erst nach Abschluß dieser Vorarbeiten wurde ein vorläufiger Interviewleitfaden erstellt.

DRITTER SCHRITT: ZWEITE VORSTUDIE

Der vorläufige Interviewleitfaden wurde in einer zweiten Vorstudie, in der wieder sieben (ehemalige) jüdische Emigranten und acht ehemalige Lagerhäftlinge befragt wurden, getestet. In dieser Vorstudie ging es uns zunächst darum, herauszufinden, ob die uns interessierenden thematischen Bereiche anhand einiger ausgewählter prototypischer Fragen adäquat erfaßt werden können. Die in den Gesprächen gewonnenen Erfahrungen zeigten, daß zur Erfassung der uns interessierenden Aspekte der biographischen Entwicklung und der aktuellen Lebenssituation nur sehr wenige Fragen gestellt werden müssen. Das Interesse der Gesprächspartner an den Fragestellungen des Projekts erwies sich als sehr hoch. Die persönliche Lebensgeschichte und die aktuelle Lebenssituation wurden ausführlich geschildert und waren im allgemeinen gut strukturiert. Aus diesem Grunde konnten wir uns auf einige wenige ergänzende Fragen beschränken. Angesichts des ausgeprägten Interesses der Untersuchungsteilnehmer an unserer Fragestellung und der damit einhergehenden hohen Kooperationsbereitschaft erwies sich auch der für die Durchführung der Gespräche notwendige Zeitaufwand als vertretbar. Obwohl die Gespräche mehrere Stunden in Anspruch nahmen, erschien uns – wie im übrigen auch den Gesprächspartnern – eine inhaltliche Kürzung nicht erforderlich.

Die Frage, ob die Intensität von Erinnerungen an die Zeit im Nationalsozialismus im Alter (wieder) zugenommen hat, kann im vorliegenden Forschungsprojekt nur auf der Grundlage retrospektiver Interviewdaten beantwortet werden. Aus diesem Grunde sollte in der zweiten Vorstudie empirisch geklärt werden, wie (ehemalige) jüdische Emigranten und Lagerhäftlinge ihre persönliche Geschichte rekonstruieren, d.h. auf welche Abschnitte der persönlichen Entwicklung in Schilderungen des Lebenslaufs Bezug genommen wird. Die sieben (ehemaligen) Emigranten und acht ehemaligen Vernichtungslagerhäftlinge wurden deshalb zusätzlich nach subjektiv bedeutsamen Gliederungspunkten in ihrem Lebenslauf gefragt („Könnten Sie einmal Ihren Lebenslauf in persönlich bedeutsame Abschnitte untergliedern? Warum haben Sie sich für diese Art der Gliederung entschieden? Gibt es in Ihrem Leben weitere bedeutsame Ereignisse, die sich so nachhaltig auf Ihre weitere Entwicklung ausgewirkt haben, daß man sagen könnte, hier habe ein neuer Lebensabschnitt begonnen?").

Die Ergebnisse zur Gliederung des Lebenslaufs legten für die Teilstichprobe ehemaliger Vernichtungslagerhäftlinge die Differenzierung zwischen den folgenden sieben Phasen der persönlichen Entwicklung nach dem Holocaust nahe:
1) Phase der gesundheitlichen Stabilisierung
2) Phase der Existenzgründung und Sicherung des Lebensunterhalts
3) Phase der beruflichen und familiären Entwicklung
4) Ausscheiden (des Ehepartners) aus dem Beruf
5) Eintritt der Enkelkinder in das Jugendalter
6) Tod des Ehepartners
7) die letzten zwei bis vier Jahre.

Anders als für die ehemaligen Vernichtungslagerhäftlinge wurde für die (ehemaligen) jüdischen Emigranten keine Phase der gesundheitlichen Stabilisierung unterschieden. Zwar waren die Untersuchungsteilnehmer aus beiden Teilstichproben von erheblichen psychischen Belastungen betroffen, doch sind sie im Ausmaß der körperlichen Schädigungen nicht miteinander zu vergleichen. Während die ehemaligen Vernichtungslagerhäftlinge durch die Folgen von Unter- und Mangelernährung, Zwangsarbeit und Folter nach der Befreiung nicht arbeitsfähig waren, fallen für die (ehemaligen) Emigranten die Phasen der Orientierung im Zielland der Emigration und der Existenzsicherung zusammen (auch wenn die Mehrzahl der Emigranten zunächst auf die Unterstützung durch Hilfsorganisationen und -initiativen angewiesen war). In der Teilstichprobe (ehemaliger) Emigranten wurde weiterhin der Eintritt der Enkelkinder in das Jugendalter nicht als gesonderter Entwicklungsabschnitt erlebt. Dieser Unterschied geht vor allem darauf zurück, daß die ehemaligen Lagerhäftlinge häufig lange nicht mit Angehörigen über ihr persönliches Schicksal im Nationalsozialismus gesprochen haben, was sich erst durch Fragen der Enkelgeneration – die die eigenen Kinder in der Regel nicht gestellt haben – änderte.[30] Weiterhin zeigte sich in den

---

[30] Vgl. hierzu auch Epstein, 1987.

Interviews der zweiten Vorstudie, daß die Rückkehr nach Deutschland einen entscheidenden Einschnitt im Lebenslauf bildete – nicht zuletzt deshalb, weil mit dieser Entscheidung ein gewisser Rechtfertigungsdruck verbunden ist.[31] Für die Teilstichprobe (ehemaliger) jüdischer Emigranten wurden deshalb auf der Grundlage der Interviews die folgenden sechs Abschnitte der persönlichen Entwicklung nach dem Holocaust unterschieden:

1) Phase der Orientierung im Emigrationsland und der Existenzsicherung
2) Phase der beruflichen und familären Entwicklung
3) Ausscheiden (des Ehepartners) aus dem Beruf
4) Tod des Ehepartners
5) Rückkehr nach Deutschland
6) die letzten zwei bis vier Jahre.

VIERTER SCHRITT:
ERSTELLUNG EINES ENDGÜLTIGEN INTERVIEWLEITFADENS

Die 15 Untersuchungsteilnehmer der zweiten Vorstudie wurden nach Abschluß der Interviews gebeten, zu einer überarbeiteten Version des in den Interviews verwendeten Leitfadens kritisch Stellung zu nehmen und uns mitzuteilen, welche Aspekte ihrer Meinung nach anders erfragt oder im Leitfaden zusätzlich berücksichtigt werden müßten. Weiterhin wurde die aus den Ergebnissen der zweiten Vorstudie hervorgegangene Leitfadenversion acht mit der Thematik vertrauten Wissenschaftlern vorgelegt, die ebenfalls um eine kritische Stellungnahme gebeten wurden. Die acht Wissenschaftler kamen ebenso wie die 15 Untersuchungsteilnehmer unserer Bitte nach. Auf Anregung der Untersuchungsteilnehmer wurden einige prototypische Fragen zur familiären Situation in der Zeit vor 1933 neu aufgenommen und einzelne Fragen zur Einstellung gegenüber der zionistischen Bewegung und zur Bedeutung des Staates Israel modifiziert. Den kritischen Stellungnahmen von Kollegen verdanken wir einige zusätzliche Fragen zur Einstellung gegenüber dem heutigen Deutschland, die wichtige Hinweise auf vorliegende Identitätskonflikte liefern können. Den eingeholten Expertenvoten zufolge ist unser Interviewleitfaden geeignet, die Lebensgeschichte und Lebenssituation ehema-

---

[31] Vgl. hierzu insbesondere Seligmann, 1991.

liger Emigranten und Lagerhäftlinge in Deutschland wie in unterschiedlichen Zielländern der Emigration differenziert abzubilden.

Die endgültige Version des Leitfadens umfaßt 12 thematische Bereiche. Diese sind zusammen mit einigen prototypischen Fragen in Tabelle 4.3 wiedergegeben.

4.3 Durchführung der Interviews

Die Attraktivität halbstrukturierter Interviews für den Forscher liegt in der Möglichkeit, Situationen in den für eine Person bedeutsamen Aspekten zu erfassen.[32] Im Verlauf halbstrukturierter Interviews können Hypothesen generiert und falsifiziert werden. Indem der Interviewer die Aussagen seines Gesprächspartners kontinuierlich interpretiert und seine Fragen auf dessen Antworten abstimmt, nimmt auch sein Wissen um dessen „subjektiven Lebensraum" kontinuierlich zu. Auf dieser Grundlage kann er die „subjektive Bedeutung"[33] der im Interview zu behandelnden Thematik immer besser beurteilen. Dadurch wird es möglich, den Gesprächspartner durch ergänzende Nachfragen zu motivieren, über weitere Aspekte nachzudenken, die für ihn bedeutsam (gewesen) sind, und das Verständnis des zuvor Gesagten zu erleichtern.

Mit den Möglichkeiten, die die Methode des halbstrukturierten Interviews eröffnet, erhöhen sich auch die Anforderungen an den Interviewer. Dieser kann sich nicht darauf beschränken, seinen Gesprächspartner mit vorab festgelegten Fragen zu konfrontieren. Die Qualität halbstrukturierter Interviews hängt entscheidend davon ab, inwieweit der Interviewer bereit und in der Lage ist, den Äußerungen seines Gesprächspartners zu folgen. Auch aus diesem Grunde erwiesen sich die im vorigen Abschnitt dargestellten historischen Vorarbeiten als unerläßlich für die Ausführung unseres Forschungsprojekts. Auf der Seite der Gesprächspartner bestand ein ausgeprägtes Interesse, über die für unser Forschungsprojekt relevanten Fragen zu sprechen. Dieses Interesse beruhte auch auf der Einschätzung, durch eine Teilnahme an unserer Untersuchung die Möglichkeit zu haben, persönlich bedeutsame Ereignisse und Entwicklungen mit Menschen besprechen zu können, die sich darum bemühen, aus der Geschichte zu lernen. Die aus-

---

[32] Vgl. hierzu ausführlich Lehr & Thomae, 1991.
[33] Thomae (1996) spricht hier auch von „kognitiver Repräsentanz".

Tabelle 4.3. 12 Thematische Bereiche und einige prototypische Fragen des halbstrukturierten Interviews

I. Herkunft und Geschichte der Familie in Deutschland
- Wann und wo sind Sie geboren?
- Was ist Ihnen über die Geschichte Ihrer Familie in Deutschland bekannt?
- Woher stammte Ihre Familie?
- Was waren Ihre Eltern von Beruf?
- Hatten Sie Geschwister? Wie alt waren diese?

II. Kindheit und familiäre Situation vor 1933, Einstellungen zu Judentum, jüdischer Religion, Zionismus und Deutschland
- Welche Rolle spielte die Zugehörigkeit zum Judentum in Ihrer Familie?
- Wenn man von einer Unterscheidung zwischen orthodoxen, konservativen und liberalen Juden ausgeht, wie wäre Ihre Familie am besten zu charakterisieren?
- Sind Sie religiös erzogen? Welche Rolle spielte die jüdische Religion in Ihrer Erziehung?
- Haben Sie regelmäßig die Synagoge besucht?
- Wurden in Ihrer Familie Mahlzeiten koscher zubereitet?
- Spielte das Arbeitsverbot am Sabbat in Ihrer Familie eine Rolle?
- Wie stand Ihre Familie zur zionistischen Bewegung?
- Wer waren die engsten Freunde und Bekannten Ihrer Familie?
- Bestanden soziale Beziehungen in der Hauptsache zu anderen Juden?
- Gab es in Ihrer Familie Übertritte zum Christentum oder sogenannte Mischehen?
- Könnten Sie versuchen, die politische Einstellung Ihrer Familie zu beschreiben?
- Haben Familienangehörige im I. Weltkrieg gekämpft?
- War Ihre Familie politisch interessiert? Welche politische Partei entsprach am ehesten den in Ihrer Familie vertretenen Anschauungen?
- Waren Sie Mitglied in Vereinen oder sonstigen Organisationen?

III. Schulzeit in Deutschland
- Welche Schulen haben Sie besucht? In welchem Zeitraum sind Sie zur Schule gegangen?
- Wie viele Ihrer Mitschüler waren Juden?
- Haben Sie jüdischen Religionsunterricht gehabt?
- Welche Ereignisse fallen Ihnen ein, wenn Sie an Ihre Schulzeit zurückdenken?
- Wer waren Ihre engsten Freunde und Bekannten?
- Mußten Sie nach 1933 die Schule wechseln?
- Haben Sie nach 1933 eine jüdische Schule besucht?
- Welchen Schulabschluß haben Sie gemacht?

IV. Die Zeit im Nationalsozialismus und Emigration
- Erinnern Sie sich an die sogenannte Machtergreifung der Nationalsozialisten?
- Wie hat sich die veränderte politische Situation auf Ihren Alltag ausgewirkt?
- Waren Ihnen oder Ihren Angehörigen Teile der Nazi-Ideologie bekannt? Kannten Sie Hitlers „Mein Kampf"?
- Wann wurde Ihnen und Ihren Angehörigen deutlich, daß die Nazis eine ernsthafte Bedrohung darstellten?

Tabelle 4.3 (Fortsetzung)

- Wann haben Sie oder Ihre Familie zum ersten Mal daran gedacht, Deutschland zu verlassen?
- Wann fiel die Entscheidung für die Emigration? Was war der Anlaß?
- Wie lange dauerte es, bis Sie ein Visum bekamen?
- Konnte das Zielland der Emigration frei gewählt werden?
- Sind Sie alleine ausgewandert? Wer hat Sie begleitet?
- Hatten Sie Schwierigkeiten bei der Einwanderung?
- Wann haben Sie Deutschland verlassen?
- Was haben Sie damals erwartet?
- Glaubten Sie, Sie würden später wieder nach Deutschland zurückkommen?
- Hatten Sie schon Verwandte, Freunde oder Bekannte im Emigrationsland?
- Waren Sie selbst schon einmal dort gewesen?
- Was für Erwartungen hatten Sie damals an Ihre berufliche Zukunft?
- Wer hat Sie damals unterstützt? In welcher Hinsicht?
- Haben Sie sich selbst auch für andere Emigranten engagiert? Wie haben Sie anderen Menschen geholfen?
- Haben Sie die Staatsangehörigkeit des Gastlandes angenommen? Wann?
- Beabsichtigten Sie weiterzuwandern?
- Gab es weitere Stationen der Emigration?

V. Berufliche Entwicklung
- Könnten Sie Ihre berufliche Entwicklung schildern?
- Haben Sie eine abgeschlossene Berufsausbildung?

- Hatten Sie vor Ihrer Emigration in Deutschland gearbeitet?
- Wie haben Sie in der Emigration Ihren Lebensunterhalt verdient?
- Wie bekamen Sie Ihren ersten Job in der Emigration?
- Wie lange hat es gedauert, bis Sie Ihren Lebensunterhalt selbst bestreiten konnten?
- Waren Sie mit Ihrem Beruf zufrieden?
- Wie glauben Sie, hätte Ihre berufliche Entwicklung in Deutschland ausgesehen, wenn die Nazis nicht an die Macht gekommen wären?

VI. Familienbezogene Entwicklung
- Haben Sie geheiratet? Wann? (Gegebenenfalls: Haben Sie in einer festen Partnerschaft gelebt?)
- Wie haben Sie Ihren späteren Partner kennengelernt? Wann?
- Woher stammt Ihr Partner? Aus was für einer Familie?
- Welcher Glaubensgemeinschaft gehörte Ihr Partner damals an? (Gegebenenfalls: Und heute?)
- Seit wann lebt Ihr Ehepartner in Argentinien/USA/Israel?
- Wie alt war Ihr Partner, als Sie geheiratet haben?
- Was hat Ihr Partner damals beruflich gemacht?
- Haben Sie Kinder? Wann sind diese geboren?
- Welche Staatsangehörigkeit haben Ihre Kinder?
- Wo leben Ihre Kinder heute?
- Haben Sie Enkel? Wo leben diese?
- Was machen Ihre Kinder beruflich?
- Haben Sie Ihre Kinder religiös erzogen?
- Wann haben Sie mit Ihren Kindern das erste Mal über die Zeit im Nationalsozialismus gesprochen?

Tabelle 4.3 (Fortsetzung)

- Sprechen Sie mit Ihren Kindern heute noch über diese Zeit?
- Haben Sie mit Ihren Enkeln über diese Zeit gesprochen?
- Wie oft sehen Sie Ihre Kinder und Enkel?
- Wie verstehen Sie sich mit Ihren Kindern und Enkeln?

VII. Familienangehörige
- Wie hat sich das Leben Ihrer Eltern und Geschwister entwickelt?
- Wie viele Verwandte haben Sie heute noch? Wo?
- Wie häufig sehen Sie Ihre Angehörigen?
- Wie verstehen Sie sich mit Ihren Angehörigen?

VIII. Einstellung zu Israel
- Haben Sie Verwandte in Israel?
- Können Sie sich noch an die Gründung des Staates Israel erinnern?
- Wie haben Sie diese Zeit erlebt, was hat Sie damals beschäftigt?
- Wie haben Sie den Aufbau des Staates Israel verfolgt?
- Haben Sie sich mit den Menschen dort verbunden gefühlt?
- Sind Sie selbst in Israel gewesen?
- Wenn Sie an Ihren ersten Besuch zurückdenken, was haben Sie damals empfunden?
- Ist es Ihnen heute wichtig, über die Entwicklung in Israel informiert zu sein?
- Fahren Sie auch heute noch nach Israel?
- Glauben Sie, daß man als Jude in der Diaspora den Staat Israel unterstützen sollte?
- Wie unterstützen Sie den Aufbau in Israel?
- Haben Sie jemals daran gedacht, nach Israel auszuwandern (sowohl vor 1933 als auch nach der Emigration)?
- Was sprach damals für, was gegen eine Emigration?
- Wie sehen Sie dies heute?
- Wie sehen Sie die derzeitige politische Entwicklung in Israel?
- Ist Israel als Staat bedroht?
- Wie sollte man sich Ihrer Meinung nach den Palästinensern gegenüber verhalten?
- Wie kann die Sicherheit des Staates Israel erhöht werden?
- Wie eng sind Israel und Judentum Ihrer Meinung nach verbunden?

IX. Einstellung zum Nachkriegsdeutschland
- Wie haben Sie die Entwicklung in Deutschland nach dem Zweiten Weltkrieg erlebt?
- Haben Sie von der Bundesrepublik Deutschland „Wiedergutmachungsleistungen" erhalten?
- Glauben Sie, daß man in der Bundesrepublik Deutschland mit der Zeit des Nationalsozialismus richtig umgegangen ist?
- Hat man genug für die Opfer getan? Was hätte man noch tun müssen?
- Wie haben Sie die Teilung Deutschlands erlebt?
- Wie haben Sie die deutsche Wiedervereinigung erlebt[34]?
- Waren Sie nach dem Krieg wieder in Deutschland?
- Wann zum ersten Mal?
- Was haben Sie damals empfunden?
- Haben Sie Freunde und Bekannte aus der Zeit vor Ihrer Emigration wiedergetroffen?
- Wie haben diese die Zeit des Nationalsozialismus erlebt?

---

[34] Diese Frage wurde nachträglich eingefügt.

Tabelle 4.3 (Fortsetzung)

- Haben Sie Verbindung zu diesen Menschen gehalten?
- Wie oft sind Sie nach dem Krieg in Deutschland gewesen?
- Sprechen Sie heute noch Deutsch?
- Gibt es bestimmte Gelegenheiten und Situationen, wo Sie Deutsch sprechen?
- Was verbindet Sie heute mit Deutschland?
- Hat sich Ihre Einstellung zu Deutschland nach der Emigration verändert?
- Haben Sie je daran gedacht, nach Deutschland zurückzukehren?
- Was sprach damals dafür, was dagegen?
- Wie denken Sie heute darüber?

IXa. Rückkehr nach Deutschland

- Wann sind Sie nach Deutschland zurückgekehrt?
- Was war ausschlaggebend für diese Entscheidung?
- Mit wem haben Sie über eine mögliche Rückkehr gesprochen?
- Wie haben Ihre Freunde und Bekannten auf diese Entscheidung reagiert?
- Haben Sie Zweifel gehabt, ob Ihre Entscheidung richtig ist?
- Was für Hoffnungen und Sorgen beschäftigten Sie damals?
- Was haben Sie in der ersten Zeit nach Ihrer Rückkehr empfunden?
- Haben Sie sich gegenüber anderen Menschen als Jude zu erkennen gegeben?
- Sind Sie persönlich mit antisemitischen Anfeindungen konfrontiert worden?
- Haben Sie von solchen Anfeindungen gehört?
- Welche Bedeutung haben Rassismus, Antisemitismus und Fremdenfeindlichkeit heute in Deutschland?
- Hat sich dies in den letzten Jahren verändert?
- Glauben Sie, daß es Ihnen gelungen ist, in Deutschland wieder heimisch zu werden?
- Sind Sie Mitglied in einer jüdischen Gemeinde?
- Wer sind heute Ihre besten Freunde und Bekannten in Deutschland? Welcher Konfession gehören diese an?
- Haben Sie je daran gedacht, sich persönlich für die Verständigung zwischen Juden und Christen zu engagieren?
- Glauben Sie heute, daß Ihre damalige Entscheidung, nach Deutschland zurückzukehren, richtig war?
- Würden Sie sich heute wieder so entscheiden?
- Wie glauben Sie, wird sich Deutschland weiter entwickeln?

X. Zukunftsperspektive

- Was erwarten Sie heute für Ihre Zukunft?
- Welche Hoffnungen und Sorgen beschäftigen Sie?
- Haben Sie Pläne, die Sie in nächster Zeit verwirklichen wollen? Was für Pläne sind das?
- Sind Sie zuversichtlich, Ihre Pläne verwirklichen zu können?
- Haben Sie für Ihr Alter vorsorgen können? Wie?

XI. Gesundheit

- Wie fühlen Sie sich gesundheitlich?
- Haben Sie derzeit gesundheitliche Beschwerden? Welche?
- Seit wann haben Sie diese Beschwerden?
- Was tun Sie gegen diese Beschwerden?

Tabelle 4.3 (Fortsetzung)

– Was tun Sie gegenwärtig für Ihre Gesundheit?
– Wie würden Sie Ihren gegenwärtigen Gesundheitszustand beschreiben?

XII. Erinnerungen an Erlebnisse und Erfahrungen im Nationalsozialismus

1. Wenn Sie auf die letzten Jahre blicken: Sind in diesen Jahren häufiger Erinnerungen an Ihr persönliches Schicksal im Nationalsozialismus aufgetreten? Oder sind solche Erinnerungen in den letzten Jahren nicht aufgetreten? Wenn Erinnerungen aufgetreten sind: Um welche Themen ist es dabei gegangen? – (Nach Abschluß des Spontanberichts wird folgende Frage gestellt:) Fallen Ihnen noch weitere Themen ein, um die es in Ihren Erinnerungen gegangen ist? (Der Interviewer schreibt die Themen mit, die von dem Untersuchungsteilnehmer genannt werden.)

2. (Den Teilnehmern wird ein Blatt vorgelegt, auf dem die von ihnen genannten Themen aufgeführt sind:) Sie haben über Themen Ihrer Erinnerungen an die Zeit im Nationalsozialismus gesprochen. Ich habe versucht, diese Themen mitzuschreiben, und möchte Ihnen nun eine Liste vorlegen, auf der die von Ihnen genannten Themen aufgeführt sind. Könnten Sie sich einmal diese Liste anschauen und mir sagen, ob ich alle Themen korrekt erfaßt habe, ob bestimmte Themen fehlen oder ob ich einzelne Themen nicht richtig wiedergegeben habe?

3. Ich möchte Sie nun darum bitten, anzugeben, wie stark jedes einzelne Thema Ihre Erinnerungen bestimmt (hat). Wenn es möglich ist, so geben Sie bitte für jedes Thema an, ob dieses a.) Ihre Erinnerung nur in geringem Maße bestimmt (hat); b.) Ihre Erinnerung in stärkerem Maße bestimmt (hat), c.) Ihre Erinnerung in starkem Maße bestimmt (hat). (Nach dieser Erläuterung wird dem Untersuchungsteilnehmer ein weiteres Blatt vorgelegt, auf dem die drei Antwortalternativen aufgeführt sind.)

4. Könnten Sie nun einschätzen, wie stark Ihre Erinnerungen an Ihr persönliches Schicksal im Nationalsozialismus in den vergangenen zwei, drei oder vier Jahren gewesen sind? Es soll hier nicht um einzelne Themen Ihrer Erinnerungen gehen, sondern um Ihre Erinnerungen insgesamt. Wie stark sind diese Erinnerungen? Ich lege Ihnen eine Skala mit fünf Punkten vor. (Es wird ein Blatt mit fünf Skalenpunkten vorgelegt, wobei Skalenpunkt 1 mit „sehr schwache oder keine Erinnerungen" und Skalenpunkt 5 mit „sehr starke Erinnerungen" bezeichnet ist, während die Skalenpunkte zwei bis vier keine Bezeichnung tragen.) Diese fünf Punkte sollen Ihnen dazu dienen, die Stärke Ihrer Erinnerungen einzuschätzen. Eine „1" sollten Sie geben, wenn Ihre Erinnerungen sehr schwach gewesen sind oder wenn keine Erinnerungen aufgetreten sind. Eine „5" sollten Sie geben, wenn Ihre Erinnerungen sehr stark gewesen sind. Wenn die Stärke Ihrer Erinnerungen zwischen diesen beiden

Tabelle 4.3 (Fortsetzung)

Extrempunkten („sehr geringe oder keine Erinnerungen" auf der einen Seite, „sehr starke Erinnerungen" auf der anderen Seite) gelegen hat, so geben Sie bitte – je nach Intensität der Erinnerungen – eine „2", eine „3" oder eine „4".

5. Mich interessiert nun, wie stark Ihre Erinnerungen an die Zeit im Nationalsozialismus zu früheren Zeitpunkten Ihres Lebenslaufs gewesen sind. Ich lege Ihnen zunächst ein Blatt vor, auf dem sechs/fünf Zeitpunkte im Lebenslauf aufgeführt sind. Warum wurden gerade diese Zeitpunkte ausgewählt? In Interviews mit anderen ehemaligen Lagerhäftlingen/jüdischen Emigranten haben wir diese darum gebeten, ihren Entwicklungsweg nach der Befreiung des Lagers/nach der Emigration in persönlich bedeutsame Abschnitte zu untergliedern. Die Schilderungen, die in diesen Interviews gegeben wurden, legten nahe, den Entwicklungsweg ehemaliger Lagerhäftlinge/Emigranten nach der Befreiung des Vernichtungslagers/nach der Emigration in sechs/fünf Zeitpunkte oder Zeiträume zu untergliedern. (Es wird nun das Blatt vorgelegt.) Diese sind im folgenden genannt:

(Für ehemalige Lagerhäftlinge)
1.) Phase der gesundheitlichen Stabilisierung in den Jahren nach der Befreiung
2.) Phase der Existenzgründung und Sicherung des Lebensunterhalts
3.) Phase der beruflichen und familiären Entwicklung
4.) Ausscheiden (des Ehepartners) aus dem Beruf
5.) Eintritt der Enkelkinder in das Jugendalter

6.) Tod des Ehepartners oder der Ehepartnerin

(Für (ehemalige) Emigranten)
1.) Phase der Orientierung im Emigrationsland und der Existenzsicherung
2.) Phase der beruflichen und familiären Entwicklung
3.) Ausscheiden (des Ehepartners) aus dem Beruf
4.) Tod des Ehepartners oder der Ehepartnerin
5.) Rückkehr nach Deutschland

Zunächst würde mich interessieren, inwieweit diese Untergliederung mit jenen Stationen übereinstimmt, in die Sie Ihren Entwicklungsweg nach der Befreiung aus dem Lager/nach der Emigration gliedern würden. Wo finden Sie Übereinstimmung, wo finden Sie Unterschiede?

6. Ich möchte Sie nun darum bitten, für jede dieser sechs/fünf Stationen anzugeben, wie stark damals die Erinnerungen an Ihr persönliches Schicksal im Nationalsozialismus gewesen sind. Bitte nehmen Sie diese Einschätzung wieder auf einer Skala mit fünf Punkten vor. Auch hier steht der niedrigste Skalenpunkt – also die „1" – für fehlende oder sehr schwache Erinnerungen an Ihr persönliches Schicksal im Nationalsozialismus, der höchste Skalenpunkt – also die „5" – für sehr starke Erinnerungen. Die „2", „3" und „4" sollten Sie angeben, wenn die Intensität Ihrer Erinnerung zwischen „sehr gering" oder „sehr stark" gelegen hat. Wenn eines der genannten Ereignisse auf Ihre persönliche Entwicklung nicht zutrifft, so sagen Sie mir dies bitte.

Tabelle 4.3 (Fortsetzung)

Natürlich brauchen Sie für dieses Ereignis – d.h. für diese Station im Lebenslauf – keine Einschätzung der Stärke Ihrer Erinnerungen vorzunehmen. 7. Ich möchte nun noch einmal auf die letzten Jahre zurückkommen. Gibt es bestimmte Situationen, in denen Erinnerungen an Ihre persönliche Situation im Nationalsozialismus aufgetreten oder in denen die Erinnerungen stärker geworden sind? Könnten Sie diese Situationen möglichst genau beschreiben? – (Wenn der Spontanbericht abgeschlossen ist:) Fallen Ihnen noch weitere Situationen ein? (Der Interviewer schreibt die Situationen mit, die von dem Untersuchungsteilnehmer genannt werden.) 8. Ich habe versucht, die von Ihnen genannten Situationen mitzuschreiben, und möchte Ihnen nun eine Liste vorlegen, auf der diese Situationen aufgeführt sind. Könnten Sie sich einmal diese Liste anschauen und mir sagen, ob ich alle Situationen korrekt erfaßt habe, ob bestimmte Situationen fehlen oder ob ich einzelne Situationen nicht richtig wiedergegeben habe?	9. Können Sie angeben, wie stark jede einzelne Situation das Auftreten Ihrer Erinnerungen beeinflußt hat? Wenn es möglich ist, so geben Sie bitte für jede Situation an, ob diese a.) nur in geringem Maße zum Auftreten von Erinnerungen beigetragen hat, b.) in stärkerem Maße zum Auftreten von Erinnerungen beigetragen hat, c.) in starkem Maße zum Auftreten von Erinnerungen beigetragen hat. (Nach dieser Erläuterung wird dem Untersuchungsteilnehmer ein weiteres Blatt vorgelegt, auf dem die drei Antwortalternativen aufgeführt sind.)

führlichen Schilderungen der Gesprächspartner sehen wir auch durch den Eindruck motiviert, daß die eigenen Erfahrungen anderen Menschen vermittelt werden können, *daß diese von den eigenen Erfahrungen profitieren können.* Bereits in den Interviews, die wir während der beiden Vorstudien geführt haben, wurde immer wieder deutlich, daß ein auf der Seite der Interviewer (mutmaßlich) vorhandenes Wissen eine wesentliche Voraussetzung für die Bereitschaft der Untersuchungsteilnehmer, sich im Gespräch mitzuteilen und zu öffnen, darstellt. Des weiteren wurde deutlich, daß die Art und Weise, wie die Gesprächspartner ihre persönliche Lebensgeschichte schilderten, auch sich aktuell vollziehende Prozesse der Rekonstruktion eigener Entwicklung widerspiegelte. Sie rekapitulierten nicht einfach Geschichten, die sie in dieser oder ähnlicher Form schon häufig erzählt haben; wir hatten in unseren Gesprächen vielmehr den Eindruck, Zeuge einer sich vollziehenden Auseinandersetzung mit dem eigenen Schicksal, mit genutzten und verpaßten Chancen, mit Fragen der persönlichen und sozialen Identität oder mit grundlegenden Fragen nach Sinnhaftigkeit versus Sinnlosigkeit der eigenen Biographie zu sein. Unsere intensiven historischen Vorarbeiten und die im Laufe unserer Untersuchung gesammelten Eindrücke und Erfahrungen haben dazu beigetragen, daß uns viele Gesprächspartner im Anschluß an das Interview mitteilten, ihnen sei im Verlaufe des Gesprächs manches klarer geworden, sie hätten von der Teilnahme an unserem Forschungsprojekt profitiert.

Die Möglichkeit, durch empathische Fragen Prozesse der Auseinandersetzung mit Ereignissen und Entwicklungen anzustoßen, zu begleiten und zu unterstützen, macht unseres Erachtens einen guten Teil der Attraktivität halbstrukturierter Interviews für den Forschungsprozeß aus, sie impliziert aber auch eine Verantwortung, mit der in der Interviewsituation adäquat umgegangen werden muß. Indem durch gezielte Nachfragen Auseinandersetzungsprozesse in Gang gesetzt werden, wird auch das emotionale Befinden des Gesprächspartners berührt. Damit wird deutlich, daß die Durchführung halbstrukturierter Interviews nicht nur fundiertes Wissen über den in Frage stehenden Gegenstand, sondern auch eine gewisse Sensibilität des Interviewers erfordert, die durch eine angemessene Schulung erreicht werden kann. In diesem Zusammenhang erwies es sich in unserer Studie als vorteilhaft, daß ein regelmäßiger Austausch über die in den Gesprächen gewonnenen Erfahrungen unter den Interviewern die Regel war.

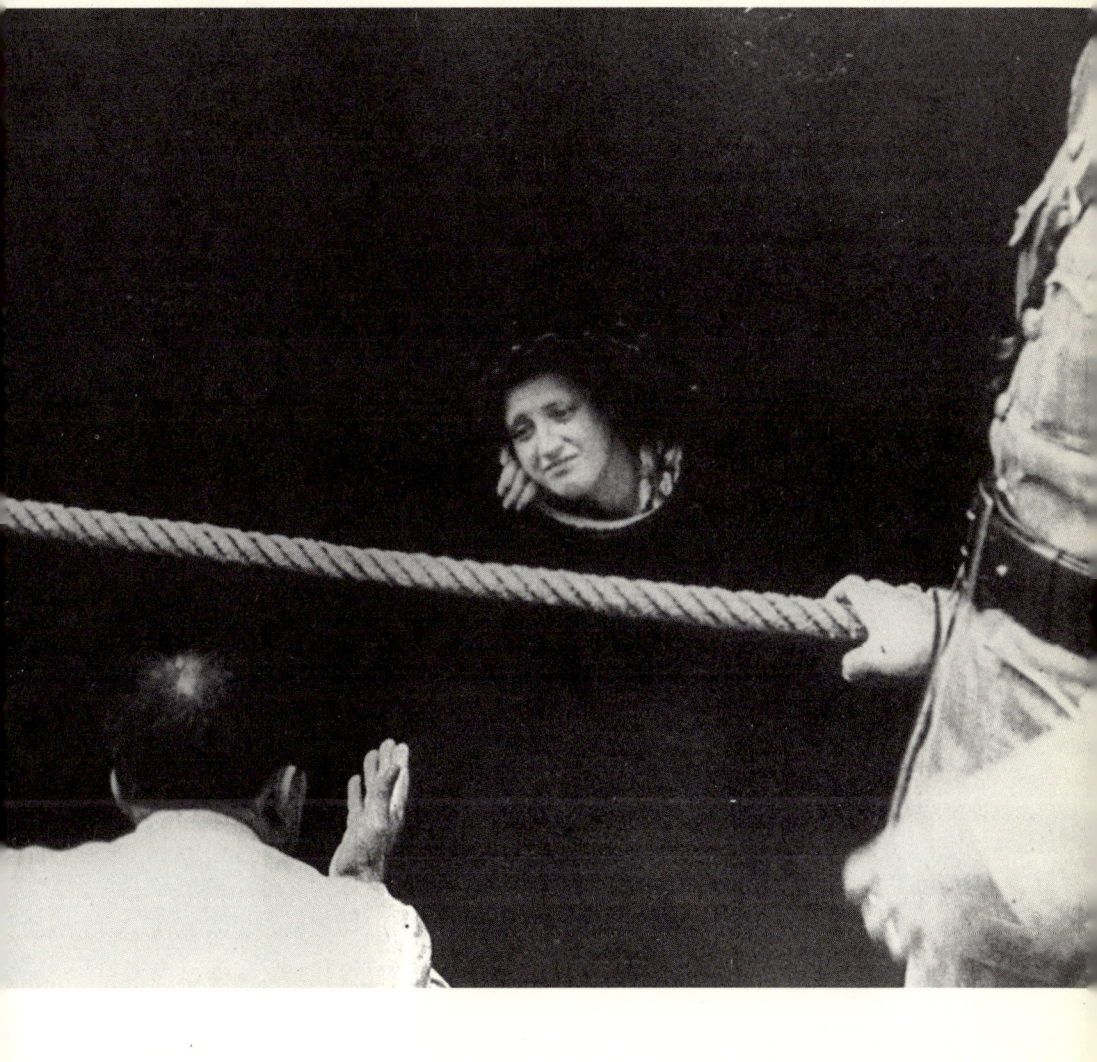

Kapitel 5 Stichprobe (ehemaliger) jüdischer Emigranten

An unserer Untersuchung haben 180 Personen teilgenommen, die im Nationalsozialismus ihrer jüdischen Abstammung wegen aus Deutschland emigrieren mußten. Diese Personen verteilen sich gleichmäßig auf drei ausgewählte Zielländer der Emigration: 60 Personen sind nach Israel bzw. Palästina, 60 Personen in die USA und 60 Personen nach Argentinien emigriert. Jeweils 30 Personen leben bis heute in den drei genannten Zielländern der Emigration, jeweils 30 sind von dort im Alter nach Deutschland zurückgekehrt.

5.1 Gewinnung der Stichprobe

Die Stichprobe unserer Untersuchung wurde in enger Zusammenarbeit mit jüdischen Gemeinden und Organisationen, mit Universitäten sowie mit Altenheimen und Wohnstiften gewonnen. In den ausgewählten Zielländern der Emigration wäre die angestrebte Anzahl von Gesprächspartnern nicht ohne die Kooperation dieser Institutionen zu realisieren gewesen. Bei der Gewinnung von Untersuchungsteilnehmern in Israel wurden wir maßgeblich von der Hebrew Universität und dem Brookdale-Institut in Jerusalem sowie dem Technion in Haifa, bei der Gewinnung von Untersuchungsteilnehmern in den USA durch die Northwestern University in Chicago, durch Mitglieder medizinischer Fachgesellschaften sowie durch das aus der Selbsthilfe jüdischer Emigranten hervorgegangene Altenheim Self Help unterstützt. Die Interviews in Argentinien hätten ohne die Zentralvertretung der Juden in Argentinien (Delegación de Asociaciónes Israelitas Argentinas; DAIA), die jüdische Kulturgemeinschaft in Buenos Aires

(Asociación Cultural Israelita de Buenos Aires; ACIBA), den 1933 gegründeten Hilfsverein deutschsprachiger Juden (Asociación Filantrópica Israelita) sowie das jüdische Altenheim San Miguel nicht organisiert und durchgeführt werden können. Die Gesprächspartner in Deutschland wurden zu einem erheblichen Teil unter Mithilfe der jüdischen Gemeinden in Frankfurt und Aachen, des Vereins für christlich-jüdische Zusammenarbeit in Aachen und der Leitung von Wohnstiften in Bad Kissingen, Bad Soden, Konstanz, Stuttgart und Überlingen gewonnen. Die genannten Institutionen wurden über die Zielsetzung unserer Untersuchung informiert und gebeten, Personen, von denen sie glaubten, daß sie für eine Teilnahme in Frage kämen, anzusprechen und uns im Falle einer Einwilligung deren Adressen mitzuteilen. Für eine Erläuterung unseres Forschungsvorhabens unterbreiteten wir den folgenden Formulierungsvorschlag: „Wissenschaftler der Universität Heidelberg (von 1993 bis 1995: der Universität Greifswald) haben sich an uns mit der Bitte gewandt, ob wir ihnen Kontakte zu Menschen vermitteln könnten, die in der Zeit des Nationalsozialismus aus Deutschland fliehen mußten. Die Wissenschaftler der Universität Heidelberg (der Universität Greifswald) suchen Untersuchungsteilnehmer für ein Forschungsprojekt, in dem es vor allem darum geht, wie die aus Deutschland vertriebenen Juden auf ihr Leben im damaligen Deutschland und in der Emigration zurückblicken und welche Einstellung sie heute gegenüber Deutschland, seinen Menschen, seiner Geschichte und Kultur haben. Ich spreche Sie an, weil ich glaube, daß ein Gespräch über diese Themen für Sie interessant sein könnte. Die Informationen, die Sie in dem Gespräch geben, werden selbstverständlich streng vertraulich behandelt."

Im Falle einer Einwilligung erhielten die (potentiellen) Untersuchungsteilnehmer einen Brief, in dem wir uns unter Berufung auf jene Person, die den Kontakt hergestellt hatte, für das Interesse an unserem Forschungsprojekt bedankten und eine telefonische Kontaktaufnahme ankündigten, bei der ein geeigneter Gesprächstermin vereinbart werden sollte.

Zum eigentlichen Interview wurden die Personen in ihrer Wohnung aufgesucht. Im Anschluß an das Interview wurden sie gebeten, uns bei der Gewinnung weiterer Untersuchungsteilnehmer behilflich zu sein. Auf diesem Wege konnten 27 zusätzliche Untersuchungsteilnehmer gewonnen werden. Bei den Befragungen in den drei ausgewählten Ziell andern der Emigration war ein persönliches Schreiben an die Untersuchungsteilnehmer für uns aus organisatorischen Gründen nicht möglich. Hier wurden die meisten Interviewtermine von unseren Kooperationspartnern organisiert. Aus diesem Grunde wur-

de vor dem eigentlichen Interview eine ausführlichere Erläuterung unseres Forschungsvorhabens notwendig. Des weiteren waren private Kontakte für die Gewinnung zusätzlicher Untersuchungsteilnehmer von geringerer Bedeutung, da
- die Kooperationspartner über die angestrebte Anzahl von Interviews informiert waren, und
- aus organisatorischen Gründen nur wenig Zeit für zusätzliche Interviewtermine blieb.

In die Stichprobe wurden ausschließlich Personen aufgenommen, die
- zum Zeitpunkt der „Machtergreifung" der Nationalsozialisten das 10. Lebensjahr vollendet hatten,
- während des Nationalsozialismus in Deutschland gelebt haben,
- vor 1933 die deutsche Staatsangehörigkeit besaßen.

Durch die ersten beiden Kriterien sollte sichergestellt werden, daß sich die Personen an die Zeit des Nationalsozialismus erinnern, über persönliche Erfahrungen berichten und insbesondere auch über die Entwicklung der Entscheidung, Deutschland zu verlassen, sowie über die näheren Umstände der Emigration Auskunft geben konnten. Da die Frage nach der Entwicklung der sozialen Identität einen wichtigen Bestandteil unserer Untersuchung darstellte, wurde mit dem dritten Kriterium berücksichtigt, daß sich die aus Osteuropa zugewanderten Juden nicht nur in ihrem Verständnis von jüdischer Religion und Judentum, sondern auch in ihrer Sozialstruktur und in ihrem Selbstverständnis sowie in ihrer Integration in Deutschland erheblich von den deutschen Juden unterschieden.[35]

Für die Aufnahme von nach Deutschland zurückgekehrten Emigranten in die Stichprobe wurde ein weiteres Kriterium eingeführt: Sie sollten den Entschluß, wieder nach Deutschland zurückzukehren, nach Abschluß ihrer Erwerbsbiographie im höheren Lebensalter gefaßt haben. Hierbei gingen wir davon aus, daß für diesen Personenkreis in erheblich stärkerem Maße Wiedereingliederungsprobleme bestanden als für Personen, die bereits über weite Strecken ihrer Erwerbsbiographie in Deutschland tätig gewesen waren und deshalb wahrscheinlich auch über längere Zeit Erfahrungen mit nichtjüdischen Angehörigen ihrer Altersgruppe, die die Zeit des Nationalsozialismus in Deutschland erlebt hatten, gesammelt haben.

---

[35] Vgl. hierzu Volkov, 1990.

5.2 Stichprobe im Überblick

Tabelle 5.1 gibt Aufschluß über die Verteilung einiger für die Interpretation unserer Forschungsergebnisse wichtiger Merkmale. Diese sollen im folgenden zusammenfassend dargestellt werden.

55 der 180 Personen sind zwischen der „Machtergreifung" der Nationalsozialisten und den „Nürnberger Gesetzen", 64 Personen im Zeitraum zwischen den „Nürnberger Gesetzen" und der „Reichskristallnacht", 58 Personen zwischen der „Reichskristallnacht" und dem Beginn des Zweiten Weltkrieges, 3 Personen zwischen dem Beginn des Zweiten Weltkrieges und der deutschen Kapitulation emigriert. 91 Personen emigrierten direkt in das spätere Zielland der Emigration, bei 49 Personen umfaßte die Emigration zwei Stationen, bei den verbleibenden 40 Personen drei oder mehr Stationen (eine spätere Rückkehr nach Deutschland wird hierbei nicht als Station der Emigration gerechnet).

An unserer Untersuchung haben 95 Frauen und 85 Männer teilgenommen. Die angestrebte Gleichverteilung der Geschlechter konnte damit annähernd erreicht werden. Hierbei ist zu berücksichtigen, daß vor allem die Stichprobenvorgaben hinsichtlich Alter und Staatsangehörigkeit der Untersuchungsteilnehmer vor 1933 eine entsprechende Schichtung der Stichprobe erschwert haben. Bedenkt man, daß die Zahl von ca. 280 000 jüdischen Emigranten, die Deutschland im Nationalsozialismus verlassen haben, zum einen Personen aller Altersgruppen, zum anderen auch Personen ohne deutsche Staatsangehörigkeit, vor allem aus dem osteuropäischen Raum, umfaßt, daß sich diese Personen auf eine Vielzahl von Aufnahmeländern verteilt haben und daß sich die Zahl der Überlebenden schon aus Altersgründen erheblich reduziert hat, wird deutlich, *daß die Anzahl der für unsere Untersuchung heute potentiell in Frage kommenden Personen nicht sehr groß ist.* Um so mehr sind die Leistungen unserer Kooperationspartner bei der Gewinnung der Stichprobe hervorzuheben.

Die Daten zum Schulabschluß der Untersuchungsteilnehmer spiegeln die Zugehörigkeit eines großen Teils der deutschen Juden zum damaligen Bildungsbürgertum wider. 33 Personen hatten ein Hochschulstudium abgeschlossen, weitere 81 Personen hatten Abitur. Die Zahl der Personen ohne Schulabschluß ist mit 22 relativ hoch. Dies ist darauf zurückzuführen, daß für diese Personen ein Schulabschluß im nationalsozialistischen Deutschland nicht mehr möglich gewesen und wegen bestehender Sprachbarrieren und finanzieller Schwierigkeiten im Zielland der Emigration auch nicht mehr nachzuholen war.

Tabelle 5.1. Stichprobe (ehemaliger) jüdischer Emigranten

	nicht zurückgekehrte Emigranten	Emigranten in Israel	Emigranten in den USA	Emigranten in Argentinien	zurückgekehrte Emigranten	Rückkehrer aus Israel	Rückkehrer aus den USA	Rückkehrer aus Argentinien	Gesamt
Gewinnung der Stichprobe über									
jüd. Gemeinden/ Organisationen	42	15	10	17	36	15	9	12	78
Universitäten	19	12	7	–	–	–	–	–	19
Altenheime und Wohnstifte	23	2	10	11	27	6	13	8	50
Private Kontakte	6	1	3	2	27	9	8	10	33
Geschlecht									
Männer	42	13	14	15	43	14	15	14	85
Frauen	48	17	16	15	47	16	15	16	95
Geburtsjahr									
1915–1922	33	11	5	17	31	9	12	10	64
1905–1914	50	19	20	11	56	21	16	19	106
1895–1904	7	–	5	2	3	–	2	1	10
Schulabschluß									
Hochschulstudium	17	6	7	4	16	5	7	4	33
Abitur	35	12	11	12	46	15	14	17	81
Oberrealschule u.ä.	12	2	6	4	16	5	5	6	28
Volksschule	12	3	3	6	4	–	3	1	16
kein Schulabschluß	14	7	3	4	8	5	1	2	22

Tabelle 5.1 (Fortsetzung)

	nicht zurückgekehrte Emigranten	Emigranten in Israel	Emigranten in den USA	Emigranten in Argentinien	zurückgekehrte Emigranten	Rückkehrer aus Israel	Rückkehrer aus den USA	Rückkehrer aus Argentinien	Gesamt
Familienstand									
ledig	5	4	1	–	9	4	2	3	14
verheiratet	52	16	19	17	23	6	8	9	75
verwitwet	28	10	6	12	50	18	15	17	78
geschieden	5	–	4	1	8	2	5	1	13
Zahl der Kinder (inklusive Verstorbene)									
keine Kinder	24	5	9	10	56	18	17	21	80
1	26	9	10	7	29	9	12	8	55
2	30	13	9	8	3	1	1	1	33
3 und mehr	10	3	2	5	2	2	–	–	12
Zeitpunkt der Rückkehr nach Deutschland									
1987					20	7	5	8	
1988					26	8	9	9	
1989					27	9	7	11	
1990					17	6	9	2	
Zeitpunkt der Emigration									
bis 15.09.1935	29	13	9	7	26	10	11	5	55
bis 09.11.1938	31	9	10	12	33	10	15	8	64
bis 01.09.1939	29	8	11	10	29	10	4	15	58
bis 09.05.1945	1	–	–	1	2	–	–	2	3

KAPITEL 5 Stichprobe (ehemaliger) jüdischer Emigranten

Alter zum Zeitpunkt der Emigration								
15–19 Jahre	29	12	7	10	22	14	6	2	51
20–24 Jahre	33	8	15	10	39	9	17	13	72
25–29 Jahre	22	9	6	7	18	5	4	9	40
30–34 Jahre	2	1	–	1	8	2	2	4	10
35–39 Jahre	3	–	2	1	2	–	1	1	5
40–44 Jahre	1	–	–	1	1	–	–	1	2
Anzahl der Stationen der Emigration								
1	52	23	12	17	39	26	6	7	91
2	20	6	10	4	29	4	16	9	49
3	9	1	4	4	14	–	4	10	23
4	5	–	2	3	5	–	2	3	10
5 und mehr	4	–	2	2	3	–	2	1	7

166 der 180 Personen haben geheiratet, davon sind heute 78 verwitwet und 13 geschieden. Angesichts der Tatsache, daß nur 14 Personen ledig geblieben sind, fällt besonders auf, daß 80 Personen keine Kinder gehabt haben. Dies führen wir darauf zurück, daß infolge der Schwierigkeiten bei der Sicherung des Lebensunterhalts im Zielland der Emigration viele Personen auf eine Familiengründung verzichten bzw. diese so lange aufschieben mußten, bis sie keine Kinder mehr bekommen konnten. Ein Teil der Personen mag sich auch angesichts der erlittenen Traumatisierungen bewußt dafür entschieden haben, keine Kinder zur Welt zu bringen.

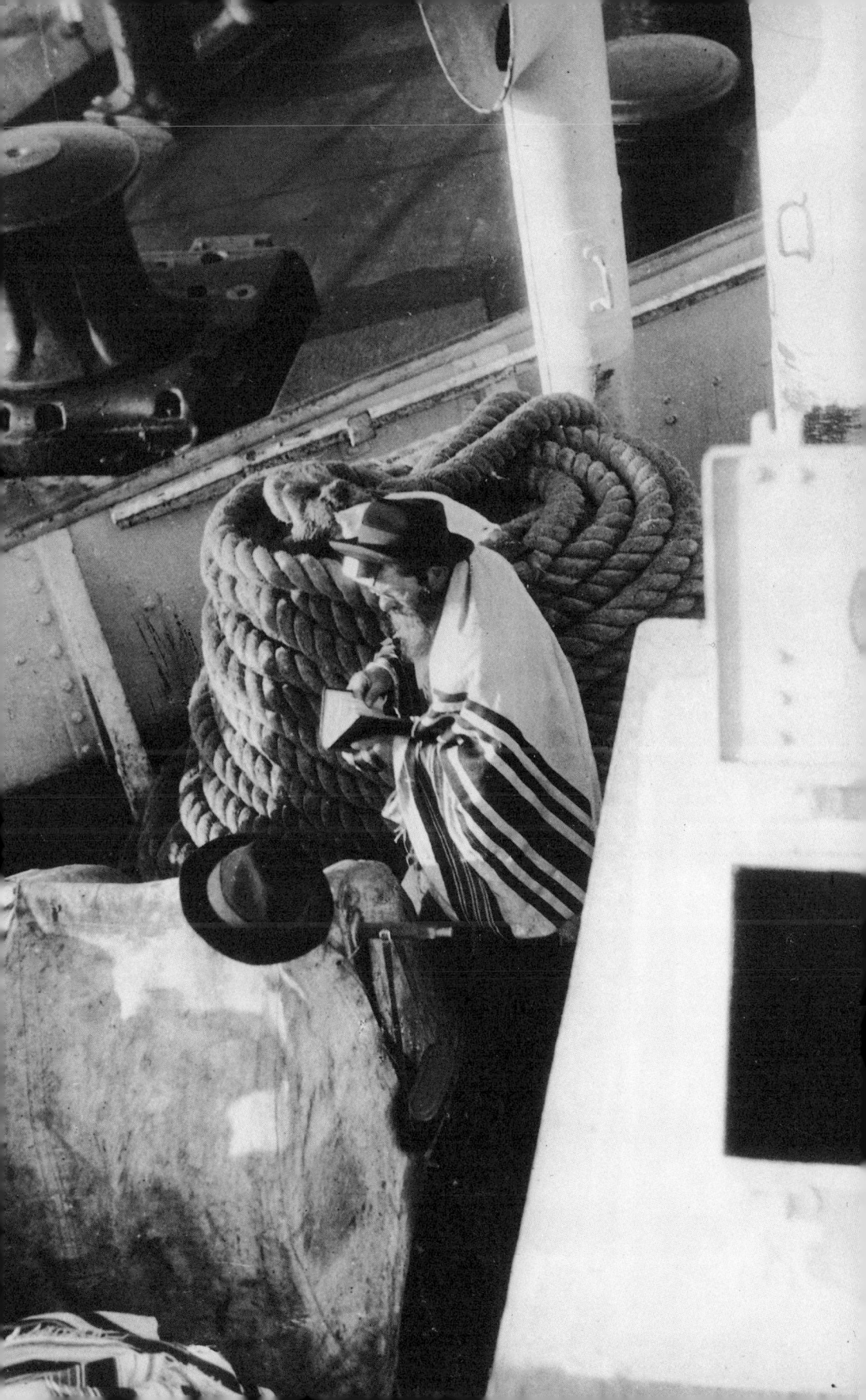

KAPITEL 6 Erinnerungen
an traumatische Erlebnisse
im Nationalsozialismus
bei (ehemaligen) jüdischen
Emigranten

6.1 Die Bedeutung von Erinnerungen an die Zeit im Nationalsozialismus für das Erleben der gegenwärtigen Situation

Die Zielsetzung der im vorliegenden Kapitel zusammengefaßten Analysen bestand in der Beschreibung von Erinnerungen an das persönliche Schicksal im Nationalsozialismus und alltäglichen Kontexten, in denen diese Erinnerungen auftreten oder an Intensität gewinnen. Diese Erinnerungen, so haben wir angenommen, können hierbei entweder spontan auftreten, indem sie sich dem Menschen gewissermaßen aufdrängen, oder sie können bewußt hervorgerufen werden. Einer solchen Analyse wurde gegenüber der Frage nach einem möglichen KZ- oder Überlebendensyndrom[36] aus drei Gründen der Vorzug gegeben:

- Die ab 1933 emigrierten deutschen Juden bilden einen bedeutenden Faktor in der wirtschaftlichen, wissenschaftlichen und kulturellen Entwicklung zahlreicher Zielländer der Emigration. Eine allein psychopathologische Perspektive wird den bedeutenden Leistungen der Menschen in der Emigration nicht gerecht.
- Die Mehrzahl der deutschen Juden war vor 1933 weitgehend assimiliert. Das Selbstverständnis dieser Personen läßt sich als „deutsche Staatsbürger jüdischen Glaubens" beschreiben.[37] Wir gingen davon aus, daß die Zeit in der Emigration für viele in ho-

---

[36] Vgl. hierzu etwa Baeyer, Häfner & Kisker, 1964; Chodoff, 1997; Eitinger, 1990; Friedmann, 1948; Krystal & Niederland, 1968, 1971; Matussek, 1971; Niederland, 1980; Rustin, 1983.

[37] Vgl. hierzu etwa die Beiträge in Strauss & Kampe, 1985; Schoeps, 1992; Volkov, 1990.

hem Maße durch eine Identifikationsproblematik gekennzeichnet war und ist, die sich mit psychopathologischen Kategorien nicht adäquat erfassen läßt.

- Eine psychopathologische Perspektive birgt schließlich die Gefahr, die Ursachen für das Fortwirken erlittener Traumatisierungen „in der Person" zu suchen, es ist die Person, der die Anpassung an ihre Umgebung nicht gelingt. Wir halten es für nicht unproblematisch, individuelle Reaktionen auf den Holocaust anhand einer – wenn auch impliziten – Norm zu beurteilen. Möglicherweise läßt eine „pathologische" soziale Realität keine „normalen" Formen der Auseinandersetzung oder „Verarbeitung" zu. Häufig wiederkehrende Erinnerungen an die Zeit des Nationalsozialismus sind deshalb zunächst nicht pathologischer als ein „Vergessen" der Zeit im Nationalsozialismus oder die Überzeugung, dieser Teil der persönlichen Geschichte sei abgeschlossen und solle heute nicht mehr thematisiert werden.

Es ist sicherlich ein besonderes Problem von Gesprächen mit Opfern des Nationalsozialismus, daß sich Erfahrungen von Diskriminierung und Verfolgung nur schwer verbalisieren und (wenn überhaupt) noch schwerer nachvollziehen lassen.[38] Darüber hinaus sind wir der Auffassung, daß häufig nicht zwischen einem Fortwirken von Traumatisierungen, Reaktionen auf spezifische Erfahrungen und Versuchen einer Verarbeitung von Erfahrungen getrennt werden kann. So ist zum Beispiel das Vermeiden bestimmter Situationen (etwa Feste, Feiern, öffentliche Lokale) oder von Kontakten zu nichtjüdischen Deutschen der eigenen Altersgruppe nicht eindeutig interpretierbar. Die Personen können häufig selbst nicht sagen, inwieweit ihr Erleben und Verhalten die Folge „realistischer" Wahrnehmung, unzutreffender Interpretation, unrealistischer Erwartung oder unzureichender Auseinandersetzung ist. Aus diesem Grunde interessiert an dieser Stelle allein die Frage, inwieweit sich aus der nationalsozialistischen Vergangenheit besondere Belastungen in der gegenwärtigen Situation ergeben.

Bei der Beantwortung dieser Frage ist zu berücksichtigen, daß die befragten Personen zum Zeitpunkt der Gespräche über die wesentlichen Fragestellungen des Forschungsprojektes informiert waren. So war auch bekannt, daß in den Gesprächen mögliche Auswirkungen der persönlichen Vergangenheit auf die gegenwärtige Lebenssituation

---

[38] Vgl. hierzu insbesondere die Beiträge in Braham, 1983, sowie die Beiträge in Luel & Marcus, 1984.

thematisiert werden würden. Damit stellt sich natürlich die Frage, inwieweit die persönliche Bedeutung des Holocaust in der Gegenwart als methodisches Artefakt betrachtet werden kann. Möglicherweise nehmen die Personen ja bei der Schilderung ihrer gegenwärtigen Lebenssituation explizit auf Verfolgung und Diskriminierung von Juden im Nationalsozialismus Bezug, weil ihr Gesprächspartner vorab gerade Interesse an möglichen Zusammenhängen zwischen Vergangenheit und Gegenwart bekundet hat. Demnach müßte man davon ausgehen, daß die Untersuchung den Einfluß des Holocaust auf das Erleben der gegenwärtigen Lebenssituation überschätzt.

Weiterhin wäre denkbar, daß Personen im Interesse der Herstellung oder Aufrechterhaltung einer subjektiv zufriedenstellenden Beziehung zum Gesprächspartner diesen nicht zu sehr „belasten" wollen und deshalb darauf verzichten, persönliche Belastungen mitzuteilen.

Es ist sicherlich richtig, daß die spontane Schilderung von Situationen, in denen das Erleben durch die Diskriminierung und Verfolgung von Juden im Nationalsozialismus nachhaltig beeinflußt wurde und beeinflußt wird, *auch auf die besondere Gesprächssituation, auf das spezifische Interesse der Untersuchung zurückgeht.* Deshalb ist es auch nicht möglich, eine Aussage darüber zu treffen, in welchem Umfang Erinnerungen, Ängste und Befürchtungen, die auf die Zeit im Nationalsozialismus zurückgehen, das gegenwärtige Erleben bestimmen. Schon der Versuch, die Personen hinsichtlich ihrer relativen Belastung durch die Zeit im Nationalsozialismus zu unterscheiden, wäre problematisch. Dies ist aber auch nicht Gegenstand der vorliegenden Untersuchung. Es wurde nicht die Frage gestellt, in welchem Ausmaß der Holocaust im Erleben zurückgekehrter Emigranten gegenwärtig ist, sondern ob es bestimmte mit dem Holocaust verbundene Themen im Erleben gibt, wie sich diese qualitativ beschreiben lassen und welche Intensität sie besitzen.

Doch darüber hinaus möchten wir grundsätzlich feststellen: Es ist nicht plausibel, daß Personen über Betroffenheit in spezifischen Situationen oder spontan auftretende, quälende Erinnerungen, Fragen, Ängste und Selbstzweifel berichten, die sie faktisch nicht beschäftigen. Auch wenn die Berichte der Untersuchungsteilnehmer in anderen Situationen so nicht zustandegekommen wären, sind sie dennoch *authentisch.* Unserer Ansicht nach kann das Erleben der geschilderten Situationen als Voraussetzung für die Mitteilung im Gespräch angesehen werden. Aus den Schilderungen der Untersuchungsteilnehmer läßt sich damit auch ableiten, in welchen Lebensbereichen sie Einflüsse der Erfahrungen und Erlebnisse im Holocaust auf ihre aktuelle Situation wahrnehmen.

Es ist weiterhin festzuhalten, daß ein nicht unerheblicher Teil der Untersuchungsteilnehmer (n = 58) es bereits vor Beginn der Interviews (im Kontext der Kontaktaufnahme und/oder direkt im Anschluß an die Begrüßung) für notwendig hielt, erlittene Verluste, insbesondere auch das Schicksal von Angehörigen und nahestehenden Menschen im Nationalsozialismus, zu erläutern. Diesen Personen war es wichtig, uns schon vorab anhand von Photos, Briefen und Dokumenten zu verdeutlichen, welche gravierenden persönlichen Konsequenzen die Zeit des Nationalsozialismus für ihr weiteres Leben gehabt hat und noch immer hat.

6.2 Analyse von Themen der Erinnerungen an die persönliche Geschichte im Nationalsozialismus

Erstes Ziel unserer Analyse war die inhaltliche Umschreibung jener Erinnerungen an die persönliche Zeit im Nationalsozialismus, die die Untersuchungsteilnehmer in den Interviews als „charakteristisch" für die gegenwärtige Situation geschildert hatten.

Das methodische Vorgehen läßt sich in die drei folgenden Schritte untergliedern:

- *Entwicklung eines Kategoriensystems zur Erfassung von Erinnerungen an die Zeit im Nationalsozialismus:*
  - Es wurden 60 Interviews von (ehemaligen) jüdischen Emigranten (jeweils 10 Interviews für die sechs Untergruppen) ausgewählt. Die Auswahl der Interviews erfolgte nach Zufallsprinzip.
  - Drei unabhängig voneinander arbeitende Diplompsychologen suchten in den 60 Interviews nach jenen Textstellen, in denen die Untersuchungsteilnehmer auf Erinnerungen an die Zeit im Nationalsozialismus zu sprechen gekommen waren. Es wurden von den drei Auswertern übereinstimmend 431 entsprechende Textstellen identifiziert (338 Textstellen in Antworten auf direkt gestellte Fragen nach Erinnerungen an die Zeit im Nationalsozialismus, 93 Textstellen in Antworten auf Fragen zu anderen Themenbereichen des Interviews). Textstellen, die nicht übereinstimmend von allen drei Auswertern ausgewählt worden waren (40 Textstellen), wurden in Fallkonferenzen besprochen. In diesen Konferenzen einigten sich die drei Auswerter auf 32 Textstellen, die in die folgenden Analysen aufgenommen werden sollten. Insgesamt wurden somit 463 Textstellen für die weitere Analyse ausgewählt.

- Die drei Auswerter sollten in einem weiteren Schritt (wieder unabhängig voneinander) 423 der 463 Textstellen thematisch charakterisieren; zur Vorbereitung dieses methodischen Schritts waren in einer Fallkonferenz 40 zufällig ausgewählte Textstellen von den drei Auswertern gemeinsam ausgewertet worden. In 389 der 423 Textstellen stimmten die Auswerter in der thematischen Charakterisierung überein.
- In einer Fallkonferenz wurde von den drei Auswertern gemeinsam überprüft, welche der für ein Interview benannten Themen zu *einer* Kategorie zusammengefaßt werden konnten. Nach der Erstellung einer Kategorienliste für jedes Interview wurden die 60 Kategorienlisten (je eine Liste pro Interview) miteinander verglichen. Auf diesem Wege wurden 17 Kategorien ermittelt, denen sich die Themen der Erinnerungen an die Zeit im Nationalsozialismus zuordnen ließen.

- *Anwendung des Kategoriensystems auf die ausgewählten Transkripte:* Die drei Auswerter kodierten unabhängig voneinander 463 Textstellen auf der Grundlage des entwickelten Kategoriensystems. Bei 53 der 60 Transkripte stimmten die Kodierungen der drei Auswerter völlig überein; bei 5 Transkripten ergaben sich nur geringfügige, bei zwei Transkripten deutliche Abweichungen zwischen den Kodierungen der drei Auswerter. Die Überprüfung dieser Abweichungen legte allerdings keine Veränderung des Kategoriensystems nahe.
- *Anwendung des Kategoriensystems auf die anderen Interviews:* Die bislang nicht berücksichtigten 120 Interviews wurden von zwei unabhängig voneinander arbeitenden Auswertern auf der Grundlage des Kategoriensystems kodiert. Es ergab sich eine zufriedenstellende Übereinstimmung zwischen den beiden Auswertern.[39]

Tabelle 6.1 gibt einen Überblick über jene Themen, denen sich die von (ehemaligen) jüdischen Emigranten geschilderten Erinnerungen zuordnen ließen. In dieser Tabelle wird zunächst zwischen dem Wiederaufleben unspezifischer Ängste und dem Wiederaufleben von Ängsten mit spezifischen Inhalten unterschieden. In diesen beiden Kategorien kommt der hohe emotionale Gehalt von Erinnerungen an die Zeit im Nationalsozialismus zum Ausdruck. Die Tatsache, daß

---

[39] Für die verbleibenden Tonbandtranskripte ermittelten wir ein Cohen's Kappa von 0,91, für die Mitschriften jener Interviews, in denen keine Tonbandaufzeichnung möglich war, ein Cohen's Kappa von 0,79.

KAPITEL 6 Erinnerungen an traumatische Erlebnisse im Nationalsozialismus

Tabelle 6.1. Überblick über die Themen der Erinnerungen an das persönliche Schicksal im Nationalsozialismus. Angegeben ist jeweils die Anzahl der befragten (ehemaligen) Emigranten, die dieses Thema genannt hatten (Mehrfachnennungen sind möglich).

- Wiederaufleben von unspezifischen Ängsten, die im Erleben der betroffenen Menschen in enger Beziehung zur Emigration stehen (n=142)
- Wiederaufleben von Ängsten mit spezifischen Inhalten. Dominante Inhalte: (a.) Befürchtung, Deutschland nicht mehr rechtzeitig verlassen zu können, (b.) Angst um in Deutschland zurückgelassene Verwandte und Freunde, (c.) drohende Mißhandlung oder Inhaftierung (n=131)
- Erinnerungen an judenfeindliche Parolen und Lieder, nationalsozialistische Symbole und judenfeindliche Schmierereien (n=129)
- Erinnerungen an unerwartete Zurückweisung durch Menschen, mit denen man glaubte, gut befreundet zu sein (n=115)
- Erinnerungen an persönliche Beleidigungen und Beschimpfungen (n=97)
- Erinnerungen an Einsatztruppen von SA und SS (n=86)
- Erinnerungen an den unerwarteten Zusammenbruch beruflicher Pläne und Vorhaben (z.B. Entlassung, Arisierung von Betrieben, Berufsverbote) (n=84)
- Erinnerungen an Schikanen durch Behörden (n=77)
- Erinnerung, von nichtjüdischen Deutschen denunziert worden zu sein (n=59)
- Erinnerungen an das „Verschwinden" persönlich bekannter Menschen (n=41)
- Immer wieder auftretende Phasen der Trauer über nahestehende Menschen, die in der Zeit des Nationalsozialismus umgekommen sind (n=35)
- Erinnerungen an Verfolgungen und Zerstörungen in der Pogromnacht vom 9. November 1938 und im nachfolgenden Zeitraum (n=33)
- Erinnerungen an Berichte über Konzentrations- und Vernichtungslager (n=30)
- Erinnerungen an den Boykott jüdischer Geschäfte vom 1. April 1933 (n=27)
- Erinnerungen an die Zerstörung und Enteignung persönlichen Eigentums (n=25)
- Erinnerungen an die Ablehnung von Einwanderungsanträgen sowie an fehlgeschlagene Bemühungen um Schiffspassagen und Affidavits (n=18)
- Erinnerungen an Mißhandlungen und Inhaftierung (n=10)

142 der 180 (ehemaligen) jüdischen Emigranten unspezifische Ängste berichten, macht deutlich, daß sich belastende Emotionen häufig nicht auf spezifische Erinnerungen zurückführen lassen. Mit anderen Worten: Die in der Gegenwart wiederauflebenden Emotionen haben sich zum Teil von jenen vergangenen Situationen, in denen sie ursprünglich aufgetreten waren, gelöst. Diese Aussage sei am Beispiel der Schilderung einer zum Zeitpunkt des Interviews 85jährigen Frau, die 1939 nur durch einen glücklichen Zufall unter falschem Namen eine Schiffspassage nach Südamerika erlangen konnte und die bis heute unter wiederkehrenden Angstzuständen leidet, verdeutlicht:

„Die Tatsache, daß meine Flucht aus Deutschland nun bald 55 Jahre zurückliegt, daß das nationalsozialistische Regime zusammengebrochen ist, Deutschland heute ein demokratischer Staat ist, in dem man mich wahrscheinlich als vollwertigen Menschen behandeln, auf jeden Fall aber nicht verfolgen würde oder versuchen würde, mich umzubringen, nützt mir gar nichts. Ich weiß genau, daß das Jahr 1939 lange vorbei ist, daß meine Angst sich auf eine vergangene Realität bezieht. Dennoch ist meine Angst real, kehrt immer wieder. Dennoch empfinde ich dann genau wie in dieser schlimmsten Zeit meines Lebens, als ob die Zeit für mich stehengeblieben wäre."

Für die Interpretation unserer Daten ist der Hinweis wichtig, daß auch die weiteren in Tabelle 6.1 aufgeführten Themen der Erinnerungen im Erleben der Untersuchungsteilnehmer häufig mit Angstzuständen einhergehen. In den Interviews wurde häufig geschildert, daß auch spezifische Erinnerungen als „überwältigend" empfunden werden, indem sie weitere, für die betroffenen Menschen keinesfalls kontrollierbare Erinnerungen und Emotionen auslösen.

Aus den in Tabelle 6.1 dargestellten Ergebnissen wird deutlich, daß der größte Teil der interviewten (ehemaligen) Emigranten bis heute unter Angstzuständen leidet. An dieser Stelle sei betont, daß der Nationalsozialismus nicht nur eine ernstzunehmende Bedrohung für die Existenz der deutschen Juden bedeutete, sondern von den späteren jüdischen Emigranten auch als solche empfunden wurde. Diese Aussage wird durch die durchgeführten Interviews eindeutig belegt. Die Emigration wurde von der Mehrzahl der Untersuchungsteilnehmer nicht nur als Vertreibung aus dem damaligen Deutschland, sondern auch als genutzte Möglichkeit, dem nationalsozialistischen Einflußbereich und damit einer drohenden Vernichtung zu entgehen, gedeutet. Die in Tabelle 6.1 aufgeführten spezifischeren Themen der Erinnerung sind auf diesem Hintergrund zu interpretieren. Die genannten Erinnerungen beziehen sich nicht allein auf soziale Diskriminierung, persönliche Kränkungen und Erniedrigungen, in ihnen spiegelt sich auch die erlebte Bedrohung durch die nationalsozialistische Verfolgung wider.

6.3 Analyse alltäglicher Kontexte der Erinnerungen an traumatische Erlebnisse im Nationalsozialismus

Ein weiteres Ziel unserer Analyse bestand in der inhaltlichen Umschreibung von Situationen, in denen Erinnerungen an die Zeit des Nationalsozialismus auftreten oder in denen diese Erinnerungen an Intensität gewinnen. In den Interviews wurde zum einen direkt nach Situationen gefragt, in denen Erinnerungen (verstärkt) auftreten; die Antworten auf diese Fragen bildeten *eine* empirische Grundlage unserer Analyse. Zum anderen wurden auch die weiteren Teile (thematischen Bereiche) des Interviews nach Hinweisen auf entsprechende situative Kontexte ausgewertet.

Wir gingen davon aus, daß sich die beiden Teilstrichproben: (ehemalige) Emigranten und ehemalige Lagerhäftlinge zwar in den Themen ihrer Erinnerungen, nicht aber bezüglich der Kontexte, in denen Erinnerungen auftreten oder an Intensität gewinnen, unterscheiden. Aus diesem Grunde erschien es uns gerechtfertigt, die in den beiden Teilstichproben gewonnenen Informationen über Kontexte der Erinnerungen mit einem *gemeinsamen* Kategoriensystem auszuwerten. Für die Entwicklung dieses Kategoriensystems wurden sowohl Textstellen aus Interviews mit (ehemaligen) Emigranten als auch Textstellen aus Interviews mit ehemaligen Lagerhäftlingen herangezogen. Die Auswertung gliederte sich in die drei folgenden Schritte:

▪ *Entwicklung eines Kategoriensystems zur Erfassung von Situationen, in denen Erinnerungen an die Zeit des Nationalsozialismus auftreten oder an Intensität gewinnen:*
  – Die bereits zur Entwicklung von Kategoriensystemen zur Erfassung von Themen der Erinnerungen in den beiden Teilstichproben herangezogenen Textstellen (463 Textstellen aus 60 Tonbandtranskripten von Interviews mit (ehemaligen) jüdischen Emigranten und 278 Textstellen aus 30 Tonbandtranskripten von Interviews mit ehemaligen Lagerhäftlingen)[40]

---

[40] Siehe Kap. 6.2 (S. 152) für die Gruppe der (ehemaligen) jüdischen Emigranten sowie Kap. 10.3 (S. 249) für die Gruppe der ehemaligen jüdischen Lagerhäftlinge.

wurden von drei unabhängig voneinander arbeitenden Diplompsychologen auf jene situativen Kontexte hin untersucht, in denen die Erinnerungen stehen: Traten diese spontan auf, wurden sie durch bestimmte Ereignisse angestoßen oder verstärkt, traten sie während der gedanklichen Beschäftigung mit dem Nationalsozialismus, mit der persönlichen Lebensgeschichte oder mit politischen, gesellschaftlichen und historischen Fragen auf, die (auch) im Zusammenhang mit dem Nationalsozialismus und seinen Folgen stehen?
- Im Anschluß an eine Fallkonferenz, in der 30 zufällig ausgewählte Textstellen gemeinsam ausgewertet wurden, hatte jeder der drei Diplompsychologen die Aufgabe, die verbleibenden 711 Textstellen auszuwerten. Bei 632 Textstellen stimmten die drei Auswerter in der Umschreibung der situativen Kontexte überein; dabei wurden 106 Textstellen gefunden, für die sich der situative Kontext nicht ermitteln ließ, da in den entsprechenden Abschnitten des Interviews keine Kontexte geschildert worden waren.
- In einer Fallkonferenz wurde geprüft, welche situativen Kontexte übereinstimmten und somit zu einer Kategorie zusammengefaßt werden konnten. Auf dieser Grundlage wurde für jedes Interview eine Kategorienliste erstellt. Der Vergleich der resultierenden 90 Kategorienlisten (je eine pro Interview) diente dazu, ein endgültiges Kategoriensystem mit 18 Kategorien zu erstellen, auf dessen Grundlage die Interviews ausgewertet werden sollten.

■ *Anwendung des Kategoriensystems auf die ausgewählten Transkripte:* In einem zweiten Schritt ordneten die drei Auswerter unabhängig voneinander jene 632 Textstellen, für die sie identische situative Kontexte benannt oder übereinstimmend das Fehlen solcher Kontexte konstatiert hatten, den im Kategoriensystem differenzierten 18 Kategorien zu. Bei 74 der 90 Transkripte stimmten die Kategorisierungen der drei Auswerter völlig überein, bei 12 Transkripten ergaben sich nur geringfügige Abweichungen, bei vier Transkripten größere Abweichungen. In diesen Fällen wurden die Unstimmigkeiten auf der Grundlage einer gemeinsamen Fallkonferenz gelöst.

■ *Kategorisierung der bislang nicht berücksichtigten Interviews:* Die bislang nicht berücksichtigten Interviews wurden von zwei unabhängig voneinander arbeitenden Auswertern auf der Grundlage des erarbeiteten Kategoriensystems kodiert. Es ergab sich eine zufriedenstellende Übereinstimmung zwischen den beiden Auswertern[41].

6.4 In welchen Kontexten treten Erinnerungen auf?

Tabelle 6.2 gibt einen Überblick über die Verteilung der 18 ermittelten alltäglichen Kontexte der Erinnerungen an die Zeit des Nationalsozialismus für die in Israel, den USA, Argentinien und Deutschland befragten Teilstichproben. Wie aus diesem Überblick hervorgeht, treten Erinnerungen an die Zeit im Nationalsozialismus in inhaltlich sehr unterschiedlichen Kontexten auf.

SPONTAN UND UNERWARTET AUFTRETENDE ERINNERUNGEN AN TRAUMATISCHE ERLEBNISSE IM NATIONALSOZIALISMUS

In 100 der 180 geführten Interviews wurden *spontan* und *unerwartet auftretende Erinnerungen* an die Zeit im Nationalsozialismus berichtet (siehe die erste Kategorie in Tabelle 6.2). Der Mehrzahl dieser Menschen war es trotz erheblicher Anstrengungen nicht möglich, Hakenkreuze, Judensterne, SS-Zeichen oder judenfeindliche Parolen als „Schmierereien einiger Unverbesserlicher und Wirrköpfe" von der im jeweiligen Land vorherrschenden öffentlichen Meinung zu trennen. Auch wenn diese Menschen im allgemeinen davon überzeugt waren, keiner „realen Bedrohung" ausgesetzt zu sein, so weckte der Anblick von Zeichen, Emblemen oder Parolen doch belastende Erinnerungen, die schließlich zu Angstzuständen führten, trotz aller in der konkreten Situation unternommenen Anstrengungen, „dem eigenen Verstand zu folgen". Erinnerungen an den Nationalsozialismus traten häufig auch in Situationen auf, in denen sich nur auf den ersten Blick keinerlei Hinweise auf antisemitische Tendenzen finden lassen. So sind die Folgen der Enteignung und Vertreibung von Juden in deutschen Städten bis heute sichtbar, sei es dadurch, daß ehemalige jüdische Warenhäuser und Banken unter neuer Führung und neuem Namen weiterbestehen, sei es dadurch, daß Synagogen oder jüdische Viertel aus einem von der eigenen Ju-

---

[41] Für die verbleibenden Tonbandtranskripte ermittelten wir ein Cohen's Kappa von 0,88, für die Mitschriften jener Interviews, in denen keine Tonbandaufzeichnung möglich war, ein Cohen's Kappa von 0,76.

Tabelle 6.2. Alltägliche Kontexte, in denen persönliche Erinnerungen an die Zeit im Nationalsozialismus auftreten

	Emigranten in Israel (n=30)	Emigranten in den USA (n=30)	Emigranten in Argentinien (n=30)	Zurück-gekehrte Emigranten (n=90)	Gesamt (n=180)
Spontan auftretende Erinnerungen an die Zeit im Nationalsozialismus oder unerwartet auftretende Erinnerungen an diese Zeit beim Anblick von Zeichen, Emblemen oder Parolen	12	13	19	56	100
Die Frage, welche Gemeinsamkeiten man mit „den Deutschen" hat und wodurch man sich von diesen unterscheidet	3	5	16	74	98
Die Frage, ob man sich angesichts der nationalsozialistischen Vergangenheit Deutschlands heute wieder als Deutscher fühlen darf und ob man das Recht hat, heute wieder in Deutschland zu leben	–	–	14	81	95
Die Frage, inwieweit sich die Menschen der eigenen Generation nach 1945 vom Nationalsozialismus distanziert haben	3	9	8	72	92

Tabelle 6.2 (Fortsetzung)

	Emigranten in Israel	Emigranten in den USA	Emigranten in Argentinien	Zurück-gekehrte Emigranten	Gesamt
Die Wahrnehmung der politischen Entwicklung in Deutschland, insbesondere von Fremdenfeindlichkeit und Antisemitismus	6	5	4	60	75
Die Beschäftigung mit der Integration der deutschen Juden vor 1933	6	8	8	52	74
Ständig wiederkehrende Gedanken an das Schicksal von Familienangehörigen und Freunden (auch im Sinne von Überlebensschuld)	13	12	15	31	71
Die Vermeidung von Situationen, vor denen man glaubt, mit Erinnerungen an den Nationalsozialismus oder mit Antisemitismus konfrontiert zu werden	–	2	5	61	68
Suche nach einer persönlichen Definition von „Judentum" und „jüdischem Volk"	16	12	14	16	58
Persönliche Konfrontationen mit Antisemitismus	–	4	3	46	53
Die Beschäftigung mit der eigenen Endlichkeit, verbunden mit dem Bemühen, das eigene Leben zu ordnen	12	9	16	13	50

Konflikte im Nahen Osten	12	6	4	21	43
Die Frage nach der Zukunft von Verwandten, insbesondere der Enkelgeneration	–	1	4	29	34
Jahrestage, Gedenktage, Gedenkfeiern etc.	10	5	9	9	33
Engagement in Schulen und Vereinen mit dem Ziel, das Wissen der jüngeren Generation um die deutsche Geschichte zu fördern	10	1	2	17	30
Persönliches Engagement für die Verständigung zwischen christlicher und jüdischer Religion, Engagement in jüdischen Gemeinden, Vereinen und Organisationen	6	5	7	10	28
Die deutsche Wiedervereinigung	2	1	3	9	15
Rassistische und fremdenfeindliche Tendenzen in anderen Staaten	–	–	–	7	7

gend her vertrauten Stadtbild verschwunden sind. Schließlich wurden auch Situationen geschildert, in denen für die Personen selbst keinerlei Anlaß für die sich aufdrängenden Erinnerungen bestand. Diese Situationen wurden wegen des Eindrucks, keine Kontrolle über die eigenen Gefühle zu haben und deshalb der Situation hilflos ausgeliefert zu sein, als besonders belastend erfahren.

SCHICKSAL NAHESTEHENDER PERSONEN, ÜBERLEBENSSCHULD UND VERMEIDUNG SOZIALER KONTEXTE

Von ständig wiederkehrenden Gedanken an das Schicksal von Familienangehörigen und Freunden berichteten 71 Personen (siehe die siebte Kategorie in Tabelle 6.2). Einige dieser Personen betonten ausdrücklich, sie fühlten sich moralisch dazu verpflichtet, das Andenken ihrer verstorbenen Angehörigen zu wahren und von deren Schicksal Zeugnis abzulegen. Damit hätten sie eine Aufgabe zu erfüllen, der gegenüber persönliche Interessen und Vorlieben zurücktreten müßten. Für einen anderen Teil der Untersuchungsteilnehmer resultierten aus der Tatsache, zu den wenigen ihrer Familie zu gehören, die „übrig geblieben sind", ausgeprägte Empfindungen einer Überlebensschuld. Diese Menschen wurden häufig von dem Gedanken gequält, es wäre besser gewesen, wenn andere statt ihrer überlebt hätten bzw. wenn sie selbst das gleiche Schicksal getroffen hätte wie ihre Angehörigen.

Etwa ein Drittel der Personen berichtete, bestimmte Situationen zu vermeiden, um nicht ständig an die Zeit im Nationalsozialismus, an das Schicksal von Familienangehörigen und Freunden erinnert oder mit antisemitischen Tendenzen konfrontiert zu werden[42] (siehe die achte Kategorie in Tabelle 6.2). Vor allem unter den Untersuchungsteilnehmern in Deutschland bestand eine Vermeidungstendenz gegenüber öffentlichen Lokalen, Feiern und Festen, da man vermutete, gerade bei solchen Anlässen mit einer größeren Anzahl persönlich nicht bekannter Menschen in einem Rahmen konfrontiert zu werden, in dem Fremdenfeindlichkeit offen geäußert wird. Öffentliche Lokale (insbesondere Stammtische) waren bei einigen dieser Menschen in hohem Maße mit dem Nationalsozialismus assoziiert. Sie wiesen darauf hin, daß sich früher judenfeindliche Ausschreitun-

---

[42] Diese Vermeidungstendenz ist im Sinne eines intentional gesteuerten Prozesses zu verstehen, nicht im Sinne eines unbewußten Abwehrmechanismus. Deshalb ist diese Strategie, einer Konfrontation vorzubeugen, scheinbar paradoxerweise mit einer gewissen Aktualisierung von Erinnerungen verbunden.

gen vor allem auch spontan aus der enthemmenden Wirkung von Alkohol, einer gegenseitigen „Ansteckung" und „Aufschaukelung" ergeben hätten. Die Furcht vor belastenden Erinnerungen anläßlich von Feiern oder Festen ist nicht allein auf die bei diesen eventuell anwesenden Personen oder die sich unter Umständen im Zusammenhang mit Fremdenfeindlichkeit ergebenden Konflikte zurückzuführen. Anläßlich fröhlicher Feiern (Hochzeiten, Geburtstage, Bar Mizwa etc.) kann man sich auch spontan an Menschen erinnern, mit denen man in der Vergangenheit zusammen gefeiert hat, oder mit denen man gerne gefeiert hätte. Für einige Untersuchungsteilnehmer war es aus einer empfundenen Verpflichtung gegenüber nicht mehr lebenden Menschen problematisch, mit anderen zusammen zu feiern. Eine weitere Vermeidungstendenz äußerte sich in der Gestaltung sozialer Beziehungen bzw. in der Art und Weise, wie die Personen Menschen begegnen, die sie (noch) nicht persönlich kennen. Vielen war es wichtig, andere so früh wie möglich über ihr persönliches Schicksal zu informieren. Sie stellten sich anderen nicht lediglich mit Namen vor, sondern fügten sofort hinzu, daß sie Juden seien, die aus Deutschland emigrieren mußten. Diese Untersuchungsteilnehmer glaubten – in der Hoffnung, daß jene, von denen sie persönlich abgelehnt werden, auch ihre Gesellschaft meiden –, sich so vor antisemitischen Anfeindungen schützen zu können.

SUCHE NACH PERSÖNLICHER IDENTITÄT UND WAHRNEHMUNG DER POLITISCHEN ENTWICKLUNG IN DEUTSCHLAND

Drei weitere und sehr häufig beschriebene Kontexte von Erinnerungen an die Zeit im Nationalsozialismus stehen im Zusammenhang mit Fragen nach der eigenen Identität, vor allem nach der Bedeutung der deutschen Herkunft: (*a*) die Frage, ob man sich angesichts der nationalsozialistischen Vergangenheit heute wieder als Deutscher fühlen darf und ob man das Recht hat, heute wieder in Deutschland zu leben (siehe die dritte Kategorie in Tabelle 6.2), (*b*) die Frage, welche Gemeinsamkeiten man mit „den Deutschen" hat und wodurch man sich von diesen unterscheidet (siehe die zweite Kategorie in Tabelle 6.2), sowie (*c*) die Frage, inwieweit sich die Menschen der eigenen Generation nach 1945 vom Nationalsozialismus distanziert haben (siehe die vierte Kategorie in Tabelle 6.2).

95 Untersuchungsteilnehmer beschäftigten sich intensiv mit der moralischen Dimension einer Selbstdefinition als „deutsch" (siehe die dritte Kategorie in Tabelle 6.2). Diese Personen wurden häufig

von Zweifeln gequält, ob sie sich nicht gegen die Annahme der deutschen Staatsangehörigkeit oder gegen eine Rückkehr nach Deutschland hätten entscheiden müssen. Gefühle von Scham und Schuld gegenüber den Opfern des Nationalsozialismus wechselten mit „rationalen" Rechtfertigungsbemühungen ab. Diese moralische Dimension kommt auch in der Beschäftigung mit bestehenden Gemeinsamkeiten und Unterschieden zwischen jüdischen und nichtjüdischen Deutschen (siehe die zweite Kategorie in Tabelle 6.2) zum Ausdruck. Sie liegt weiterhin der persönlich bedeutsamen Frage zugrunde, inwieweit sich die Angehörigen der eigenen Generation, die nicht zur Emigration gezwungen waren, nach 1945 vom Nationalsozialismus distanziert haben (siehe die vierte Kategorie in Tabelle 6.2). 75 Personen gaben an, die politische Entwicklung in Deutschland erinnere sie bisweilen an das Ende der Weimarer Republik und den Beginn des Nationalsozialismus (siehe die fünfte Kategorie in Tabelle 6.2). Zu diesem Eindruck haben insbesondere die im Jahre 1990 sehr emotional geführte Diskussion um eine Änderung des Asylrechts der Bundesrepublik Deutschland sowie eine Reihe gegen ausländische Mitbürger gerichteter Anschläge und Übergriffe beigetragen, denen außerdem – so die Auffassung der Untersuchungsteilnehmer – von verantwortlicher Seite häufig nicht mit dem nötigen Nachdruck begegnet worden sei. Die Entwicklungen im Nationalsozialismus werfen für einen nicht geringen Teil der (ehemaligen) Emigranten auch die Frage auf, ob es in Deutschland nicht schon weit vor 1933 ein Ausmaß an Judenfeindschaft gegeben hat, das den damaligen Patriotismus der deutschen Juden als tragisches Mißverständnis entlarvt (siehe die sechste Kategorie in Tabelle 6.2). In diesem Zusammenhang beschäftigten sich unsere Gesprächspartner auch mit möglichen Gründen dafür, warum sie in der Zeit der Weimarer Republik nicht in stärkerem Ausmaß mit Antisemitismus konfrontiert worden waren. Wie die geschilderten Fragen nach der Bedeutung der deutschen Herkunft steht auch die von 58 Personen berichtete Suche nach einer persönlichen Definition von „Judentum" und „jüdischem Volk" im Zusammenhang mit der Frage nach der eigenen Identität.

PERSÖNLICHE KONFRONTATION MIT ANTISEMITISMUS UND ERLEBTE MITVERANTWORTUNG

Persönliche Konfrontationen mit Antisemitismus berichteten 53 Personen. In einer Reihe von Interviews wurden auch Bemühungen deutlich, für antisemitische Anfeindungen andere Interpretationen wie Intoleranz, Unwissenheit oder Dummheit zu finden. Unseres Erachtens kommt aber vielleicht gerade hierin die hohe Betroffenheit der Personen zum Ausdruck, die aufgrund ihrer persönlichen Erinnerungen an die Zeit im Nationalsozialismus die Existenz eines (gesellschaftlich nicht sanktionierten) Antisemitismus in ihrem Umfeld nicht wahrhaben möchten. Ein solches Zugeständnis würde bedeuten, daß man besser nicht nach Deutschland zurückgekehrt wäre. Damit wäre eine Entscheidung in Frage gestellt, die sich in aller Regel nicht mehr korrigieren läßt.

Aus Tabelle 6.2 wird weiterhin deutlich, daß sich ein Teil der Personen darum bemühte, die eigenen Erinnerungen über das unmittelbare familiäre Umfeld hinaus bekannt und nutzbar zu machen. 30 Personen engagierten sich in Schulen und Vereinen mit dem Ziel, das Wissen der jüngeren Generation um die deutsche Geschichte zu fördern, 28 Personen engagierten sich in jüdischen Gemeinden, Vereinen und Organisationen oder für die Verständigung zwischen christlicher und jüdischer Religion. Hier deutet sich bereits an, daß einige Untersuchungsteilnehmer aus den individuellen Erfahrungen im Nationalsozialismus eine persönlich bedeutsame Aufgabe ableiten, die nicht selten den Charakter einer persönlichen Verpflichtung annimmt: Die eigenen Erfahrungen befähigen in besonderer Weise dazu, Wissen an andere weiterzugeben, anderen dabei zu helfen, „aus der Geschichte zu lernen". Dadurch wird es einigen Untersuchungsteilnehmern möglich, dem eigenen Schicksal zwar nicht seine Unbegreiflichkeit und Schrecklichkeit, aber dennoch zumindest zum Teil seine Sinnlosigkeit zu nehmen. Aus diesem Grunde deuten wir das Engagement für andere Menschen auch als eine wichtige Form der Auseinandersetzung mit erlittenen Traumatisierungen (vgl. Kapitel 7, S. 179). Es soll aber hier nicht der Eindruck erweckt werden, als bilde das Engagement für andere Menschen a priori eine als „optimal" anzusehende Form der Auseinandersetzung, die in jedem Falle und dauerhaft gegen das Wiederaufleben von Angst und Panikzuständen hilft. Es sei betont, daß auch im Kontext des Engagements für andere nicht kontrollierbare belastende Erinnerungen auftreten können, die gegebenenfalls das psychische Gleichgewicht in Frage stellen und nachhaltig beeinträchtigen. Die Vermittlung persönlicher Erfahrungen kann ja nicht garantieren, daß andere Personen bereit und fähig sind, aus diesen Erfahrungen zu lernen; je mehr man sich anderen Menschen gegenüber öffnet, desto stärker läuft man auch Gefahr, mißverstanden zu werden.

AKTUELLE POLITISCHE ENTWICKLUNG UND TAGESGESCHEHEN

Erinnerungen an die Zeit im Nationalsozialismus werden offensichtlich auch durch die aktuelle Politik sowie durch das Tagesgeschehen hervorgerufen. 43 Personen berichteten von belastenden Erinnerungen im Kontext der Konflikte im Nahen Osten, 33 von belastenden Erinnerungen, die anläßlich von Jahres- und Gedenktagen oder Gedenkfeiern auftreten, 15 Personen fühlten sich im Zusammenhang mit der deutschen Wiedervereinigung an erlittene Traumatisierungen im Nationalsozialismus erinnert.

6.5 Unterschiede in der Bedeutung alltäglicher Kontexte für das Auftreten von Erinnerungen zwischen Emigranten in verschiedenen Ländern

In Tabelle 6.2 spiegeln sich erhebliche Unterschiede zwischen den Untersuchungsteilnehmern, die heute wieder in Deutschland leben, und jenen, die im jeweiligen Zielland der Emigration geblieben sind, wider. Weiterhin ergeben sich auch zwischen den Untersuchungsteilnehmern in den drei Zielländern der Emigration Unterschiede in der Bedeutung einzelner alltäglicher Kontexte.

Es fällt auf, daß der größere Teil der Kategorien in der Teilstichprobe der nach Deutschland zurückgekehrten jüdischen Emigranten häufiger besetzt ist als in den drei Teilstichproben von jüdischen Emigranten, die bis heute im Zielland der Emigration leben. Unsere Ergebnisse legen nahe, daß in der Gruppe der nach Deutschland zurückgekehrten Emigranten

- Erinnerungen an die Zeit im Nationalsozialismus insgesamt häufiger sind und
- in einer größeren Anzahl alltäglicher Kontexte hervorgerufen werden.

Betrachtet man die relativen Häufigkeiten der einzelnen Kategorien, so ergibt sich, daß das häufigere Auftreten von Erinnerungen zum Teil darauf zurückgeht, daß sich die zurückgekehrten Emigranten im Durchschnitt häufiger mit Fragen ihrer Identität beschäftigen, was dazu führen sollte, daß Erinnerungen an die Zeit im Nationalsozialismus auch bewußt hervorgerufen werden, damit diese in das Selbstverständnis der Person integriert werden können. In den Interviews wurde deutlich, daß soziale Beziehungen und Kontakte zu nichtjüdischen Deutschen der eigenen Generation in hohem Maße durch die Vergangenheit im nationalsozialistischen Deutschland erschwert und belastet werden. Da die Personen darum wissen, daß der Nationalsozialismus von einem nicht kleinen Teil der damaligen deutschen Bevölkerung mitgetragen, wenn nicht aktiv unterstützt wurde, und diese Menschen auch heute noch in Deutschland leben, besteht die Sorge, daß man, ohne es zu wissen, heute mit Menschen verkehrt, die im Nationalsozialismus von der Enteignung und Verfolgung der deutschen Juden profitiert haben und die den Betroffenen ebenfalls diskriminiert, denunziert oder aktiv verfolgt hätten. Da Antisemitismus im heutigen Deutschland eher latent als manifest vorhanden ist,[43] ist es nur schwer möglich, sich Klarheit über die Vergangenheit der jeweiligen Personen zu verschaffen. Dieses Interesse an der Vergangenheit rührt nicht daher, daß man von einer „Kollektivschuld" der Deutschen überzeugt wäre. In den Interviews haben alle befragten Emigranten die Einstellungen der deutschen Bevölkerung zum Nationalsozialismus differenziert dargestellt. Die Personen wissen sehr wohl darum, daß im Nationalsozialismus auch nichtjüdische Deutsche verfolgt worden sind, daß es eine gewisse politische Opposition gegeben hat, daß es Menschen gab, die – unter Gefährdung ihres Lebens und ihrer Familie – Juden versteckt oder geholfen haben. Gleichzeitig wissen sie aber auch darum, daß es sich bei diesen Personen um eine Minderheit handelte, andererseits aber eine große Anzahl von Personen – entgegen ihrer tatsächlichen Rolle im Nationalsozialismus – von sich sagt, zu dieser Minderheit gehört zu haben. In den Worten einer Gesprächspartnerin: „Jeder hat einen jüdischen Freund gehabt, jeder einem Juden das Leben gerettet. Ich frage mich nur, warum dann so viele umgekommen sind."

Darüber hinaus ergeben sich für die zurückgekehrten Emigranten aber auch häufiger alltägliche Situationen, in denen sich belastende Erinnerungen gleichsam aufdrängen. Zu nennen sind hier vor allem wahrgenommene Hinweise auf eine möglicherweise zunehmende Bedeutung fremdenfeindlicher Haltungen in der politischen Diskussion und die persönliche Konfrontation mit antisemitischen Anfeindungen. Des weiteren sind auch spontan und unerwartet auftretende Erinnerungen unter den in Deutschland lebenden Personen tendenziell häufiger.

Vergleicht man die Teilstichproben in Israel, den USA und Argentinien, so scheinen Erinnerungen an die Zeit im Nationalsozialismus am häufigsten in Argentinien aufzutreten. Es fällt auf, daß sich die Emigranten in Argentinien deutlich häufiger mit möglichen Aspek-

---

[43] Vgl. hierzu Brumlik, 1986; Rosen, 1985; Silbermann, 1982.

ten einer „deutschen Identität" beschäftigen als Emigranten in Israel oder den USA. Dieser Unterschied geht sicher zum Teil darauf zurück, daß aus dem Besitz der deutschen Staatsangehörigkeit, die unter jüdischen Emigranten in Argentinien eher die Regel als – wie in den USA – die Ausnahme ist, ein gewisser Rechtfertigungsdruck entstehen mag. Darüber hinaus ist zu beachten, daß sich vor allem in südamerikanischen Ländern, die sich kulturell und ökonomisch sehr stark vom damaligen Deutschland unterschieden, eine Art „Emigrantenkultur" entwickelte. Soziale Beziehungen wurden überwiegend zu Menschen mit ähnlichem Schicksal unterhalten, im Bekanntenkreis wurde weiterhin Deutsch gesprochen. Da sich die emigrierten deutschen Juden zudem in Eigenschaften wie Fleiß, Pünktlichkeit, Ordnung oder Zuverlässigkeit nicht von anderen (christlichen) deutschen Einwanderern unterschieden, waren sie für die „einheimische" Bevölkerung – unabhängig von der Staatsangehörigkeit – natürlich auch „deutsch" (je nach Emigrationsland im übrigen zeitweise auch „feindlicher Ausländer"). Diese Fremdkategorisierung wirkt sich bis heute auf die persönliche Identität aus. Unter dem Eindruck des Nationalsozialismus ist es den jüdischen Emigranten aber häufig nicht möglich, sich (völlig) mit der Kategorie „deutsch" zu identifizieren bzw. diese Kategorie uneingeschränkt positiv zu bewerten. Für diese Menschen besteht die Notwendigkeit, sich von anderen Deutschen zu distanzieren oder zumindest eine Deutung dafür zu finden, warum der Nationalsozialismus in Deutschland breite Akzeptanz finden konnte.

Ein weiterer wichtiger Unterschied zwischen den Menschen in unterschiedlichen Zielländern der Emigration besteht in den Bemühungen, persönliche Erinnerungen an die Zeit im Nationalsozialismus anderen, insbesondere auch der jüngeren Generation, mitzuteilen und so dazu beizutragen, daß sich Christen und Juden besser verstehen und sich die Schrecken des Nationalsozialismus nicht wiederholen mögen. Ein solches Engagement ist vor allem in Israel zu finden. Dies kann unseres Erachtens damit erklärt werden, daß in Israel ein deutlich größeres gesellschaftliches Interesse an einem solchen Engagement besteht.

6.6 Werden Erinnerungen im Alter stärker?

Aus den Schilderungen der Untersuchungsteilnehmer geht hervor, daß Erinnerungen an Traumatisierungen in der Zeit des Nationalsozialismus in den meisten Fällen mit stark ausgeprägten Emotionen verknüpft sind. Die Teilnehmer betonten, daß die Erinnerung an spezifische Erlebnisse jene emotionalen Zustände hervorgerufen habe, die damals – als sie mit bestimmten Ereignissen oder Erlebnissen konfrontiert worden seien – bestanden hätten. Lebensangst, Gefühle existentieller Bedrohung, Vernichtungsangst seien auch bei den Erinnerungen deutlich erfahrbar. Dies zeigt, welche emotionale Bedeutung die Erinnerung an Traumatisierungen auch im Alter hat. Des weiteren wurde in den Schilderungen offenkundig, daß es häufig Bilder sind, die erinnert werden, die sich nur schwer in Sprache übersetzen lassen. Aus diesem Grunde wurde von den Untersuchungsteilnehmern auch mehrfach darauf hingewiesen, daß die Themen, von denen die Erinnerungen bestimmt seien, nicht ohne weiteres einem anderen Menschen mitgeteilt werden könnten, da sie eben kaum in Sprache übersetzbar seien. Diese Aussage soll im folgenden an einem Beispiel verdeutlicht werden, in dem eine zum Zeitpunkt des Interviews 82jährige, aus Argentinien nach Deutschland zurückgekehrte Emigrantin von einer für sie völlig überraschenden Konfrontation mit der Frage, inwieweit sich die ältere Generation in Deutschland wirklich vom Nationalsozialismus distanziert hat, berichtet.

„Es war im Winter und glatt, furchtbar viel Schnee hier. Unter der Schneelast sind einige Bäume gestürzt, und wir haben uns alle dann Zweige abgebrochen, es war um die Weihnachtszeit. Die lagen nebeneinander, es waren richtige Bäume. Also, ich stand und habe mir da auch Zweige geholt, und an einem anderen Baum stand eine ganze Gruppe – die Bäume lagen schon ziemlich lange und es lagen sehr viele, man konnte wenig dagegen tun. Und da hörte ich nur, wie der eine Mann zu den anderen sagte: ‚Naja, das ist eine Schande, daß das hier nicht weggeräumt wird, unter Hitler wäre das nicht passiert.' Ich weiß nicht mehr, wie ich nach Hause gekommen bin, – und ich habe zu meinem Mann gesagt, wir müssen wieder zurück. Ich habe tagelang die Wohnung nicht verlassen können."

Im weiteren Verlauf des Interviews versuchte die Untersuchungsteilnehmerin, ihre Reaktion auf die Aussage des ihr unbekannten Mannes zu erklären. Was sie erschreckt habe, sei weniger die unbedachte Äußerung eines Mannes, der offensichtlich nichts aus der Geschichte gelernt habe, gewesen. Vielmehr habe sie dieser Vorfall daran erinnert, daß sie selbst und ihre Angehörigen die deutlichen Hinweise auf eine zunehmende Bedrohung unmittelbar nach der „Machtergreifung" der Nationalsozialisten als ärgerliche, aber dennoch für sie selbst wenig bedrohliche, für die Einstellung des „deutschen Volkes" nicht repräsentative „Zwischenfälle" fehlinterpretiert hätten. Diese Wahrnehmung habe dann dazu geführt, daß sie Gedanken an das Schicksal ihrer Neffen, die im Alter von 5 und 7 Jahren deportiert und später in Auschwitz ermordet wurden, sowie diffuse Angst- und Schuldgefühle „überwältigt haben". Die hohe emotionale Beteiligung der Untersuchungsteilnehmerin wurde während ihrer Schilderung durch sehr leises und langsames Sprechen deutlich. Nachdem sie die durch die geschilderte Begebenheit hervorgerufenen Erinnerungen angedeutet hatte, unterbrach sie das Gespräch unter dem Vorwand, daß sie dem Interviewer nun endlich etwas anbieten müsse.

Das angeführte Beispiel macht auch deutlich, daß es in aller Regel nicht möglich ist, aus spezifischen Themen der Erinnerung auf den mit diesen Erinnerungen verbundenen Belastungsgrad zu schließen. Dennoch erschien es uns in der vorliegenden Untersuchung wichtig, Aussagen darüber zu treffen, wie stark die Erinnerungen in den verschiedenen Lebensabschnitten nach dem Holocaust gewesen sind und ob deren Intensität im Alter möglicherweise (wieder) zugenommen hat. Wir entschlossen uns deshalb, die Untersuchungsteilnehmer direkt nach der Intensität von Erinnerungen zu fragen.

BESTIMMUNG DER INTENSITÄT VON ERINNERUNGEN FÜR UNTERSCHIEDLICHE PHASEN DER PERSÖNLICHEN ENTWICKLUNG NACH DEM HOLOCAUST

Da die Frage, ob die Intensität von Erinnerungen an die Zeit im Nationalsozialismus im Alter (wieder) zugenommen hat, im vorliegenden Forschungsprojekt nur auf der Grundlage retrospektiver Interviewdaten beantwortet werden kann, sollte zunächst empirisch geklärt werden, wie (ehemalige) jüdische Emigranten ihre persönliche Geschichte gliedern, d.h. auf welche Abschnitte der persönlichen Entwicklung sie in Schilderungen des Lebenslaufs Bezug nehmen. In einer Pilotstudie (siehe S. 125 ff.) wurden sieben (ehemalige) Emigranten um eine ausführliche Schilderung ihrer Biographie gebeten und anschließend zusätzlich nach subjektiv bedeutsamen Gliederungspunkten („Könnten Sie einmal Ihren Lebenslauf in persönlich bedeutsame Abschnitte untergliedern?") und der Intensität traumatischer Erinnerungen in den so unterschiedenen Abschnitten der persönlichen Entwicklung gefragt („Ich möchte Sie nun darum bitten, für jede der Stationen des Lebenslaufs anzugeben, wie stark damals die Erinnerungen an Ihr persönliches Schicksal im Nationalsozialismus gewesen sind").

Auf der Grundlage dieser Pilotstudie wurden für die Teilstichprobe (ehemaliger) jüdischer Emigranten sechs Abschnitte der persönlichen Entwicklung nach dem Holocaust unterschieden:
- Phase der Orientierung im Emigrationsland und der Existenzsicherung,
- Phase der beruflichen und familiären Entwicklung,
- Ausscheiden (des Ehepartners) aus dem Beruf,
- Tod des Ehepartners,
- Rückkehr nach Deutschland,
- die letzten zwei bis vier Jahre.

Als ein wichtiges Ergebnis unserer Pilotstudie ist auch festzuhalten, daß die Einschätzung der Intensität traumatischer Erinnerungen für die unterschiedenen Entwicklungsabschnitte den Untersuchungsteilnehmern keine Schwierigkeiten bereitete.

Die (ehemaligen) jüdischen Emigranten wurden gebeten, für jede der sechs unterschiedenen Phasen die Intensität von Erinnerungen an traumatische Erlebnisse in der Zeit des Nationalsozialismus auf einer fünfstufigen Skala (1 = sehr gering; 5 = sehr hoch) einzuschätzen[44]. Auf die Berücksichtigung zusätzlicher Gliederungspunkte, in denen sich die Bedingungen in spezifischen Zielländern der Emigration widerspiegeln, wurde im Interesse einer möglichst hohen Generalisierbarkeit verzichtet (zu nennen sind hier etwa die Militärdiktatur in Argentinien oder die Kriege im Nahen Osten). Die Unterscheidung zwischen den sechs genannten Abschnitten der persönlichen Entwicklung nach dem Holocaust ist natürlich nicht geeignet, alle individuellen Lebensläufe der (ehemaligen) Emigranten zu repräsentieren: Drei (ehemalige) Emigranten sind selbst nicht aus dem Berufsleben ausgeschieden und hatten auch keinen Partner, der einen zuvor ausgeübten Beruf aufgegeben hätte, 102 (ehemalige) Emigranten waren verheiratet, ledig oder geschieden, 90 lebten zum Zeitpunkt des Interviews im Zielland der Emigration. Für die sechs unterschiedenen Abschnitte der persönlichen Entwicklung nach dem Holocaust liegen also Angaben einer jeweils unterschiedlichen Anzahl von (ehemaligen) Emigranten vor.

Die in Abbildung 6.1 dargestellte Entwicklung der Intensität von Erinnerungen an traumatische Erlebnisse im Nationalsozialismus bei (ehemaligen) jüdischen Emigranten ist durch einen stetigen Anstieg gekennzeichnet, wobei das Niveau der Intensität von Erinnerungen

---

[44] Vgl. Tabelle 4.3 (S. 134).

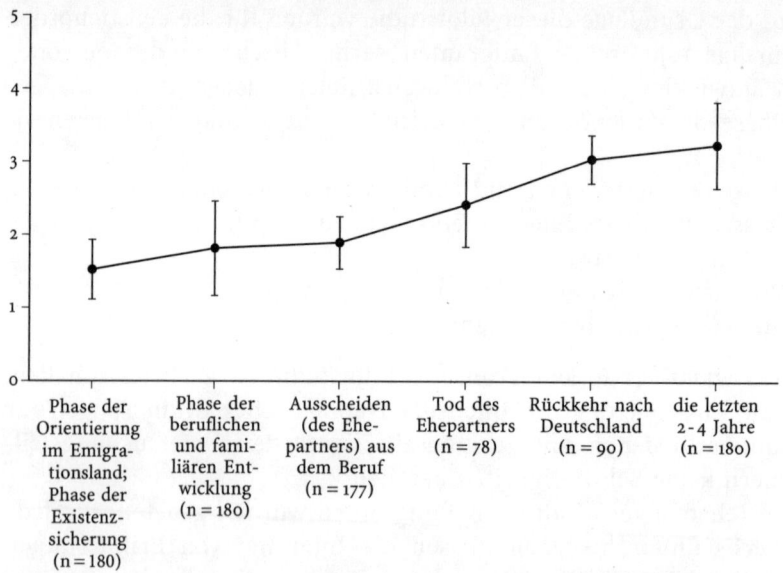

Abb. 6.1. Intensität der Beschäftigung mit Erlebnissen im Nationalsozialismus in verschiedenen biographischen Abschnitten bei (ehemaligen) Emigranten (n = 180; Mittelwerte, Standardabweichungen)

bei ehemaligen Vernichtungslagerhäftlingen nicht erreicht wird[45]. Es fällt auf, daß die Intensität von Erinnerungen für die erste Phase der persönlichen Entwicklung nach dem Holocaust (Orientierung im Emigrationsland und Existenzsicherung) als relativ niedrig eingeschätzt wird. Die Interviews legen die Annahme nahe, daß in diesem Entwicklungsabschnitt das Erleben der Untersuchungsteilnehmer durch Probleme der Akkulturation (fremde Sprache und Mentalität im Gastland, unklare berufliche Perspektiven etc.) dominiert wurde. Familiengründung, beruflicher und sozialer Aufstieg haben – ähnlich wie in der Teilstichprobe ehemaliger Vernichtungslagerhäftlinge – in den folgenden Entwicklungsabschnitten dazu beigetragen, daß die Intensität von Erinnerungen nicht über ein mittleres Ausmaß hinausging. Nach dem Tod des Ehepartners hat die Intensität von Erinnerungen spürbar zugenommen. Ein weiterer deutlicher Anstieg ist für den Zeitraum der letzten zwei bis vier Jahre zu verzeichnen. Für jene Personen, die sich im Alter für eine Rückkehr nach Deutschland entschieden haben, vollzog sich dieser Anstieg bereits mit der Rückkehr und den mit dieser verbundenen Veränderungen des sozialen Um-

---

[45] Vgl. Kapitel 10.5, Abb. 10.1 (S. 259).

felds (Kontakt mit nichtjüdischen Deutschen der eigenen Altersgruppe; Konfrontation mit einem oft zu beklagenden Fehlen „deutschen Geschichtsbewußtseins" und fremdenfeindlichen Tendenzen), sowie mit einem häufig empfundenen Rechtfertigungsdruck für die Entscheidung, „im Land der Täter" zu leben.[46]

Da es sich bei den Angaben der Untersuchungsteilnehmer zur Intensität von Erinnerungen in unterschiedlichen Abschnitten der persönlichen Entwicklung nach dem Holocaust um retrospektive Daten handelt, mag eingewendet werden, daß auf der Grundlage unserer Befunde keine gültigen Aussagen über Veränderungsprozesse getroffen werden können. Möglicherweise reflektieren unsere Ergebnisse lediglich einen *aktuellen* Eindruck von Veränderungsprozessen im Lebenslauf. Natürlich ist es uns nicht möglich, die Angaben der Untersuchungsteilnehmer an „objektiven" Daten zu validieren. Die Einschätzung für die letzten zwei bis vier Jahre reflektiert jedoch nicht einfach individuelle Rekonstruktionen persönlicher Geschichte. Hier handelt es sich nicht um retrospektive Daten, sondern um Angaben der Personen zum Erleben ihrer aktuellen Lebenssituation. Unsere Daten belegen deshalb zumindest, daß die gegenwärtige Intensität von Erinnerungen an traumatische Erlebnisse im Nationalsozialismus recht hoch ist und die erlittene Diskriminierung und Verfolgung einen zentralen Aspekt der gegenwärtigen Lebenssituation (ehemaliger) jüdischer Emigranten darstellt, insofern „gegenwärtig" ist.[47]

---

[46] Vgl. hierzu auch Giordano, 1990; Seligmann, 1991.
[47] Siehe dazu auch Kruse, 1992; Lehr, 1978, 1995; Schmitt & Kruse, 1998.

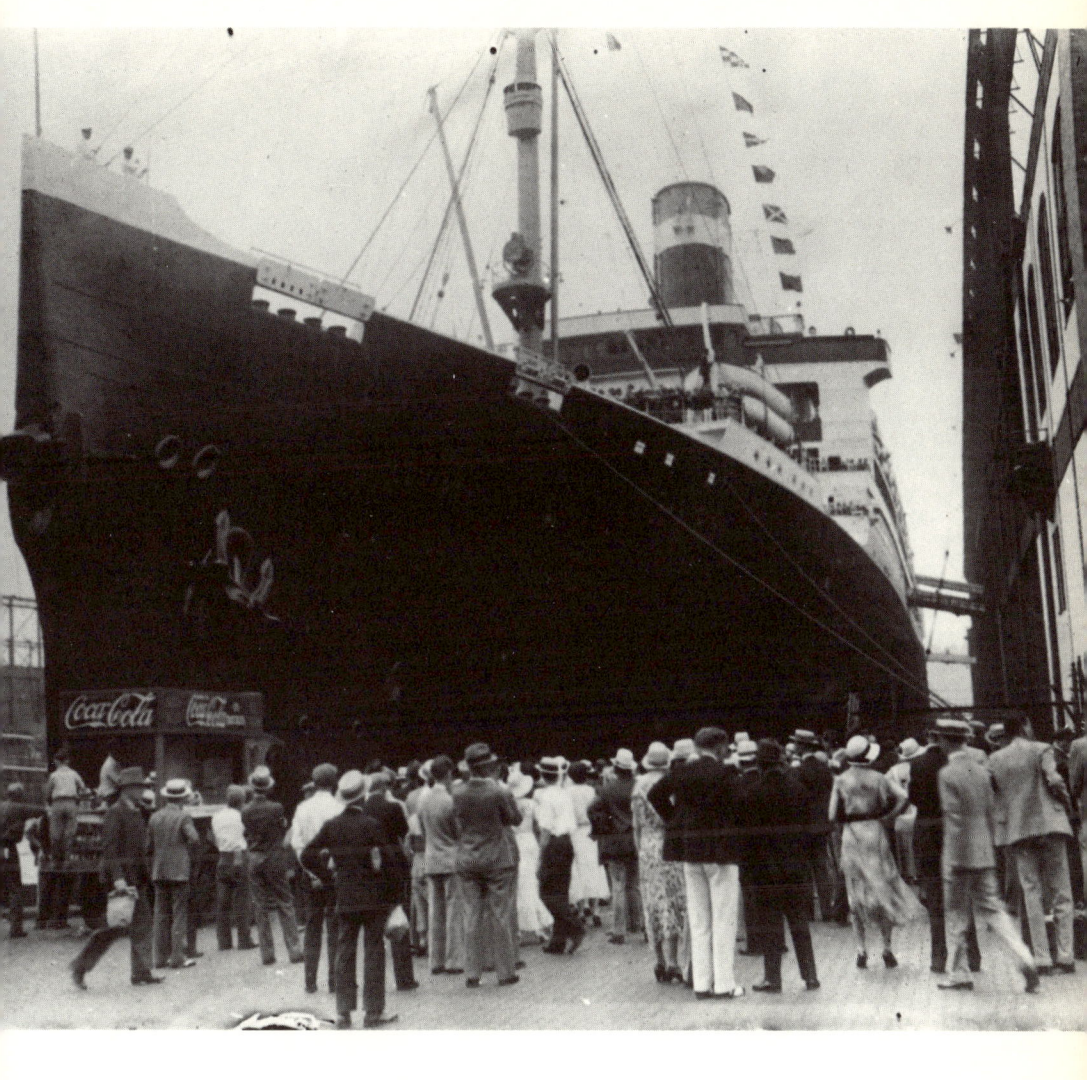

KAPITEL 7 Formen der Auseinandersetzung mit Erinnerungen bei (ehemaligen) jüdischen Emigranten

7.1 Bestimmung von Formen der Auseinandersetzung mit Erinnerungen an erlittene Traumatisierungen im Nationalsozialismus

Aus der Vielzahl der alltäglichen Kontexte, in denen sich die Untersuchungsteilnehmer mit Erinnerungen an traumatische Erlebnisse konfrontiert sehen, und der insbesondere für den Zeitraum der letzten zwei bis vier Jahre berichteten hohen Intensität dieser Erinnerungen wird deutlich, daß die erlittenen Traumatisierungen bis heute eine gravierende Belastung darstellen. Im folgenden wenden wir uns der Frage zu, wie die Untersuchungsteilnehmer versuchen, angesichts ständig wiederkehrender Erinnerungen eine tragfähige Lebensperspektive (wieder-)herzustellen und aufrechtzuerhalten.

Auf der Grundlage einer vom Bonner Psychologen Thomae entwickelten Taxonomie von 20 Daseinstechniken, die sich seit den 60er Jahren in zahlreichen psychologischen und gerontologischen Forschungsarbeiten bewährt hat,[48] wurden die Schilderungen der 180 Untersuchungsteilnehmer von zwei unabhängig voneinander arbeitenden Diplompsychologen ausgewertet. Der Ausprägungsgrad der 20 Daseinstechniken wurde hierbei jeweils auf einer fünfstufigen Skala eingeschätzt. Die Beurteilerübereinstimmung wurde überprüft und kann als ausreichend hoch eingeschätzt werden.[49] In einem zweiten Schritt wurden die 180 Untersuchungsteilnehmer mit Hilfe statistischer Ver-

---

[48] Vgl. hierzu Kruse, 1989, 1995, 1996; Thomae, 1996; Thomae & Lehr, 1986.
[49] Für die Interraterreliabilität ermittelten wir ein Kendall's Tau von 0,89.

fahren nach der relativen Ausprägung der 20 Daseinstechniken gruppiert.[50] So konnten fünf für die Untersuchungsteilnehmer charakteristische Formen der Auseinandersetzung differenziert werden. Es ist davon auszugehen, daß die ermittelte Gruppierung die in unserer Stichprobe bestehenden Unterschiede der Auseinandersetzung mit Erinnerungen an traumatische Erlebnisse im Nationalsozialismus adäquat abbildet.[51]

7.2 Welche Formen der Auseinandersetzung lassen sich differenzieren?

In der folgenden Übersicht sind die fünf Auseinandersetzungsformen zusammenfassend dargestellt.

> *Bemühen, eine positive Lebenseinstellung aufrechtzuerhalten*
> (n = 59 Personen)
> Dominante Daseinstechniken:
> - Positive Deutung der persönlichen Entwicklung nach der Emigration und der Leistungen, die man seitdem erbracht hat
> - Sachliche Leistung im Sinne einer Orientierung an den konkreten Anforderungen und Aufgaben der gegenwärtigen Lebenssituation

---

[50] Über die Ausprägungen der 20 Daseinstechniken wurde eine durch die k-means-Methode optimierte hierarchische Clusteranalyse (Ward-Algorithmus) gerechnet.

[51] Bei der Überprüfung der Güte der ermittelten Clusterlösung wurde eine in Arbeiten zum Verfahren der Clusteranalyse empfohlene Evaluationsstrategie gewählt, die vier Schritte umfaßt: 1.) die zufällige Unterteilung der Stichprobe in zwei gleich große Teilmengen, 2.) die Durchführung einer Clusteranalyse für diese beiden Teilmengen, 3.) die Zuordnung der in jeder der beiden Teilmengen gruppierten Personen zu den für die jeweils andere Teilmenge ermittelten Clustern, 4.) die Überprüfung der Übereinstimmung zwischen der jeweils ursprünglichen Clusterlösung und der für die jeweils andere Teilmenge ermittelten Clusterlösung (vgl. hierzu Bortz, 1993; Morey et al., 1983). Als Ergebnis ermittelten wir Übereinstimmungswerte (Cohen's Kappa) von 0,85 bzw. 0,83, was auf eine zufriedenstellende Clusterlösung hindeutet. Diese Beurteilung wird auch durch eine im Anschluß an die Clusteranalyse durchgeführte Diskriminanzanalyse gestützt. Die Anzahl der auf Grundlage der Diskriminanzgleichung korrekt gruppierten Personen lag bei 93%.

- Akzeptieren der Situation im Sinne einer für die Person abgeschlossenen Auseinandersetzung mit früheren traumatisierenden Erlebnissen

Erlebte Mitverantwortung und Engagement für andere Menschen, wodurch das eigene Schicksal eher ertragen werden kann (n = 47 Personen)

Dominante Daseinstechniken:
- Stiftung und Pflege sozialer Kontakte, vor allem mit Menschen nachfolgender Generationen
- Hoffnung, die sich hauptsächlich auf die Verantwortung nachfolgender Generationen für Toleranz bezieht
- Sachliche Leistung im Sinne von gesuchter Auseinandersetzung mit Menschen nachfolgender Generationen über das Schicksal der Juden und anderer Minderheiten im „Dritten Reich" (z.B. Besuch von Schulunterricht, persönliches Engagement für christlich-jüdische Zusammenarbeit)

Bemühen, die eigene Situation zurückzustellen (n= 31 Personen)

Dominante Daseinstechniken:
- Identifikation mit den Zielen und Schicksalen anderer Personen, vor allem der eigenen Kinder
- Zurückstellung der eigenen Bedürfnisse im Sinne eines Verzichts auf die Thematisierung der persönlichen Geschichte in Gesprächen mit anderen Menschen
- Stiftung und Pflege sozialer Kontakte mit Menschen, die nicht an das frühere Schicksal erinnern

Niedergeschlagenheit und Resignation (n = 28 Personen)

Dominante Daseinstechniken:
- Niedergeschlagenheit, depressive Episoden, häufig in Verbindung mit Antriebslosigkeit und Empfindungen von „Überlebensschuld"
- Hadern mit dem Schicksal
- Rückzug aus sozialen Beziehungen
- Situation den Umständen überlassen im Sinne einer ausgeprägten Tendenz, eigene Leistungen und Bemühungen als sinnlos zu erleben

> *Bemühen, die Erinnerung an frühere Erlebnisse unter allen Umständen zu vermeiden* (n = 15 Personen)
> Dominante Daseinstechniken:
> - Bewußtes Ausblenden belastender Lebensabschnitte
> - Sachliche Leistung im Sinne einer Orientierung an konkreten Anforderungen und Aufgaben der gegenwärtigen Lebenssituation
> - Stiftung und Pflege sozialer Kontakte ausschließlich mit Menschen, die nicht an das frühere Schicksal erinnern

BEMÜHEN, EINE POSITIVE LEBENSEINSTELLUNG AUFRECHTZUERHALTEN

Die in der Stichprobe (ehemaliger) jüdischer Emigranten am häufigsten zu beobachtende Auseinandersetzungsform ist durch das Bemühen, eine positive Lebenseinstellung aufrechtzuerhalten, gekennzeichnet. Dieses Bemühen kommt deutlich in den drei dominanten Daseinstechniken „Positive Deutung der persönlichen Entwicklung nach der Emigration und der Leistungen, die man seitdem erbracht hat", „Sachliche Leistung im Sinne einer Orientierung an den konkreten Anforderungen und Aufgaben der gegenwärtigen Lebenssituation" und „Akzeptieren der Situation im Sinne einer für die Person abgeschlossenen Auseinandersetzung mit früheren traumatisierenden Erlebnissen" zum Ausdruck. Die 59 unter dieser Auseinandersetzungsform subsumierten Untersuchungsteilnehmer reagierten auf Erinnerungen an traumatische Erlebnisse im Nationalsozialismus mit der Betonung positiv bewerteter Aspekte der eigenen Biographie, sie versuchten die mit den Erinnerungen verbundenen Belastungen zu verarbeiten, indem sie ihre persönliche Lebensgeschichte nach dem Holocaust als erfolgreiche Auseinandersetzung mit den durch die Zugehörigkeit zu einer verfolgten Minorität verbundenen Benachteiligungen und besonderen Anforderungen interpretierten. Die Interpretation der persönlichen Lebensgeschichte als „erfolgreich" beruhte hierbei vor allem auf drei Komponenten:
- Die Untersuchungsteilnehmer nahmen sich im Vergleich zu anderen Verfolgten im Nationalsozialismus als „stark, leistungs- und anpassungsfähig" wahr. Sie betonten, daß sie gelernt hätten, Rückschläge wegzustecken, ihre persönlichen Fähigkeiten erfolgreich einzusetzen und sich bietende Chancen zu ergreifen. Aus diesem Grunde seien sie mit ihrem Schicksal besser zurechtge-

kommen als jene Personen, die etwa aufgrund eines höheren Lebensalters, einer für die Anforderungen im Zielland der Emigration ungünstigen Berufsausbildung, eines schlechteren (körperlichen) Gesundheitszustandes, gravierenderer psychischer Schädigungen oder auch der fehlenden Fähigkeit, sich auf eine bislang unvertraute Sprache, Mentalität und Kultur einzustellen, nicht in der Lage gewesen seien, eine neue Lebensperspektive zu finden.

- Die Untersuchungsteilnehmer betonten ihren persönlichen, sozialen und wirtschaftlichen Aufstieg im Zielland der Emigration. Praktisch mittellos ins Land gekommen, erlangten sie später Bedeutung für das wirtschaftliche und kulturelle Leben. Sie trugen zum Teil erheblich dazu bei, daß sich im Zielland der Emigration neue Arbeitsweisen durchsetzten und bislang nicht gekannte Technologien entwickelten. Einige Untersuchungsteilnehmer beschäftigten in neu aufgebauten Fabriken und neu gegründeten Firmen zahlreiche Mitarbeiter und stiegen bis in die Oberschicht des Emigrationslandes auf.
- Die Befragten blickten auf ein als glücklich gedeutetes Familienleben zurück. Die Entbehrungen und Anpassungsprobleme in der Emigration haben zu einer hohen innerfamiliären Solidarität beigetragen. Für die Untersuchungsteilnehmer war es retrospektiv wichtig, „trotz allem" immer in der Lage gewesen zu sein, für die eigene Familie zu sorgen. Auch wenn man vor allem am Anfang „nicht viel geben konnte", habe man sich doch „nach besten Kräften bemüht", den eigenen Kindern „ein gutes Beispiel gegeben" und diesen eine angemessene Ausbildung ermöglicht. Ein Teil der Untersuchungsteilnehmer betonte in den Interviews spontan, für die Bewertung der eigenen Biographie sei vor allem die Entwicklung im Bereich der Familie entscheidend.

Die Auseinandersetzungsform „Bemühen, eine positive Lebenseinstellung aufrechtzuerhalten", ist nicht allein durch die dargestellten Perspektiven auf die eigene Vergangenheit charakterisiert. Den Untersuchungsteilnehmern war darüber hinaus das Bemühen, sich auf Anforderungen der gegenwärtigen Lebenssituation zu konzentrieren, gemeinsam. Sie versuchten, Erinnerungen an traumatische Erlebnisse im Nationalsozialismus zu entgehen, indem sie sich verstärkt mit Plänen und Vorhaben in der näheren Zukunft befaßten. In früheren Lebensabschnitten manifestierte sich dieses Bemühen oft als „vermehrte Konzentration auf berufliche Aufgaben", mit dem Verlust der Berufsrolle zunehmend in der Beschäftigung mit konkreten Anforderungen des Alltags. Parallel zu dieser Konzentration auf die gegenwärtige Lebenssituation und die nähere Zukunft war bei den Untersuchungsteilnehmern häufig der Versuch zu beobachten, sich mit den Erinnerungen nicht weiter zu beschäftigen, die Auseinandersetzung mit Erinnerungen als abgeschlossen zu betrachten. Aus der Tatsache, daß die Untersuchungsteilnehmer sich aber in zahlreichen alltäglichen Kontexten mit belastenden Erinnerungen konfrontiert sehen, ergibt sich, daß dies nicht immer gelingt.

ERLEBTE MITVERANTWORTUNG UND ENGAGEMENT FÜR ANDERE MENSCHEN, WODURCH DAS EIGENE SCHICKSAL EHER ERTRAGEN WERDEN KANN

Eine zweite Auseinandersetzungsform ist durch erlebte Mitverantwortung gekennzeichnet. Bei den 47 unter dieser Auseinandersetzungsform subsumierten Untersuchungsteilnehmern trägt das hohe Engagement für andere Menschen dazu bei, daß das eigene Schicksal eher ertragen werden kann. Die erlebte Mitverantwortung spiegelt sich in drei dominanten Daseinstechniken wider: „Stiftung und Pflege sozialer Kontakte, vor allem mit Menschen nachfolgender Generationen", „Hoffnung, die sich hauptsächlich auf die Verantwortung nachfolgender Generationen für Toleranz bezieht" und „Sachliche Leistung im Sinne von gesuchter Auseinandersetzung mit Menschen nachfolgender Generationen über das Schicksal der Juden und anderer Minderheiten im ‚Dritten Reich'". Den Untersuchungsteilnehmern war die Empfindung einer persönlichen Verpflichtung gemeinsam, Zeugnis von der Bedeutung des Holocaust für individuelle und gesellschaftliche Entwicklungen abzulegen, um anderen zu ermöglichen, aus der Geschichte zu lernen – auch wenn der Holocaust in seiner Gesamtheit jenseits dessen liegt, was von Menschen überhaupt verstanden werden kann. Diese Verpflichtung wurde vor allem gegenüber Angehörigen jüngerer Generationen empfunden, weshalb sich die Untersuchungsteilnehmer auch intensiv um Kontakte zu jüngeren Menschen bemühten und mit diesen das Gespräch über ihre Erlebnisse im nationalsozialistischen Deutschland suchten. Das Engagement konzentriert sich nicht allein deshalb auf die jüngere Generation, weil diese „die Zukunft der Gesellschaft" bedeutet. Die meisten Untersuchungsteilnehmer waren darüber hinaus der Auffassung, daß eine Auseinandersetzung mit der heute älteren Generation über die Zeit im Nationalsozialismus häufig nicht möglich sei. Die Geschichte der Juden in Deutschland werde in der Regel verdrängt, zum Teil auch geleugnet⁵². Statt dessen würden die Leiden und Entbehrungen der deutschen Bevölkerung überbetont und vor allem unter Ausblendung ihrer „wirklichen" Ursachen diskutiert. So werde etwa nicht berücksichtigt, daß die Bombardierung deutscher Städte durch die Alliierten und die dadurch ausgelösten Leiden der Zivilbevölkerung ihre Ursache in der aggressiven Machtpolitik der Nationalsozialisten gehabt hätten, und daß der überwiegende Teil der damaligen deutschen Bevölkerung die Politik der Nationalsozialisten, wenn auch nicht unbedingt aktiv mitgetragen, so doch zumindest geduldet habe. Unter den Untersuchungsteilnehmern bestand Einigkeit darüber, daß zumindest ein Teil der älteren Generation nichts aus der deutschen Geschichte gelernt habe und deshalb entweder nicht in der Lage oder nicht willens sei, der jüngeren Generation eine angemessene Sicht dieser Geschichte zu vermitteln. Die heutige jüngere Generation wisse über die Zeit im Nationalsozialismus viel zu wenig. Auch in den Schulen beschäftige man sich nicht ausreichend mit diesem Thema, Fakten würden allenfalls in abstrakter Form vermittelt, deren Bedeutung für die betroffenen Menschen werde nicht verdeutlicht. Andererseits berichteten die Untersuchungsteilnehmer positive Erfahrungen mit der jüngeren Generation, die ihrer Meinung nach belegen, daß viele jüngere Menschen sich um ein angemessenes Verständnis der deutschen Geschichte bemühen und sich für Verständigung und Toleranz zu engagieren bereit sind. Solche Erfahrungen begründen die häufig geäußerte Hoffnung, daß die Jugend nicht die Vorurteile der älteren Generation übernehmen muß, daß also ein Beitrag zur Verständigung geleistet, etwas gegen Antisemitismus und Fremdenfeindlichkeit getan werden kann. Die Tatsache, überlebt zu haben, bedeutet im Erleben der Untersuchungsteilnehmer auch eine besondere Verantwortung, der sie durch soziales Engagement gerecht zu werden versuchen. Dieses Engagement beschränkte sich nicht auf persönliche Kontakte zu jüngeren Menschen, bei denen bereits Interesse an der deutschen Geschichte und Bemühen um Verständigung bestehen. Die Untersuchungsteilnehmer engagierten sich auch in Organisationen für christlich-jüdische Zusammenarbeit oder stellten ihr Wissen für den Geschichtsunterricht in Schulen zur Verfügung.

---

⁵² Vgl. Lipstadt, 1994.

BEMÜHEN, DIE EIGENE SITUATION ZURÜCKZUSTELLEN

Eine dritte Auseinandersetzungsform ist durch das Bemühen gekennzeichnet, die eigene Situation zurückzustellen. Dieses Bemühen kommt in den dominanten Daseinstechniken „Identifikation mit den Zielen und Schicksalen anderer Personen, vor allem der eigenen Kinder", „Zurückstellung der eigenen Bedürfnisse im Sinne eines Verzichts auf die Thematisierung der persönlichen Geschichte in Gesprächen mit anderen Menschen" und „Stiftung und Pflege sozialer Kontakte mit Menschen, die nicht an das frühere Schicksal erinnern", zum Ausdruck. Den 31 Untersuchungsteilnehmern, die dieser Auseinandersetzungsform zugeordnet werden konnten, war die Überzeugung gemeinsam, daß der deutsche Nationalsozialismus eine historische Periode darstelle, die nicht durch vorausgehende Entwicklungen und Ereignisse erklärbar sei, sondern jenseits dessen liege, was von Menschen verstanden werden könne. Auch die Auswirkungen von Verfolgung und Diskriminierung auf die individuellen Biographien der damals in Deutschland lebenden Juden seien nicht wirklich zu verstehen; so etwa was es bedeutet, in einem Land, mit dem man sich in hohem Maße identifiziert hat, einer „Gegenrasse" zugerechnet zu werden, deren Zielsetzung in der „Zersetzung des Wirtsvolkes" bestehe. Die Untersuchungsteilnehmer waren der Auffassung, daß die Schilderung ihrer Erlebnisse im Nationalsozialismus auch und gerade bei persönlich nahestehenden Menschen lediglich Haß und Mitleid hervorrufen könnte, Gefühle, die sich letztlich nur negativ auswirken würden, ohne wirklich zu einem besseren Verständnis der damaligen Zeit beizutragen. Empfindungen von Haß gegenüber dem „deutschen Volk" oder den Deutschen seien mit der Gefahr unzulässiger Verallgemeinerungen verbunden und könnten so zu einer Ideologie werden, die ebenso falsch sei wie jene der Nationalsozialisten. Schließlich sei der Glaube an die Verschwörung eines „Weltjudentums" ja eine Voraussetzung für die Entrechtung, Verfolgung und Ermordung der Juden im „Dritten Reich" gewesen. Mit Empfindungen von Mitleid sei den Untersuchungsteilnehmern nicht gedient, weil dadurch die eigene Lebensgeschichte auf die Jahre des Nationalsozialismus reduziert würde.

Das Bemühen, die eigene Situation zurückzustellen, darf nicht mit einer Verdrängung der Erlebnisse im Nationalsozialismus verwechselt werden. Es handelt sich hier um eine aktive Form der Auseinandersetzung. Die Untersuchungsteilnehmer dieser Gruppe waren lediglich bemüht, andere nicht durch ihre Erinnerungen an traumatische Erlebnisse zu belasten, und Erinnerungen als „privat" zu behandeln.

Durch das Zurückstellen der eigenen Situation versuchten sie, ihr Selbstverständnis und ihre Beziehungen zu anderen Menschen auf eine breitere Basis als nur auf die Zeit des Nationalsozialismus zu stellen. Dieses Bemühen zeigt sich vor allem in ihrer Ausgestaltung der Eltern- und Großelternrolle, in der sie primär mit der Unterstützung und dem Wohlergehen ihrer Nachkommen und eben nicht mit der Aufarbeitung eigener Probleme und Konflikte befaßt sind. Ähnliches gilt auch für außerfamiliäre Beziehungen: Auch hier war es für die Untersuchungsteilnehmer dieser Gruppe wichtig, den Problemen und Anliegen anderer gerecht zu werden, diese nicht durch persönliche Erinnerungen zu belasten, sondern selbst Unterstützung geben zu können.

NIEDERGESCHLAGENHEIT UND RESIGNATION

Eine vierte Auseinandersetzungsform war vor allem durch Niedergeschlagenheit und Resignation gekennzeichnet. Bei 28 Untersuchungsteilnehmern dominierten die Daseinstechniken „Niedergeschlagenheit, depressive Episoden, häufig in Verbindung mit Antriebslosigkeit und Empfindungen von ‚Überlebensschuld'", „Hadern mit dem Schicksal", „Rückzug aus sozialen Beziehungen" und „Situation den Umständen überlassen im Sinne einer ausgeprägten Tendenz, eigene Leistungen und Bemühungen als sinnlos zu erleben". In den dominanten Daseintechniken kommt eine Überforderung der psychischen Ressourcen durch Erinnerungen an traumatische Erlebnisse im Nationalsozialismus zum Ausdruck. Diese Menschen sehen sich weder in der Lage, sich vor dem Auftreten belastender Erinnerungen zu schützen, noch diese zu verarbeiten. Für sie stellt das Auftreten von Erinnerungen an traumatische Erlebnisse im Nationalsozialismus ihre Biographie als Ganzes in Frage. Das im Leben Erreichte erscheint ihnen angesichts der erlittenen Verluste als unbedeutend. Als Reaktion auf traumatische Erinnerungen treten zum Teil ausgeprägte, länger anhaltende depressive Zustände auf. Die Untersuchungsteilnehmer sehen sich in diesen Zuständen nicht in der Lage, die eigene Wohnung zu verlassen oder mit anderen Menschen zu sprechen. Die Tatsache, überlebt zu haben, in der glücklichen Lage gewesen zu sein, das nationalsozialistische Deutschland rechtzeitig verlassen zu können, wurde von ihnen in der Regel als eine Folge zufälliger Ereignisse und Entwicklungen erlebt, was gleichzeitig bedeutet, daß andere an Stelle der eigenen Person ebensogut hätten überleben können, daß man selbst hätte deportiert und ermordet werden können. Einige wurden häufig von der Frage gequält, ob sie diese „Bevorzugung durch das Schicksal" verdient oder ob an ihrer Stelle nicht besser andere überlebt hätten. Zu diesen Empfindungen der Überlebensschuld trug weiterhin bei, daß sich für einige die Frage aufdrängte, ob sie für andere Menschen mehr hätten tun können oder ob es moralisch zu rechtfertigen gewesen sei, persönlich nahestehende Personen zurückzulassen („im Stich zu lassen"). Die persönliche Entwicklung nach dem Holocaust wurde im Vergleich zu den Untersuchungsteilnehmern der anderen Gruppen als stärker durch die Zeit im Nationalsozialismus geprägt und weniger erfolgreich wahrgenommen. Als Bewertungsmaßstab wurde dabei die persönliche Entwicklung gewählt, die man hätte nehmen können, wenn man Deutschland nicht hätte verlassen müssen und die jüdische Bevölkerung in Deutschland als gleichberechtigt akzeptiert worden wäre. Den erlittenen Verlusten wurde so eine weit größere Bedeutung eingeräumt als den in der Biographie erbrachten Leistungen, die im übrigen nach Einschätzung der Interviewer nicht geringer waren als in anderen Gruppen. Auftretende Erinnerungen an die Zeit im Nationalsozialismus führten dazu, daß aktuelle Ziele, Pläne und Vorhaben nicht weiterverfolgt wurden und Gefühle von Antriebslosigkeit an Bedeutung gewannen. Für eine Charakterisierung der Auseinandersetzungsform ist weiterhin wichtig, daß von anderen Menschen keine Hilfe bei der Verarbeitung belastender Erinnerungen erwartet wurde. Aus der Analyse der Interviews wurde deutlich, daß der Rückzug aus sozialen Beziehungen vor allem auf zwei Ursachen zurückgeht:

- Die Untersuchungsteilnehmer befürchteten, daß andere Menschen durch Fragen oder Verständnislosigkeit zusätzliche Erinnerungen hervorrufen und damit zu einer Verschlimmerung der empfundenen Belastung beitragen könnten.
- Die beschriebenen Empfindungen einer „Überlebensschuld" trugen zur Auffassung bei, es sei moralisch nicht zu rechtfertigen, wenn man als Überlebender des Nationalsozialismus das Schicksal der Juden zu vergessen suche, indem man etwa an fröhlichen Feiern und Festen teilnehme oder sich in freudigen Aktivitäten mit anderen Abwechslung verschaffe, „als ob nichts gewesen wäre". Aus der persönlichen Geschichte im Nationalsozialismus wird auch hier eine besondere Verpflichtung für das weitere Leben abgeleitet. Die Verpflichtung, „Zeugnis abzulegen", mündet aber nicht in Mitverantwortung, die eine Veränderung gesellschaftlichen Bewußtseins zum Ziel hat, sondern statt dessen in selbstgewählte soziale Isolation.

BEMÜHEN, DIE ERINNERUNG AN FRÜHERE ERLEBNISSE UNTER ALLEN UMSTÄNDEN ZU VERMEIDEN

Eine fünfte Auseinandersetzungsform war durch das Bemühen gekennzeichnet, Erinnerungen an traumatische Erlebnisse im Nationalsozialismus unter allen Umständen zu vermeiden. Die dominanten Daseinstechniken in dieser Gruppe waren: „Bewußtes Ausblenden belastender Lebensabschnitte", „Sachliche Leistung im Sinne einer Orientierung an konkreten Anforderungen und Aufgaben der gegenwärtigen Lebenssituation" und „Stiftung und Pflege sozialer Kontakte ausschließlich mit Menschen, die nicht an das frühere Schicksal erinnern". Das Bemühen, Erinnerungen an die Zeit im Nationalsozialismus zu vermeiden, geht bei den 15 in dieser Gruppe zusammengefaßten Untersuchungsteilnehmern vor allem auf die Erfahrung zurück, die traumatischen Erlebnisse in der Zeit des Nationalsozialismus nicht „verarbeiten" zu können, angesichts auftauchender Erinnerungen emotional in einer Art und Weise „überwältigt" zu werden, die die nach der Emigration aus dem nationalsozialistischen Deutschland aufgebaute Lebensperspektive in Frage stellt. Die Untersuchungsteilnehmer haben sich aus sozialen Beziehungen, in denen sie mit belastenden Erinnerungen konfrontiert werden könnten, weitgehend zurückgezogen. In Kontakten mit anderen Menschen geben sie sich im allgemeinen nicht als jüdische Emigranten zu erkennen, sie gehören häufig keiner jüdischen Gemeinde an und meiden Gespräche über die Zeit vor 1945. Die bis heute im Zielland der Emigration lebenden Untersuchungsteilnehmer sprechen nur selten Deutsch und haben ihren Geburtsort nach Kriegsende entweder nicht mehr oder zumindest seit langer Zeit nicht mehr besucht. So haben einige eine von der deutschen Regierung oder von ihrer ehemaligen Heimatstadt ausgesprochene Einladung abgelehnt. Die nach Deutschland zurückgekehrten Emigranten dieser Gruppe haben nach ihrer Rückkehr nicht mehr in privaten Haushalten gewohnt. Die Übersiedlung erfolgte direkt in Seniorenheime und Wohnstifte, die sich auch in Regionen befinden, in denen die Untersuchungsteilnehmer zuvor nie gewesen sind oder in denen sie zumindest nicht gelebt und deshalb auch keine Diskriminierungen erfahren haben. Der heutige Bekanntenkreis geht überwiegend auf gemeinsame Aktivitäten in Heimen und Wohnstiften oder (im Zielland der Emigration) auf berufliche Kontakte zurück. Die Auseinandersetzungsform ist durch eine selbstgewählte Einengung des persönlichen Lebensraums gekennzeichnet, die die Wahrscheinlichkeit von Erinnerungen an traumatische Erlebnisse im Nationalsozialismus zwar zum Teil reduziert, andererseits aber auch dazu beitragen mag, daß auftretende Erinnerungen als besonders belastend empfunden werden, weil keine anderen Personen zur Verfügung stehen, die in der Lage wären, deren Bedeutung zu verstehen und bei der Auseinandersetzung mit diesen zu unterstützen. Die Interviews legen die Annahme nahe, daß die Mitglieder dieser Gruppe die im Alter eintretenden Veränderungen in sozialen Rollen – zu nennen ist hier insbesondere der Verlust der Berufsrolle – als besonders gravierend erfahren.

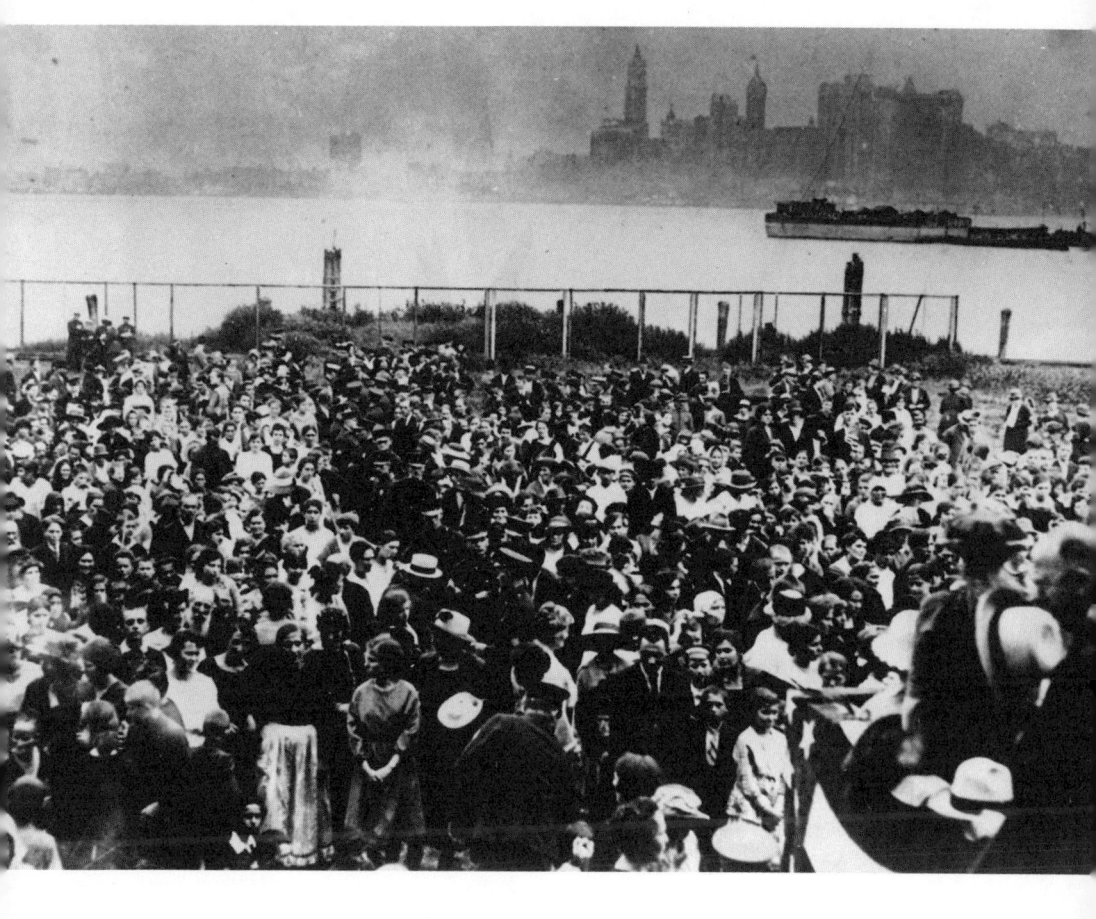

KAPITEL 8 Formen sozialer Identität bei (ehemaligen) jüdischen Emigranten

8.1 Zum Begriff der sozialen Identität

Die Verwendungen des Begriffs „Identität" in den Sozialwissenschaften sind vielfältig und teilweise widersprüchlich. Die Einzigartigkeit und Unverwechselbarkeit des Menschen wird ebenso betont wie die Tatsache, daß er in mancherlei Hinsicht genauso wie viele andere auch, wenn nicht sogar wie alle anderen ist.[53] Einmal erscheint „Identität" als Integrationsleistung des Individuums, auf der sich auch in späteren Abschnitten des Lebenslaufs aufbauen läßt,[54] ein anderes Mal erscheint das Individuum der mehr oder weniger willkürlichen Festlegung seiner Identität durch andere hilflos ausgeliefert zu sein,[55] ein weiteres Mal wird betont, daß die Person, permanent um Selbstdarstellung bzw. „Identitätsmanagement" bemüht,

---

[53] Zur Kennzeichnung dieser strukturellen Ambivalenz hat Krappmann (1993) den Begriff der „balancierenden Ich-Identität" eingeführt. Diese bezeichnet „die Leistung eines Individuums, seine Normalität zu demonstrieren, ohne auf seine Einzigartigkeit zu verzichten, und Besonderheiten hervorzukehren, ohne vergessen zu lassen, daß es dennoch ist, wie alle anderen auch".

[54] So bildet die Fähigkeit zur Wahrnehmung eigener Gleichheit und Kontinuität in der Biographie den Kern des Identitätsbegriffs von Erikson (1980). Identität erscheint hier als das Resultat einer erfolgreich gelösten Entwicklungsaufgabe des Jugendalters, die gleichzeitig eine Voraussetzung für die Lösung künftiger Entwicklungsaufgaben darstellt.

[55] Zur Kennzeichnung von Identität als Widerspiegelung der eigenen Aktionen in den Reaktionen der anderen hat Cooley (1968) den Begriff „looking-glass self" eingeführt. Identität umfaßt in dieser Sichtweise 1.) die (mutmaßliche) Vorstellung des (der) anderen von meiner Erscheinung, 2.) die (mutmaßliche) Bewertung dieser Erscheinung, 3.) meine emotionale Reaktion auf die so bewertete Erscheinung.

gleich einem Schauspieler die Sichtweisen anderer Personen durch „identifiers", „dis-identifiers" und „mis-identifiers" manipuliert und induziert.[56] Weiterhin erscheint die Person einmal in ihrer so verstandenen Rolle aufzugehen,[57] ein anderes Mal wird dagegen ihre „Rollendistanz" betont.[58] Schließlich besteht auch keine völlige Einigkeit darüber, inwieweit sich von spezifischen Merkmalen einer Person relativ situationsübergreifend auf deren „Identität" schließen läßt[59], oder ob Personen sich nicht vielmehr durch „multiple Identitäten"[60] auszeichnen. Aus psychologischer Perspektive wurde auch die motivationale (Mit-)Bedingtheit der Selbstwahrnehmung unterstrichen, wobei diese zum Teil vom Bedürfnis nach „Selbstkonsistenz", zum Teil vom Bedürfnis nach „Selbstachtung" und „Selbstwerterhöhung" beeinflußt ist.[61] Aus den genannten Gründen soll an dieser Stelle dargestellt werden, was im vorliegenden Zusammenhang mit der „Identität" (ehemaliger) jüdischer Emigranten gemeint ist.

In unserem Verständnis läßt sich die Identität einer Person nicht „von außen", durch objektive Merkmale, die sie mehr oder weniger eindeutig „identifizieren", bestimmen. Unter „Identität" verstehen wir keine überdauernde Eigenschaft, keine stabilen Merkmale, die eine Person einfach hat, sondern eine Haltung der Person, eine Perspektive, aus der sie sich mit anderen vergleicht und andere Personen als ähnlich oder unähnlich wahrnimmt.

Die Dimensionen, auf denen sich eine Person beurteilt und mit anderen vergleicht, werden hierbei nicht willkürlich gewählt, sondern sind gewissermaßen ein Spiegelbild der sozialen Realität. Indem wir die Perspektive eines verallgemeinerten Anderen überneh-

---

[56] Diese auf der Rollentheorie gründende Auffassung findet sich in ihrer deutlichsten Form in Goffman, 1990.

[57] Diese Auffassung findet sich u.a. in den Rollentheorien von Brim (1960) und Parsons (1959). Nach Brim ist Persönlichkeit nichts anderes als das gelernte Repertoire sozialer Rollen, nach Parsons entsprechen sich Rollenanforderungen und individuelle Bedürfnisse, da beide Resultat des gleichen Sozialisationsprozesses sind (vgl. hierzu auch Geulen, 1989).

[58] Eine Differenz zwischen Person und Rolle ist nach Krappmann (1993) gerade Voraussetzung für soziale Interaktion. So würden wir mit anderen nicht kommunizieren, wenn wir durch die aktualisierten sozialen Rollen schon alles über sie wüßten. Das Wesen sozialer Rollen besteht vielmehr darin, daß sie von Personen ausgelegt werden.

[59] Dieser Gedanke bildet den Ausgangspunkt von Goffman, 1967.

[60] Vgl. hierzu insbesondere Graumann, 1983.

[61] Vgl. hierzu Beiträge in Frey & Irle, 1993.

men,[62] werden bei der Selbstwahrnehmung genau jene Gruppenmitgliedschaften wichtig, anhand derer wir unserer Erfahrung nach von anderen Personen beurteilt werden (und im übrigen in der Regel auch andere Personen beurteilen). Wenn wir die Frage nach unserer Identität stellen, fragen wir meist auch danach, wie wir von anderen gesehen und bewertet werden. Wir müssen die Urteile anderer natürlich nicht übernehmen, wir können sie aber häufig auch nicht einfach ignorieren.

Durch die Zugehörigkeit zu sozialen Gruppen und die Beziehungen dieser Gruppen zu anderen bestimmt sich die soziale Identität. Diese definieren wir in Anlehnung an Henri Tajfel[63] als „den Teil des Selbstkonzeptes eines Individuums, der aus dessen Wissen über seine Zugehörigkeit zu einer sozialen Gruppe (oder Gruppen), verbunden mit dem Wert und der emotionalen Bedeutung, die dieser Gruppenmitgliedschaft beigemessen werden, erwächst".[64]

Informationen über die eigene soziale Identität gewinnen wir, indem wir uns als Angehörige einer spezifischen Gruppe mit anderen Gruppen, denen wir selbst nicht angehören, vergleichen. Welche Gruppeneinteilungen für solche sozialen Vergleiche gewählt werden, hängt einerseits von den gegebenen gesellschaftlichen Rahmenbedingungen – welche Kategorien werden in einer gegebenen Gesellschaft für eine Differenzierung von Personengruppen herangezogen? –, andererseits von den individuellen Erfahrungen, die Personen im Laufe ihrer Biographie gesammelt haben – welche Einteilungen der sozialen Realität haben sich für die Erklärung und die Vorhersage von Verhaltensunterschieden zwischen anderen Personen und damit für die (Vor-) Strukturierung sozialer Interaktionen in besonderem Maße bewährt? –, ab.

Wichtige Vergleichsgruppen für die deutschen Juden waren vor 1933 das deutsche Bildungsbürgertum – dem sich ein großer Teil der deutschen Juden zurechnete – und die aus dem Osten Europas, vor allem aus Gallizien, zuwandernden „Ostjuden" – von denen sich viele der deutschen Juden distanzierten.[65] Mit der Veränderung der gesellschaftlichen Verhältnisse im „Dritten Reich" war das deutsche

---

[62] Vgl. hierzu ausführlich G.H. Mead, 1968.
[63] Vgl. hierzu Tajfel, 1981, 1982a, 1982b.
[64] Im Unterschied dazu konstituieren die eher idiosynkratischen Aspekte einer Person einen zweiten Teil ihres Selbstkonzeptes, ihre persönliche Identität.
[65] Vgl. hierzu etwa Blank, 1992; Rürup, 1987; Strauss & Kampe, 1985; Volkov, 1990.

Bildungsbürgertum keine für eine Einteilung der sozialen Realität bedeutsame Gruppe mehr, zu unterschiedlich wurden „arische" und „jüdische" Bürger in der veränderten sozialen Realität behandelt.[66] Gleichzeitig homogenisierte das gemeinsame Schicksal Ost- und Westjuden weitgehend, die Ostjuden stellten keine Vergleichsgruppe mehr dar, sondern gehörten zumindest in den Augen der nichtjüdischen Deutschen häufig zur selben Gruppe. Damit wurde die Zugehörigkeit zur sozialen Kategorie „Jude" bedeutsam, die Orientierung am deutschen Bildungsbürgertum trat in ihrer Bedeutung für soziale Vergleiche zurück.

8.2 Die Erfassung unterschiedlicher Formen sozialer Identität (ehemaliger) jüdischer Emigranten

Aus unserem Verständnis von Identität als einer Haltung der Person, einer Perspektive, aus der sie sich mit anderen Personen vergleicht und andere Personen als ähnlich oder unähnlich wahrnimmt, folgt, daß sich die Frage nach Identität nicht auf die gegenwärtige Situation beschränken kann. Für die Identität einer Person ist von erheblicher Bedeutung, inwiefern sie sich als identisch mit dem erfährt, was sie in der Vergangenheit gewesen ist bzw. zu sein geglaubt hat. Wie sich Personen heute aus der Perspektive ihrer Zugehörigkeit zu einer sozialen Kategorie sehen, steht auch im Zusammenhang mit der Bedeutung, die sie dieser Zugehörigkeit in der Vergangenheit beigemessen haben, und den Erfahrungen, die sie mit dieser Art der Kategorisierung im Umgang mit anderen Menschen gemacht haben. Die Beschäftigung mit der (subjektiven) Bedeutung von Kategorien wie „deutsch" oder „jüdisch" verweist uns also auch auf die Biographie der (ehemaligen) jüdischen Emigranten.

Diese sind in ihrer Biographie mit zum Teil vergleichbaren Ereignissen und Erfahrungen konfrontiert worden.[67] Sie haben Deutschland verlassen, um überleben zu können. Damit ist klar, daß alle

---

[66] So differenziert das „Reichsbürgergesetz" von 1935 deutsche Staatsbürger in „Staatsangehörige" und „Reichsbürger". Mit diesem Gesetz gibt es offiziell keine „deutschen Juden" mehr, sondern nur noch „Juden in Deutschland".

[67] Mit dieser Aussage werden die ausgeprägten Unterschiede im Erleben zwischen den Personen nicht in Abrede gestellt. Um Mißverständnissen vorzubeugen, sei ausdrücklich betont, daß es sich hier um eine andere Analyseebene handelt.

Personen vor der Emigration in Deutschland zumindest gelegentlich antisemitische Anfeindungen wahrgenommen und als bedrohlich empfunden haben. Weiterhin erscheint es uns naheliegend, anzunehmen, daß alle Personen vor ihrer Emigration zumindest einzelne Nichtjuden gekannt haben, die sie bis heute nicht als nationalsozialistisch oder antisemitisch bezeichnen würden. Leitend für unsere Operationalisierung sozialer Identität war deshalb die Hypothese, daß sich die Emigranten weniger durch die Konfrontation mit bestimmten „objektiven" Situationen und Ereignissen, als vielmehr in der Bedeutung, die sie diesen Situationen und Ereignissen früher verliehen haben und heute verleihen, unterscheiden. Aus diesem Grunde ist in unseren Analysen zur sozialen Identität auch weniger das Vorliegen spezifischer Situationen und Ereignisse in der individuellen Biographie relevant, als vielmehr der Gesamtzusammenhang, in dem diese Situationen und Ereignisse früher gesehen wurden und heute gesehen werden. So ist es unserer Auffassung nach sehr wichtig für eine Einschätzung der sozialen Identität jüdischer Emigranten, ob im Zusammenhang mit Kindheit und Jugendalter die Integration der Juden in Deutschland und die guten sozialen Beziehungen zu Nichtjuden geschildert werden, oder ob sich die Darstellung dieses Lebensabschnitts auf Erfahrungen von Antijudaismus und Antisemitismus konzentriert.

Damit ist es aber notwendig, den Untersuchungsteilnehmern die Möglichkeit zu geben, die Darstellung ihrer Biographie selbst zu strukturieren, das heißt selbst zu bestimmen, auf welche Situationen und Ereignisse eingegangen wird und wie ausführlich diese geschildert werden. Diese Voraussetzungen waren in der vorliegenden Untersuchung mit der Methode des halbstrukturierten Interviews gegeben.

Im Anschluß an die Erhebung der Lebensgeschichte der Untersuchungsteilnehmer wurden einige zusätzliche, für die Einschätzung der sozialen Identität wichtige Fragen gestellt. Die folgenden Bereiche wurden thematisiert, sofern die Untersuchungsteilnehmer nicht bereits im Zusammenhang mit der Schilderung ihrer Biographie auf sie eingegangen waren:
- (heutige) Identifikation mit Israel und der jüdischen Religion,
- (heutige) Einstellung zu Deutschland und der deutschen Bevölkerung (verstehen sich die Untersuchungsteilnehmer heute noch als deutsch?),
- gegebenenfalls Gründe für die Rückkehr nach Deutschland (und das Verlassen des Emigrationslandes).

Auch hier wurde auf eine standardisierte Form der Befragung verzichtet und versucht, die Personen zu einem Spontanbericht anzuregen.

Bei der Erstellung unseres Kategoriensystems zur Beschreibung der sozialen Identität beschränkten wir uns auf den Aspekt der Identifikation mit Deutschland und Judentum.[68] Obgleich die Identifikation mit dem Zielland der Emigration sicherlich einen weiteren wichtigen Aspekt der sozialen Identität (ehemaliger) jüdischer Emigranten darstellt, erschien es uns aus Gründen der Vergleichbarkeit angemessen, diese bei der Differenzierung unterschiedlicher Formen der sozialen Identität nicht zu berücksichtigen. Da sich die in unserer Untersuchung berücksichtigten Zielländer der Emigration in vielerlei Hinsicht erheblich voneinander unterscheiden, erschien uns etwa eine Gleichsetzung einer Identifikation mit Argentinien mit einer Identifikation mit Israel oder den USA nicht gerechtfertigt: Sich mit einem demokratischen Staat nicht identifizieren zu können, ist etwas anderes als die Distanzierung von einer Militärdiktatur oder einer nicht gefestigten Demokratie. Darüber hinaus war für uns die Frage von Interesse, inwieweit zwischen den unterschiedenen Zielländern der jüdischen Emigration Unterschiede in der Identifikation mit Deutschland und dem Judentum bestehen.

In einem ersten Schritt wurden nach dem Zufallsprinzip 60 Tonbandtranskripte (jeweils 10 für die sechs unterschiedlichen Teilstichproben (ehemaliger) jüdischer Emigranten) ausgewählt. Für jedes Interview wurden von zwei unabhängig voneinander arbeitenden Diplompsychologen zunächst jene Passagen herausgeschrieben, die sich auf die Identifikation mit den sozialen Kategorien „deutsch" und „jüdisch" bezogen. Zusätzlich wurde für jedes Gespräch notiert, welchen Inhalten die größte Bedeutung für die persönliche Geschichte zukam, das heißt, es wurde festgehalten, auf welche Themen und Ereignisse die Untersuchungsteilnehmer immer wieder zurückkamen. In einer gemeinsamen Fallkonferenz wurde auf der Grundlage der ausgewählten Textpassagen ein Kategoriensystem zur Erfassung der sozialen Identität erstellt.

Es wurde weiterhin versucht, die Identifikation der Untersuchungsteilnehmer mit den sozialen Kategorien „deutsch" und „jüdisch" für die Zeitabschnitte vor und nach der Emigration getrennt abzubilden. Darüber hinaus wurde kategorisiert, in welchem Ausmaß

---

[68] Diesen Begriff haben wir in den Gesprächen nicht näher definiert, vielmehr war von Interesse, was die befragten Personen unter „Judentum" verstehen, ob das Judentum in deren Verständnis eine Religion ist oder eine Religion hat.

sich in der frühen Kindheit der Untersuchungsteilnehmer deren Familien mit den beiden sozialen Kategorien identifiziert haben. Auf diese Weise sollte Unterschieden in der Erziehung Rechnung getragen werden. Für die drei Zeitabschnitte (frühe Kindheit, Zeitraum bis zur Emigration, Zeitraum nach der Emigration) wurden Hinweise auf eine Identifikation mit Deutschland und Hinweise auf eine Identifikation mit dem Judentum getrennt erfaßt. Das Kategoriensystem ist in Tabelle 8.1 wiedergegeben.

Auf der Grundlage des entwickelten Kategoriensystems wurden die 180 Interviews von zwei unabhängig voneinander arbeitenden Diplompsychologen kodiert. Es ergab sich eine zufriedenstellende Übereinstimmung zwischen den beiden Auswertern.[69]

8.3 Welche Formen sozialer Identität lassen sich differenzieren?

Auf der Grundlage sozialer Identität des dargestellten Kategoriensystems zur Beschreibung der Identifikation der Untersuchungsteilnehmer mit Deutschland und Judentum im Lebensrückblick konnten auf statistischem Wege[70] drei Personengruppen differenziert werden, die sich in ihrer sozialen Identität unterscheiden. Diese sind in Tabelle 8.2 zusammenfassend dargestellt und sollen im folgenden näher beschrieben werden.

KONTINUITÄT EINES SELBSTVERSTÄNDNISSES ALS DEUTSCHE STAATSBÜRGER JÜDISCHEN GLAUBENS

Von den 180 Personen wurden 45 zu einer ersten Gruppe zusammengefaßt: Diese Personen stammten aus Familien, die sich in hohem Maße mit ihrer „deutschen Heimat" identifizierten. Sie legten großen Wert auf die – zum Teil jahrhundertelange – Tradition ihrer Familie in Deutschland, deren soziale Integration (das gute Verhältnis zu nichtjüdischen Deutschen) und patriotische Einstellung (vor allem

---

[69] Der Wert für Cohen's Kappa lag bei 0,79.
[70] Über die Ausprägungen der in Tabelle 8.1 aufgeführten Kategorien wurde eine durch die k-means-Methode optimierte hierarchische Clusteranalyse (Ward-Algorithmus) gerechnet. Die Generalisierbarkeit der Clusterlösung wurde durch das in Fußnote 51 beschriebene Vorgehen überprüft. Die Werte für Cohen's Kappa lagen hier bei 0,88 bzw. 0,86. Der Anteil der aufgrund der Diskriminanzgleichung korrekt gruppierten Personen lag bei 97%.

Tabelle 8.1. Kategoriensystem zur Beschreibung der Identifikation der Untersuchungsteilnehmer mit Deutschland und Judentum

	Hinweise auf die Identifikation mit Deutschland	Hinweise auf die Identifikation mit dem Judentum
I. Die ersten Lebensjahre – Identifikation der Familien der Untersuchungsteilnehmer mit Deutschland und Judentum	■ Betonen familiärer Geschichte und Tradition, der „Wurzeln der Familie in Deutschland" ■ Betonen von Patriotismus und Gefühlen der Solidarität mit den Deutschen ■ Betonen freundschaftlicher Beziehungen zu Nichtjuden ■ Herausstellen von Assimilationstendenzen der deutschen Juden ■ Betonen sozialer Integration und friedlicher Koexistenz	■ Mitgliedschaft in jüdischen Vereinen und Organisationen ■ Sympathien für zionistische Organisationen und die Auswanderung nach Palästina ■ Hohe subjektive Bedeutung der jüdischen Religion ■ Befolgen von „Lebensvorschriften" der jüdischen Religion ■ Segregation/Soziale Kontakte überwiegend zu Juden
II. Die Zeit vor der Emigration	■ Hohe Identifikation mit deutscher Kultur und Geschichte ■ Deutsche Herkunft als differentielles Merkmal gegenüber anderen Juden (Ostjuden) ■ Differenzierte Sicht der Bevölkerung im Nationalsozialismus ■ Relativieren der Bedeutung der Nationalsozialisten ■ Betonen erhaltener Unterstützung durch Nichtjuden im Nationalsozialismus	■ Mitgliedschaft in jüdischen oder zionistischen Vereinigungen und Organisationen ■ Beschäftigung mit der jüdischen Geschichte und dem Judentum ■ Erlebte Akzeptanz der NS-Ideologie in Deutschland ■ Hohe Vertrautheit mit den Inhalten der NS-Ideologie ■ Prägung des Erlebens durch die Konfrontation mit Antisemitismus

KAPITEL 8 Formen sozialer Identität bei (ehemaligen) jüdischen Emigranten

| III. Die Zeit in der Emigration | ■ Soziale Kontakte überwiegend zu deutschstämmigen Personen
■ Deutsche Sprache und Kultur blieben in der Emigration erhalten
■ Soziale Kontakte zu deutschen Nichtjuden
■ Personen wurden von der „einheimischen Bevölkerung" als „Deutsche" wahrgenommen
■ Aufenthalte in Deutschland | ■ Mitgliedschaft in jüdischen Organisationen und Vereinigungen
■ Hohe Identifikation mit Israel
■ Hohe Verbundenheit mit der jüdischen Religion
■ Intensive Beschäftigung mit der Geschichte des Judentums und der Geschichte der Juden
■ Verwandte, Freunde und Bekannte in Israel |

Tabelle 8.2. Die Entwicklung der Identifikation mit Deutschland und dem Judentum im Lebensrückblick in den drei unterschiedenen Formen sozialer Identität

Kontinuität eines Selbstverständnisses als deutsche Staatsbürger jüdischen Glaubens n = 45 Personen	Gefühl der Zugehörigkeit zum jüdischen Volk bei gleichzeitiger Distanzierung von Deutschland und den Deutschen n = 42 Personen	Gefühl der Zugehörigkeit zum jüdischen Volk bei gleichzeitiger Wahrung einer kulturell bestimmten deutschen Identität n = 93 Personen
Hohe Identifikation mit Deutschland	**Geringe bis mittlere Identifikation mit Deutschland**	**Hohe Identifikation mit Deutschland**
Betonen der langen Tradition der Familie in Deutschland, der sozialen Integration und der patriotischen Einstellung der deutschen Juden vor 1933	Betonen von Integrationsproblemen und antisemitischen Tendenzen vor 1933	Betonen der Verbundenheit mit deutscher Sprache und Kultur, Deutschland als „Heimat"
Gleichsetzung von Judentum mit einem liberalen Verständnis jüdischer Religion	Gleichsetzung von Judentum mit einem liberalen Verständnis jüdischer Religion	Gleichsetzung von Judentum mit einem konservativen Verständnis jüdischer Religion
→	→	→
Beibehalten der Identifikation mit Deutschland	**Rückgang der Identifikation mit Deutschland**	**Wandel der Identifikation mit Deutschland**
Relativieren der Auswirkungen des Nationalsozialismus auf das eigene Selbstverständnis, differenzierte Sicht der Bevölkerung hinsichtlich ihrer Nähe zum NS-Regime, Betonen positiver Erfahrungen mit nichtjüdischen Deutschen	Betonen antisemitischer Erlebnisse, Antisemitismus als charakteristische Haltung der Bevölkerung, Betonen der hohen Akzeptanz des NS-Regimes	Differenzierung zwischen deutschem Kulturkreis und deutscher Nation
Leichte Zunahme der Identifikation mit Judentum	**Zunehmende Identifikation mit Judentum**	**Gewandeltes Verständnis von Judentum**
Verstärktes Interesse an jüdischer Tradition und Schicksal des Judentums	Suche nach Identität in jüdischer Vereinen und Organisationen	Sympathien für zionistische Idee, Annäherung an ein nationales Verständnis von Judentum

→	→	→
Relativ hohe Identifikation mit Deutschland	**Distanzierung von Deutschland und den Deutschen**	**Identifikation mit deutscher Sprache und Kultur**
Differenzierte Sichtweise möglicher Bedingungen und Ursachen des Nationalsozialismus, Betonen des Unterschieds zwischen Nachkriegsdeutschland und „Drittem Reich"	Starke Assoziation zwischen Nachkriegsdeutschland und „Drittem Reich" Betonung der Kontinuität antisemitischer Tendenzen in Deutschland	Betonung der in Deutschland verbrachten Kindheit und Jugend und deren Einfluß auf Werte, Einstellungen und Lebensstil
Relativ schwache Identifikation mit Judentum	**Mittlere Identifikation mit Judentum**	**Hohe Identifikation mit Judentum**
Gleichsetzung von Judentum mit liberalem Verständnis jüdischer Religion	Geringe Verbundenheit mit der jüdischen Religion, Identifikation mit jüdischem Volk im Sinne einer „Schicksalsgemeinschaft"	Hohe Verbundenheit mit der jüdischen Religion, Israel als „Heimat" der Juden, Sympathien für zionistische Idee

Kriegsauszeichnungen). In diesen Familien hatte die Zugehörigkeit zur jüdischen Religion vor 1933 praktisch keine Auswirkungen auf das tägliche Leben, in der Verwandtschaft gab es Ehen mit Personen christlicher Konfession und Übertritte zum Christentum. Einigen Untersuchungsteilnehmern war über weite Abschnitte ihrer Kindheit nicht bekannt, daß sie „jüdischer Abstammung" waren. Auch nach der Emigration kann bei ihnen eine relativ hohe Identifikation mit Deutschland beobachtet werden. Die Identifikation mit dem Judentum hat bei ihnen leicht zugenommen, im Lebensrückblick dominiert aber kontinuierlich ein Selbstverständnis als „Deutsche". Die Identifikation mit Deutschland ist zwar durch die Zeit des Nationalsozialismus beeinflußt – es findet sich eine zum Teil erhebliche, grundsätzliche Skepsis gegenüber den Angehörigen der älteren Generation in Deutschland –, in weit stärkerem Maße als die Mitglieder der anderen beiden Gruppen tendieren sie aber dazu, den Nationalsozialismus in seinen Auswirkungen auf ihr heutiges deutsches Selbstverständnis zu relativieren. Für ihre Sichtweise der Entwicklung im nationalsozialistischen Deutschland ist es wichtig, festzustellen, daß auch nichtjüdische Deutsche im Nationalsozialismus verfolgt wurden, daß es damals in Deutschland Nichtjuden gab, die die antijüdische Politik der Nationalsozialisten nicht mitgetragen haben, daß es Nichtjuden gab, die Widerstand geleistet haben und – trotz der damit verbundenen Gefährdung der eigenen Person und der eigenen Familie – sich bemüht haben, ihren jüdischen Mitbürgern zu helfen. Für die Personen war es weiterhin wichtig, festzustellen, daß die Bundesrepublik Deutschland nicht mit dem „Dritten Reich" zu vergleichen ist. Sie verwiesen zum Teil ausdrücklich auf die sogenannte „Wiedergutmachung" unter Adenauer, auf Einladungen aus ihren ehemaligen Heimatgemeinden und Schulen, auf Bemühungen um „christlich-jüdische Zusammenarbeit" oder auf eine – „gar nicht so seltene" – Benennung von Straßen, Plätzen und öffentlichen Gebäuden nach ehemaligen jüdischen Bürgern.

GEFÜHL DER ZUGEHÖRIGKEIT ZUM JÜDISCHEN VOLK
BEI GLEICHZEITIGER DISTANZIERUNG VON DEUTSCHLAND
UND DEN DEUTSCHEN

In einer zweiten Gruppe von 42 Personen läßt sich die Veränderung der Identifikation mit Deutschland und Judentum im Lebensrückblick wie folgt beschreiben: Die Personen stammen aus einer Familie, die sich nur in geringem bis mittlerem Maße mit Deutschland identifizierte. Dies ist möglicherweise darauf zurückzuführen, daß die Familie in Deutschland sozial nie völlig integriert gewesen ist. Die Mitglieder dieser Gruppe berichteten in stärkerem Maße über antisemitische Erfahrungen und antisemitische Tendenzen in Deutschland vor 1933. Die Identifikation mit dem Judentum war nur sehr gering ausgeprägt. Judentum wurde mit der jüdischen Religion weitgehend gleichgesetzt. Weiterhin sind die Familien fast ausschließlich einem liberalen Judentum zuzuordnen, die jüdische Religion wurde allenfalls an den hohen Feiertagen praktiziert und wirkte sich ansonsten nicht auf das alltägliche Leben der Personen aus. Die Identifikation mit Deutschland vor der Emigration ist in dieser Gruppe deutlich geringer als in den anderen beiden Gruppen. Die Personen gingen in ihren Schilderungen deutlich stärker auf antisemitische Ereignisse in ihrer Kindheit und Schulzeit ein. Mit der Abnahme der Identifikation mit Deutschland vor der Emigration nimmt die Identifikation mit dem Judentum deutlich zu. Ein Teil der Personen trat in zionistische Organisationen ein, andere begannen, sich intensiv mit der Geschichte des Judentums zu beschäftigen. Wir interpretieren unsere Ergebnisse dahingehend, daß diese Personen bereits vor der Emigration nach einer „jüdischen Identität" suchten. Diese bestimmt sich bis heute weniger religiös und stärker durch die Zugehörigkeit zum „jüdischen Volk". Auch für den Zeitraum nach der Emigration fanden wir eine nur geringe Identifikation mit Deutschland, die zum Teil bis zur völligen Ablehnung reicht. Ein erheblicher Teil der Personen ist nie mehr in Deutschland gewesen und lehnt es bis heute ab, sich mit anderen in der deutschen Sprache zu unterhalten.

GEFÜHL DER ZUGEHÖRIGKEIT ZUM JÜDISCHEN VOLK BEI GLEICHZEITIGER WAHRUNG EINER KULTURELL BESTIMMTEN DEUTSCHEN IDENTITÄT

In dieser Gruppe wurden 93 Personen zusammengefaßt. Die Familien dieser Personen identifizierten sich gleichermaßen mit Deutschland und Judentum. Im Unterschied zu den Mitgliedern der beiden anderen Gruppen war hier die jüdische Religion von ungleich größerer Bedeutung. Während man in den beiden anderen Gruppen ein eher liberales Verständnis des Judentums findet, sind diese Personen eher einem konservativen Judentum zuzuordnen. Es wurden mehr jüdische Feiertage begangen, Synagogenbesuche waren häufiger, Speisevorschriften und Arbeitsverbot am Sabbat wurden eingehalten. Der zionistischen Bewegung wurde nur geringe Bedeutung beigemessen, Deutschland wurde als legitime bzw. natürliche Heimat der deutschen Juden angesehen. Nach der Emigration nahm die Identifikation mit dem Judentum deutlich zu, die Assimilation der Deutschen Juden wurde häufig als „Irrweg" interpretiert. Die Erfahrungen im Nationalsozialismus haben dazu beigetragen, daß ein Leben von Juden in Deutschland mit Skepsis beurteilt wird. Statt dessen kommt Israel große Bedeutung zu. Die Personen verstehen sich heute weniger als „deutsch" im Sinne der Zugehörigkeit zu einer Nation – sie sehen sich aber durch die in Deutschland verbrachte Zeit in hohem Maße in ihrer Identität geprägt. Die nationale Identität hat sich also zu einer „kulturellen" Identität gewandelt.

8.4 Vergleich zwischen den verschiedenen Ländern

Im folgenden soll zunächst auf Unterschiede zwischen den Untersuchungsteilnehmern, die im Alter nach Deutschland zurückkehren, und jenen, die im Zielland der Emigration geblieben sind, eingegangen werden. In einem weiteren Schritt wird nach Zielländern der Emigration differenziert. Tabelle 8.3 zeigt die Verteilung der drei differenzierten Formen sozialer Identität in den einzelnen Ländern.

Unter den im Alter nach Deutschland zurückgekehrten Emigranten treten die beiden Identitätsformen „Kontinuität eines Selbstverständnisses als deutsche Staatsbürger jüdischen Glaubens" und „Gefühl der Zugehörigkeit zum jüdischen Volk bei gleichzeitiger Wahrung einer kulturell bestimmten deutschen Identität" mit 39 bzw. 41 Zuordnungen nahezu gleich häufig auf. Die Identitätsform „Gefühl der Zugehörigkeit zum jüdischen Volk bei gleichzeitiger Distanzierung von Deutschland und den Deutschen" ist mit 10 Zuordnungen relativ unbedeutend. Ein anderes Bild ergibt sich für die in den jeweiligen Zielländern der Emigration verbliebenen Emigranten: Die Identitätsform „Gefühl der Zugehörigkeit zum jüdischen Volk bei gleichzeitiger Wahrung einer kulturell bestimmten deutschen Identität" ist mit 52 Zuordnungen mit Abstand am häufigsten. Der Identitätsform „Gefühl der Zugehörigkeit zum jüdischen Volk bei gleichzeitiger Distanzierung von Deutschland und den Deutschen" kann etwa ein Drittel der Untersuchungsteilnehmer zugeordnet werden, die Identitätsform „Kontinuität eines Selbstverständnisses als deutsche Staatsbürger jüdischen Glaubens" ist mit nur 6 Zuordnungen relativ unbedeutend.

Tabelle 8.3. Formen sozialer Identität (ehemaliger) jüdischer Emigranten in Deutschland und unterschiedlichen Zielländern der Emigration

	Kontinuität eines Selbstverständnisses als deutsche Staatsbürger jüdischen Glaubens	Gefühl der Zugehörigkeit zum jüdischen Volk bei gleichzeitiger Distanzierung von Deutschland und den Deutschen	Gefühl der Zugehörigkeit zum jüdischen Volk bei gleichzeitiger Wahrung einer kulturell bestimmten deutschen Identität
Nach Deutschland zurückgekehrte jüdische Emigranten			
aus Argentinien	18	5	7
aus den USA	14	3	13
aus Israel	7	2	21
Gesamt	39	10	41
Nicht zurückgekehrte jüdische Emigranten			
in Argentinien	3	8	19
in den USA	3	18	9
in Israel	–	6	24
Gesamt	6	32	52

WIE LASSEN SICH DIE BESCHRIEBENEN UNTERSCHIEDE IN DER VERTEILUNG DER DREI IDENTITÄTSFORMEN ERKLÄREN?

Bei dem Versuch, einer Beantwortung dieser Frage näherzukommen, wurde zunächst die Hypothese aufgestellt, daß sich jene Emigranten, die nach Deutschland zurückkehrten, bereits zum Zeitpunkt der Emigration stärker mit Deutschland identifizierten als jene, die bis heute im Zielland der Emigration leben. Nach einer Analyse der relevanten Interviewabschnitte mußte diese Hypothese verworfen werden. Zwischen den einzelnen Teilstichproben zeigten sich keine statistisch bedeutsamen Unterschiede bezüglich der in unserem Kategoriensystem berücksichtigten Hinweise auf eine Identifikation der Untersuchungsteilnehmer sowie ihrer Familien mit Deutschland bis zum Zeitpunkt der Emigration. Vielmehr legen unsere Daten eine andere Erklärung der gefundenen Unterschiede nahe: *Die soziale Integration im Zielland der Emigration war unter den späteren Rückkehrern geringer.* Diesen gelang es – zum Teil auch trotz erheblicher Anstrengungen – häufig nicht, sich an die neuen Bedingungen, insbesondere an die ungewohnte Mentalität der „einheimischen" Bevölkerung und deren Lebensgewohnheiten anzupassen. Aus diesem Grunde wurden nur vergleichsweise wenige oder zum größten Teil nur oberflächliche soziale Kontakte zu diesen Menschen geschlossen. Die später nach Deutschland zurückgekehrten Emigranten hatten häufig auch keine Nachkommen, die potentiell hätten zu einer Akkulturation beitragen können. Da sich die ausgebliebene Akkulturation auch in der Wahrnehmung der Bevölkerung im Emigrationsland widerspiegelte – so berichtete ein Untersuchungsteilnehmer, er sei in Argentinien für seine Geschäftspartner wie für seine Mitarbeiter stets „El Aleman" (der Deutsche) gewesen –, konnte sich ein neues Selbstverständnis häufig nicht entwickeln. In den Interviews fanden sich auch Hinweise darauf, daß sich jene Personen, denen eine Anpassung an die Lebensbedingungen im Emigrationsland am besten gelungen ist, heute eher von Deutschland und den Deutschen distanzieren. Unsere Daten zeigen, daß die soziale Integration im Zielland der Emigration und das geringe Selbstverständnis als „deutsch" zum Teil komplementäre Prozesse darstellen. Eine Distanzierung von Deutschland und den Deutschen scheint der sozialen Integration im Zielland der Emigration förderlich gewesen zu sein.

Eine Differenzierung nach den in unserer Untersuchung berücksichtigten Zielländern der Emigration zeigt ebenfalls deutliche Unterschiede in der Verteilung der drei Formen sozialer Identität auf.

Bei den aus Israel zurückgekehrten Emigranten findet sich im Vergleich zu den beiden anderen Gruppen von Rückkehrern deutlich seltener eine Kontinuität des Selbstverständnisses als „deutsche Staatsbürger". Stärker als in Argentinien oder den USA hat sich in Israel ein Gefühl der Zusammengehörigkeit, der gegenseitigen Solidarität und Verantwortung etabliert, das auch weiterbestand, als die Emigranten im Alter wieder nach Deutschland zurückkehrten. In diesem Zusammenhang erscheint es uns wichtig, darauf hinzuweisen, daß die Entscheidung, im Alter wieder nach Deutschland zurückzukehren, auf eine Vielzahl persönlicher Motive zurückgeht, in denen sich sozialstrukturelle wie wirtschaftliche und politische Einflußfaktoren widerspiegeln, die sich keinesfalls einfach auf eine Sehnsucht nach Deutschland reduzieren lassen.[71]

Die Identitätsform „Gefühl der Zugehörigkeit zum jüdischen Volk bei gleichzeitiger Distanzierung von Deutschland und den Deutschen" fanden wir am häufigsten bei den heute in den Vereinigten Staaten lebenden jüdischen Emigranten. Während unter dieser Identitätsform nur acht bzw. sechs der in Argentinien und Israel lebenden Emigranten subsumiert werden konnten, läßt sich die soziale Identität bei mehr als der Hälfte der in den Vereinigten Staaten lebenden Emigranten mit dieser Identitätsform beschreiben. Auch für diesen Unterschied lassen sich kulturelle Gründe anführen:

- Durch die sogenannte LPC-Klausel (persons liable to become a public charge) im Immigrationsgesetz von 1917 war die Einwanderung für Personen, bei denen davon auszugehen ist, daß sie zukünftig auf öffentliche Fürsorge angewiesen sein werden, ausgeschlossen, sofern nicht in den USA bereits ansässige Personen finanzielle Bürgschaften (sog. „affidavits of support") übernahmen. Die Akkulturation jüdischer Emigranten wurde durch Beziehungen zu solchen seit längerem mit der amerikanischen Sprache und Mentalität vertrauten Personen sicherlich ebenso gefördert wie durch die (spätere) Integration in das Erwerbsleben in den Vereinigten Staaten. Bei einigen Personen hat sich zusätzlich ausgewirkt, daß sie gegen Ende des Zweiten Weltkrieges auf der Seite der Alliierten gegen Deutschland gekämpft haben oder nach dem Krieg in Deutschland stationiert waren.
- In Argentinien und Israel bestand vor allem Bedarf an Landarbeitern und Handwerkern. Die deutschen Emigranten stammten dagegen häufig aus Berufsgruppen, für die sich (zunächst) nur wenige Beschäftigungschancen ergaben. Des weiteren war die

---

[71] Vgl. hierzu die in Kapitel 9 dargestellten Ergebnisse.

kulturelle Distanz von Argentinien und Israel zum deutschen Liberalismus und Bildungsbürgertum ungleich größer als jene der Vereinigten Staaten.[72] Aufgrund wirtschaftlicher, sprachlicher und mentalitätsbedingter Barrieren entstanden bedeutende Subkulturen jüdischer Emigranten, die zum Teil bis heute bestehen und zur Wahrung eines „kulturellen Erbes" beitragen.

---

[72] Vgl. hierzu Erel, 1983; Schwarcz, 1995.

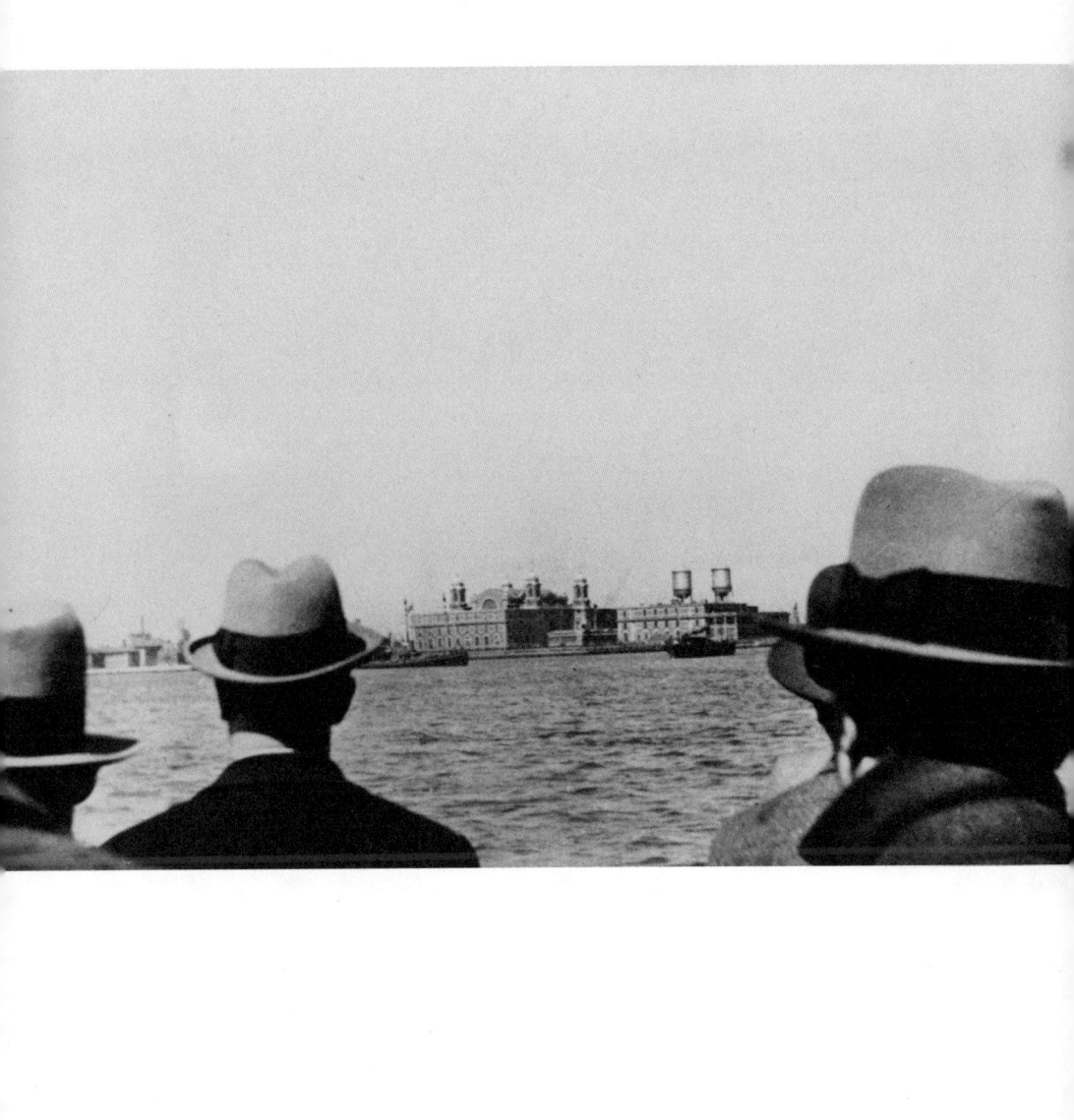

Kapitel 9 Motive für oder gegen die Rückkehr nach Deutschland

In Kapitel 8 haben wir die wichtige Rolle anderer Menschen für die Beantwortung der Frage nach der eigenen Identität betont. Die Urteile und Einstellungen anderer müssen zwar nicht übernommen, sie können aber häufig auch nicht einfach ignoriert werden. Aus diesem Grunde werden im vorliegenden Kapitel zunächst Urteile und Einstellungen anderer Menschen – Sichtweisen von Juden außerhalb Deutschlands und von nichtjüdischen Deutschen – dargestellt, in deren Kontext die Entscheidung, wieder in Deutschland zu leben, möglicherweise gerechtfertigt werden muß. Daran anschließend wird die Frage nach dem Selbstverständnis der heute in Deutschland lebenden Juden gestellt. Eine Selbstdefinition als „deutsch" wäre sicherlich geeignet, die Entscheidung für eine Rückkehr im Alter zu rechtfertigen, doch tragen die historische Entwicklung in der späten Weimarer Republik und im Nationalsozialismus sowie Tendenzen von Antisemitismus und Fremdenfeindlichkeit möglicherweise dazu bei, daß eine solche Selbstdefinition in ein moralisches Dilemma führt, das die zurückgekehrten Emigranten einem erheblichen Rechtfertigungsdruck aussetzen kann. Deshalb bildete die Frage nach den persönlichen Motiven für eine Rückkehr im Alter einen zentralen Gegenstand unseres Forschungsprojekts. Sind die Untersuchungsteilnehmer wieder nach Deutschland zurückgekehrt, weil trotz aller Distanz immer eine gewisse Nähe zu Deutschland erhalten geblieben ist, oder sind sie nach Deutschland zurückgekehrt, weil ihnen ein Verbleiben im Zielland der Emigration angesichts von Veränderungen der Lebenssituation im Alter nicht mehr möglich schien? Darüber hinaus interessierte uns die Frage, inwieweit die Lebenssituation nach der Rückkehr als (potentieller) Identitätskonflikt beschrieben werden kann und inwieweit die Entscheidung, nach Deutschland zurückzukehren, später bereut worden ist. Die Beantwortung dieser Fragen bliebe unseres Erachtens unvollständig, würde man sich nicht auch mit den individuellen Antworten der bis heute in den Zielländern der Emigration lebenden Untersuchungsteilnehmer auf die Frage einer möglichen Auswanderung beschäftigen. Diese Antworten werden zusammenfassend dargestellt. Im abschließenden Teil des Kapitels wird die Frage gestellt, wie sich die unter (ehemaligen) jüdischen Emigranten relativ häufige Kinderlosigkeit auf die Entscheidung, nach Deutschland zurückzukehren oder im Zielland der Emigration zu verbleiben, auswirkte.

9.1 Einige Bemerkungen zur Akzeptanz der Entscheidung, heute wieder in Deutschland zu leben

Nicht nur von ehemals in Deutschland lebenden Juden, sondern gerade auch in Israel wird häufig die Frage gestellt, ob man als Jude wieder in Deutschland leben soll oder leben darf. Glaubt man Silbermann & Sallen, so werden die heute in Deutschland lebenden Juden von den Juden außerhalb Deutschlands „als eine Gruppe von Verrätern, Opportunisten, wenn nicht gar abenteuerlichen Dummköpfen (angesehen), da sie sich nicht scheuen, ... inmitten ihrer Mörder zu leben." [73] Wir sind nicht der Auffassung, daß man diese Einstellung von Juden im Ausland in dieser Form generalisieren kann. Für unseren Zusammenhang ist lediglich wichtig, daß man diese Haltung bei einem Teil der Juden außerhalb Deutschlands finden kann und daß die in Deutschland lebenden Juden um diese Haltung wissen. Ähnliche Vorurteile findet man auch in einer Reihe veröffentlichter Lebens- und Erlebnisberichte, wo zum Teil schon durch den Buchtitel der Einstellung, man könne und dürfe heute als Jude nicht mehr in Deutschland leben, Ausdruck verliehen wird. Stellvertretend seien hier Lea Fleischmann („Dies ist nicht mein Land. Eine Jüdin verläßt die Bundesrepublik") und Susann Heenen-Wolff („Im Haus des Henkers") genannt. Inwiefern es sich hierbei lediglich um „Schriften aus der Feder persönlich verletzter Polemiker" (so Silbermann & Sallen) handelt, muß hier nicht beurteilt werden und ist für den vorliegenden Zusammenhang auch von minderer Bedeutung. Es bleibt festzuhalten, daß die Entscheidung, wieder in Deutschland zu leben, außerhalb Deutschlands nicht immer verstanden und akzeptiert wird.

---

[73] Vgl. Silbermann & Sallen, 1992.

Daraus resultiert für die in Deutschland lebenden Juden der Druck zur Auseinandersetzung mit den möglichen Konsequenzen, die aus der deutschen Geschichte im Nationalsozialismus für das Leben von Juden in Deutschland und für das Verhältnis von Juden zu Deutschland gezogen werden müssen.

Ähnliches Unverständnis findet man nach Seligmann in Israel im übrigen jenen Personen gegenüber, die sich entschieden haben, Israel wieder zu verlassen. Emigration heißt im Hebräischen Jerida, was nichts anderes als Abstieg bedeutet.[74] Dennoch habe bisher – so Seligmann – fast jeder zehnte Israeli Israel wieder verlassen. Die Emigration aus Israel erfolge in der Regel heimlich, da niemand als „Absteiger" gelten wolle. Die Folge ist, daß man die Anzahl der Personen, die aus der Emigration wieder nach Deutschland zurückkehren, häufig unterschätzt. Es ist eine – auch unter Emigranten – verbreitete Fehleinschätzung, aus Israel seien praktisch keine Juden nach Deutschland zurückgekehrt. Hierdurch wird der oben beschriebene Druck zur Auseinandersetzung mit dem Leben in Deutschland noch verstärkt. Eine Entscheidung, die nur von sehr wenigen Personen in vergleichbarer Weise getroffen wird, muß subjektiv in stärkerem Maße gerechtfertigt werden als eine Entscheidung, die mit den Ansichten vieler Personen übereinstimmt.

Die Mehrzahl der Juden in Deutschland nimmt antisemitische Einstellungen auf Seiten der nichtjüdischen Bevölkerung wahr. In der von Silbermann & Sallen 1992 veröffentlichten Studie antworteten auf die Frage: „Wie würden Sie persönlich die allgemeine Haltung der nichtjüdischen Bürger der Bundesrepublik gegenüber den jüdischen Mitbürgern einschätzen?" von 377 befragten Juden nur 31% mit „nicht antisemitisch", hingegen 62% mit „mäßig antisemitisch" und 7% mit „stark antisemitisch", wobei 56% der Personen der Meinung waren, Antisemitismus richte sich vor allem gegen „die Juden allgemein", weniger gegen „den jüdischen Glauben", „die gesellschaftliche Stellung" oder „die wirtschaftliche Position" der Juden. Die Wahrnehmung von Antisemitismus in Deutschland führt unmittelbar zur Frage, inwiefern die heutige Situation in Deutschland mit der Situation in den letzten Jahren der Weimarer Republik vergleichbar ist, das heißt, ob in der Gegenwart die Gefahr eines Wiederauflebens der nationalsozialistischen Ideologie besteht. Damit ist natürlich auch die Frage angesprochen, inwieweit die Entscheidung, wieder in Deutschland zu leben, zu rechtfertigen ist. Weiterhin ist anzunehmen, daß die Wahrnehmung von Antisemitismus in Deutschland an

---

[74] Vgl. hierzu Seligmann, 1991.

das Schicksal der Juden im Nationalsozialismus erinnert und damit die soziale Integration (ehemaliger) jüdischer Emigranten in Deutschland zusätzlich erschwert.

9.2 Einige Bemerkungen zum Selbstverständnis der jüdischen Minorität
– Vom „deutschen Juden" zum „Juden in Deutschland"?

Die Geschichte der jüdischen Minorität in Deutschland bis zum Ende der Weimarer Republik ist eine Geschichte der Akkulturation und Assimilation. Der überwiegende Teil der 1933 in Deutschland lebenden Juden wurde durch zwei jüdische Organisationen repräsentiert: den Centralverein deutscher Staatsbürger jüdischen Glaubens und den Reichsbund jüdischer Frontsoldaten. Das Selbstverständnis dieser Organisationen und der ihnen nahestehenden Personen akzentuierte zunächst die deutsche Staatsangehörigkeit; „Judentum" bedeutete in erster Linie Zugehörigkeit zur jüdischen Religion und war von untergeordneter Bedeutung.

Die 1950 gegründete jüdische Dachorganisation nannte sich dagegen Zentralrat der Juden in Deutschland. Mit dieser Bezeichnung sollte dem veränderten Selbstverständnis Ausdruck verliehen werden, wonach man in erster Linie Jude ist, in erster Linie zu „den Juden" gehört, hingegen die Tatsache, daß man in Deutschland lebt, von geringerer Bedeutung ist.

Die Geschichte im Nationalsozialismus hat bei einem erheblichen Teil der damals in Deutschland lebenden jüdischen Bevölkerung zu einer Rück oder Neubesinnung auf das Judentum geführt. Die Idee des Zionismus war in Deutschland bis zum Ende der Weimarer Republik nur von untergeordneter Bedeutung. Ein eigener Staat schien der Mehrzahl der deutschen Juden vor 1933 nur als Zuflucht für die osteuropäischen Juden erstrebenswert, die zum Leben im Ghetto gezwungen und – vor allem in Rußland und Polen – durch Pogrome bedroht waren. Die deutschen Juden hatten sich dagegen für den Weg der Assimilation entschieden. Man benötigte keinen jüdischen Staat, man gehörte zu Deutschland. Aus heutiger Sicht kann man zu dem Ergebnis kommen, daß dieser Weg gescheitert ist, daß die Entwicklung im Nationalsozialismus dazu beigetragen hat, daß unter der Zugehörigkeit zum „Judentum" wieder in stärkerem Maße gemeinsame Herkunft und Zugehörigkeit zu einem Volk verstanden werden, einem Volk, das heute mit Israel einen eigenen Staat besitzt, auch wenn nicht alle Juden in diesem Staat leben (oder leben können). Darüber hinaus wird häufig die „identitätsstiftende" Wirkung des Holocaust betont. Diese kommt auch in der häufig gebrauchten Metapher der „gepackten Koffer" zum Ausdruck, mit der eine deutliche Distanzierung von nichtjüdischen Deutschen und eine ständige Fluchtbereitschaft beschrieben werden.[75]

Die Frage, inwiefern sich die heute in Deutschland lebenden Juden als „deutsche Juden" oder als „Juden in Deutschland" betrachten, ist sicher nicht pauschal zu beantworten. Man muß davon ausgehen, daß sich die Juden in Deutschland in sehr unterschiedlichem Maße als Deutsche verstehen. In der erwähnten Studie zum Selbstbild und Fremdbild der Juden in Deutschland von Silbermann & Sallen – befragt wurden 377 Juden aus sechs Altersgruppen – wurde auch nach der Bedeutung Israels für die Juden in Deutschland gefragt. Der Aussage, „alle Juden sollten Israel als ihre eigentliche Heimat ansehen", stimmten 161 Personen (42,7%) zu, 211 Personen (56,0%) lehnten die Aussage ab; der Aussage, „trotz der Zugehörigkeit zur jüdischen Kultur sind die deutschen Juden doch zunächst einmal Deutsche", stimmten 64,5% der befragten Personen zu, 32,9% widersprachen ihr. Eine differenzierte Auswertung nach Altersgruppen wurde von den Autoren nicht vorgenommen. Das Ergebnis von Silbermann & Sallen deutet darauf hin, daß die Frage nach der sozialen Identität der Juden in Deutschland nicht einheitlich zu beantworten ist.

9.3 Kommt in der Rückkehr nach Deutschland ein Selbstverständnis als „deutsch" zum Ausdruck?

Eine zentrale Annahme dieses Forschungsprojekts lautete, daß die Diskriminierung und Verfolgung der Juden im Nationalsozialismus dazu geführt hat, daß sich

---

[75] Während hinsichtlich der identitätsstiftenden Wirkung des Holocaust für die deutschen Juden weitgehend Einigkeit besteht, ist die Frage nach der Angemessenheit eines Selbstverständnisses, das vor allem die deutsch-jüdische Geschichte im Nationalsozialismus betont, zumindest unter den heute in Deutschland lebenden Juden umstritten. So hält etwa Rafael Seligmann (1991) die Aussage, man sitze immer noch auf gepackten Koffern, heute für „schlicht unwahr". Was 1950 recht und billig gewesen sei, habe sich 40 Jahre später zu einer Lebenslüge verfestigt.

- die heute in Deutschland lebenden Juden nicht mehr uneingeschränkt als „deutsch" verstehen, und
- die Zugehörigkeit zum Judentum im Vergleich zu früher wichtiger geworden ist.[76]

Wir gingen davon aus, daß der Nationalsozialismus eine Rückbesinnung oder Neubesinnung auf das Judentum zur Folge gehabt hat, und daß sich die meisten Menschen heute als Juden verstehen, die in ihrer Jugend in Deutschland gelebt haben, mit der deutschen Kultur aufgewachsen und durch diese beeinflußt sind. Dieses Selbstverständnis impliziert eine enge Verbundenheit mit Israel als dem Staat des jüdischen Volkes. Dieser Auffassung zufolge ließe sich das Selbstverständnis jener jüdischen Emigranten, die nicht in Israel leben, als „Juden in der Diaspora" umschreiben.

Wenn man von diesem Selbstverständnis ausgeht, dann liegt eine Auswanderung nach Israel näher als eine Rückkehr nach Deutschland. Aus diesem Grunde müßten sich bei einem großen Teil der Untersuchungsteilnehmer entsprechende Überlegungen nachweisen lassen. Auf diese Frage werden wir später zurückkommen (siehe S. 230).

Inwiefern das oben skizzierte Selbstverständnis auch auf jene Personen zutrifft, die wieder nach Deutschland zurückgekehrt sind, ist eine wesentliche Fragestellung der vorliegenden Arbeit. Es ist möglich, daß Menschen nach Deutschland zurückgekehrt sind, weil sie sich trotz allem immer als „Deutsche" gefühlt haben. Andererseits ist es denkbar, daß Menschen heute wieder in Deutschland leben, weil sie sich – beispielsweise aufgrund kultureller Unterschiede – nie im Emigrationsland einleben konnten. Die Rückkehr nach Deutschland könnte auch darauf zurückzuführen sein, daß aufgrund der finanziellen Situation und der Einwanderungsbestimmungen in anderen Ländern (etwa der Schweiz) nur eine Rückkehr nach Deutschland möglich war. Weiterhin könnten im Vergleich zu Deutschland geringe Standards sozialer und medizinischer Versorgung für eine Rückkehr ausschlaggebend gewesen sein.

In Tabelle 9.1 sind die persönlichen Gründe für die Rückkehr nach Deutschland – getrennt für die drei Zielländer Argentinien, Israel und USA – wiedergegeben. Dabei wurden diese Gründe nach der Häufigkeit ihrer Nennung in eine Rangordnung gebracht. Bei den aufgeführten Gründen handelt es sich um spontan getroffene

---

[76] Diese Annahme wird durch die in Kapitel 8 berichteten Ergebnisse zu Formen sozialer Identität bei (ehemaligen) jüdischen Emigranten gestützt.

Aussagen sowie um Antworten auf die Nachfrage, was für die Rückkehr ausschlaggebend gewesen sei. Alle Untersuchungsteilnehmer haben mehrere Gründe für die Rückkehr nach Deutschland genannt.

Die in Tabelle 9.1 dargestellten Ergebnisse zeigen, daß die erlebte Bindung an die deutsche Sprache und Kultur sowie die Überzeugung, Deutscher zu sein, für mehr als die Hälfte der Untersuchungsteilnehmer nicht ausschlaggebend für die Entscheidung gewesen sind, im Alter nach Deutschland zurückzukehren. Die Annahme, in der Rückkehr ehemaliger jüdischer Emigranten kämen grundsätzlich die Verbundenheit mit der (ehemaligen) Heimat und die trotz Diskriminierung, Verfolgung und Ausbürgerung aufrechterhaltene Überzeugung, „Deutscher" zu sein, zum Ausdruck, kann durch unsere Daten nicht bestätigt werden. Unseren Ergebnissen zufolge sind die meisten Untersuchungsteilnehmer nicht ausschließlich oder hauptsächlich nach Deutschland zurückgekommen, weil sie Sehnsucht nach Deutschland gehabt haben, sondern auch oder primär deswegen, weil ihre Lebenssituation im Zielland der Emigration dies notwendig machte und gleichzeitig keine realistischen Alternativen bestanden. Die Rückkehr nach Deutschland wurde dadurch begünstigt, daß die Personen die deutsche Sprache beherrschten, das Klima in Deutschland vertrugen und die deutsche Staatsangehörigkeit entweder besaßen oder – sofern gewünscht – problemlos wiedererhalten konnten.

Die positiven Erwartungen an ein zukünftiges Leben in Deutschland scheinen insgesamt für die Entscheidung zur Rückkehr von geringerer Bedeutung zu sein als Vorbehalte gegenüber der aktuellen Lebenssituation im Zielland der Emigration. Diese Vorbehalte scheinen sich – vor allem für die Zielländer Argentinien und Israel – weiterhin stärker auf eine gesamtgesellschaftliche Betrachtungsweise zu beziehen als auf die Wahrnehmung der individuellen Lebenssituation.

Für alle drei Zielländer der Emigration stellt ein – im Vergleich zur Bundesrepublik – als deutlich schlechter beurteiltes soziales Sicherungssystem ein zentrales Rückkehrmotiv dar. Für 27 der aus Argentinien sowie für 18 der aus Israel zurückgekehrten Untersuchungsteilnehmer war die Überzeugung, im Zielland der Emigration im Alter keine optimale medizinische Versorgung erhalten zu können, ein zusätzliches, wichtiges Rückkehrmotiv. Neben der sozialen Sicherung und der medizinischen Versorgung erwiesen sich für die aus Argentinien und Israel zurückgekehrten Untersuchungsteilnehmer die Einschätzungen der wirtschaftlichen und politischen Lage im Zielland der Emigration als zusätzliche Hinweise auf den starken Einfluß der Wahrnehmung makrostruktureller Aspekte und Entwick-

Tabelle 9.1. Persönliche Motive für die Rückkehr nach Deutschland (angegeben ist jeweils die Anzahl von Personen, die das Motiv genannt haben)

Argentinien (n = 30)	Israel (n = 30)	Vereinigte Staaten (n = 30)
Wunsch nach besserer sozialer Sicherung n = 28	Unsichere politische Lage (sowohl außen- als auch innenpolitisch) n = 27	Wunsch nach besserer sozialer Sicherung n = 25
Wunsch nach besserer medizinischer Versorgung n = 27	Wunsch nach besserer sozialer Sicherung n = 26	Verringerte soziale Integration nach – Auswanderung nahestehender Menschen – Tod nahestehender Menschen – Aufgabe des Berufs n = 24
Unsichere wirtschaftliche Lage des Landes (Inflation) n = 24	Vorbehalte gegen eine Gesellschaft, in der die Geschichte der Juden und die jüdische Religion zu stark betont werden n = 21	Ein seit vielen Jahren bestehendes Gefühl geringer sozialer Integration n = 21
Verringerte soziale Integration nach – Auswanderung nahestehender Menschen – Tod nahestehender Menschen – Aufgabe des Berufs n = 21	Unverträgliches Klima n = 20	Bindung an deutsche Sprache und Kultur sowie Überzeugung, Deutscher zu sein n = 15
Unsichere politische Lage des Landes n = 17	Wunsch nach besserer medizinischer Versorgung n = 18	Ein seit Jahren bestehendes Gefühl der Heimatlosigkeit und der Fremde n = 14

KAPITEL 9 Motive für oder gegen die Rückkehr nach Deutschland

Wunsch, bessere Wohnmöglichkeiten zu finden n=17	Wunsch, auch mit nichtjüdischen und nicht nur mit jüdischen Deutschen zusammenzuleben n=15	Wunsch, bessere Wohnmöglichkeiten zu finden n=13
Ein seit vielen Jahren bestehendes Gefühl der Heimatlosigkeit und der Fremde n=16	Ein seit vielen Jahren bestehendes Gefühl der Heimatlosigkeit und der Fremde n=14	
Ein seit vielen Jahren bestehendes Gefühl geringer sozialer Integration n=15	Bindung an deutsche Sprache und Kultur sowie Überzeugung, Deutscher zu sein n=14	
Bindung an deutsche Sprache und Kultur sowie Überzeugung, Deutscher zu sein n=12		

lungen auf die Entscheidung, das Zielland der Emigration wieder zu verlassen. Von den 30 aus Argentinien zurückgekehrten Untersuchungsteilnehmern befürchteten 24, sie könnten durch eine ähnlich wie in den 80er Jahren galoppierende Inflation ein weiteres Mal ihre wirtschaftliche Grundlage, den mühsam erarbeiteten Lebensstandard verlieren. 17 waren nicht davon überzeugt, daß die Demokratie in Argentinien gefestigt sei; bei ihnen bestand die Sorge vor einer neuen Militärdiktatur. Von den 30 aus Israel zurückgekehrten Emigranten empfanden 27 die unsichere außen- und innenpolitische Lage des Landes auf Dauer als so bedrohlich, daß es ihnen ratsam erschien, das Land zu verlassen. Zu diesem Eindruck haben vor allem der Golfkrieg im Jahre 1991 sowie die Autonomiebestrebungen und Gebietsansprüche der Palästinenser beigetragen.

Neben den genannten makrostrukturellen Bedingungen erwiesen sich für die Rückkehr aus Argentinien und den Vereinigten Staaten auch Veränderungen der persönlichen Lebenssituation als wichtige Rückkehrmotive. 24 der aus den Vereinigten Staaten und 21 der aus Argentinien zurückgekehrten Untersuchungsteilnehmer berichteten eine verringerte soziale Integration nach der Auswanderung oder dem Tod nahestehender Menschen sowie nach der Aufgabe des Berufs. Daneben wurde von 21 der aus den Vereinigten Staaten und von 15 der aus Argentinien zurückgekehrten Untersuchungsteilnehmer ein seit vielen Jahren bestehendes Gefühl geringer sozialer Integration als ausschlaggebend für die Entscheidung, nach Deutschland zurückzukehren, genannt. In den Interviews mit den aus Israel zurückgekehrten Untersuchungsteilnehmern fanden sich keine Hinweise auf die Bedeutung einer abnehmenden sozialen Integration für die Entscheidung, im Alter nach Deutschland zurückzukehren. Dieser Unterschied ist darauf zurückzuführen, daß man sich in Israel stärker um die soziale Integration der aus Deutschland vertriebenen Menschen bemüht, auch wenn durch diese Bemühungen bei fast der Hälfte der aus Israel zurückgekehrten Untersuchungsteilnehmer Gefühle der Heimatlosigkeit und der Fremde nicht verhindert werden konnten (die aus Israel zurückgekehrten Untersuchungsteilnehmer unterscheiden sich hier nicht von den aus Argentinien oder den Vereinigten Staaten zurückgekehrten Untersuchungsteilnehmern).

Der von einem Teil der aus Argentinien (17 Personen) und den Vereinigten Staaten (13 Personen) zurückgekehrten Untersuchungsteilnehmer genannte Wunsch, bessere Wohnmöglichkeiten zu finden, ist auch auf die Antizipation möglicher Einschränkungen der Selbständigkeit und geringer innerfamiliärer und institutioneller Unterstützung bei Eintreten von Hilfsbedürftigkeit zurückzuführen. Fast alle Untersuchungsteilnehmer, bei denen dieses Rückkehrmotiv bestand, wiesen darauf hin, im Falle möglicher Einschränkungen der Selbständigkeit nicht auf die Hilfe von Familienangehörigen zurückgreifen zu können; außerdem wurden vor allem die stationären Einrichtungen in Argentinien nicht als angemessene Alternative zur eigenen Wohnung bewertet. In diesem Zusammenhang ist zu erwähnen, daß fast alle Untersuchungsteilnehmer, die als ein Motiv für die Rückkehr nach Deutschland den Wunsch nach besseren Wohnmöglichkeiten genannt hatten, heute in Wohnstiften leben.

Die aus Israel zurückgekehrten Untersuchungsteilnehmer unterscheiden sich von den aus Argentinien und den Vereinigten Staaten zurückgekehrten Untersuchungsteilnehmern in drei Rückkehrmotiven: 21 der 30 aus Israel zurückgekehrten Untersuchungsteilnehmer äußerten Vorbehalte gegen eine Gesellschaft, in der die Geschichte der Juden und die jüdische Religion zu stark betont werden, 15 hatten den Wunsch, auch mit nichtjüdischen Deutschen zusammenzuleben, 20 nannten unverträgliche klimatische Bedingungen als ausschlaggebend für die Entscheidung zur Rückkehr.

9.4 Die Lebenssituation nach Deutschland zurückgekehrter jüdischer Emigranten als potentieller Identitätskonflikt

Unserer Auffassung nach läßt sich die Lebenssituation jüdischer Emigranten, die wieder nach Deutschland zurückgekehrt sind, auch als potentieller Identitätskonflikt beschreiben:

Sie trifft möglicherweise der Vorwurf des Verrats am Judentum und den Opfern des Nationalsozialismus. Die Auffassung, das Judentum sei nicht nur eine Religion, sondern ein Volk, und die Solidarität mit diesem Volk und seiner Geschichte sind in den Augen vieler Juden außerhalb Deutschlands nicht ohne weiteres damit zu vereinbaren, heute in Deutschland zu leben.

Weiterhin ergeben sich unter Umständen Probleme aus der Lebenssituation in Deutschland. Es ist naheliegend, daß das Leben in Deutschland in starkem Maße mit Erinnerungen an die Zeit des Nationalsozialismus konfrontiert. Soziale Beziehungen zu Nichtjuden der eigenen Generation können deshalb als problematisch empfunden werden, weil über deren Rolle in der Zeit des Nationalsozialismus keine Klarheit besteht. Es kann sich unwillkürlich die Frage stellen, ob der jeweilige Gesprächspartner nicht die nationalsozialistische „Judenpolitik" gutgeheißen oder gar aktiv unterstützt hat.

Weiterhin besteht die Gefahr neuer Erfahrungen von Antisemitismus. Es darf nicht übersehen werden, daß auch heute noch ein gewisses Ausmaß an Antisemitismus spürbar ist, der sich in der Schändung und Zerstörung jüdischer Friedhöfe und Gedenkstätten ebenso zeigt wie in der Beschmierung von Wänden mit Hakenkreuzen, anderen NS-Symbolen und nationalsozialistischen Parolen. Hinzu kommt, daß in der deutschen Bevölkerung nach wie vor antisemitische Stereotype erkennbar sind, und von rechtsextremistischen Parteien und Gruppierungen antisemitisches Gedankengut vertreten wird. Schließlich muß in diesem Zusammenhang auch die zu Beginn der 90er Jahre zunehmende Fremdenfeindlichkeit in Deutschland erwähnt werden, die sich zwar in der Regel nicht vordergründig gegen Juden in Deutschland richtet, die aber dennoch für viele Menschen Parallelen zum Ende der Weimarer Republik aufweist und deshalb als bedrohlich empfunden wird. Die genannten Aspekte der gegenwärtigen Lebenssituation von Juden in Deutschland machen deutlich, daß es für zurückgekehrte Emigranten nicht unproblematisch ist, sich als „Deutsche" zu verstehen, da die aktuelle Lebenssituation in starkem Maße daran erinnert, daß man sich von anderen „Deutschen" – schon aufgrund der Geschichte im Nationalsozialismus – zum Teil erheblich unterscheidet. Hinzu kommt, daß man in sozialen Beziehungen zu nichtjüdischen Deutschen mit der Auffassung konfrontiert werden kann, man sei genaugenommen kein Deutscher, sondern ein Israeli mit deutschem Paß.

9.5 Haben die jüdischen Emigranten ihre Entscheidung, nach Deutschland zurückzukehren, bereut?

Für die Frage, ob die Emigranten ihre Rückkehr nach Deutschland bereut haben, sind in unserer Untersuchung zwei Aspekte relevant:
1) die Auseinandersetzung mit der Frage, ob man als „Jude" heute wieder in Deutschland leben soll, und
2) die Auseinandersetzung mit der Frage, ob man im Zielland der Emigration glücklicher geworden wäre.

Zu 1): 30 der 90 Personen bereuten ihre Entscheidung, wieder in Deutschland zu leben. Deutschland und die Deutschen wurden zum Zeitpunkt des Gesprächs negativer wahrgenommen als zum Zeitpunkt der Rückkehr. Weitere 18 Personen berichteten Gewissensbisse und Selbstzweifel. Sie bereuten weniger ihre ursprüngliche Entscheidung, als daß sie einen Rechtfertigungsdruck und Unverständnis anderer Personen ihrer Entscheidung gegenüber empfanden. 42 Personen haben die Rückkehr nach Deutschland nicht bereut bzw. diese war für sie nicht mit Rechtfertigungsproblemen und Selbstzweifeln verbunden.

Zu 2): 30 Personen meinten, sie wären im Zielland der Emigration glücklicher geworden. 18 dieser 30 Personen waren der Auffassung, sie hätten nicht mehr nach Deutschland zurückkehren sollen. Ebenfalls 18 Personen meinten, sie hätten Deutschland wieder verlassen sollen, nachdem die Gründe für ihre Rückkehr (zum Beispiel die medizinische Versorgung des Partners) weggefallen waren. 12 Personen fragten sich auch in ihrer gegenwärtigen Lebenssituation manchmal, ob sie Deutschland wieder verlassen sollten. 12 Personen meinten schließlich, sie würden Deutschland heute wieder verlassen, wenn sie etwas jünger wären.

Die Rückkehr nach Deutschland hat bei allen Untersuchungsteilnehmern unserer Teilstichprobe dazu geführt, daß sie wieder stärker mit Antisemitismus und Fremdenfeindlichkeit sowie mit der eigenen Vergangenheit konfrontiert wurden.

66 der 90 nach Deutschland zurückgekehrten Untersuchungsteilnehmer sahen keinen prinzipiellen Unterschied zwischen Antisemitismus und Fremdenfeindlichkeit. Ausschreitungen und Diskriminierungen gegen Asylbewerber und Gastarbeiter erinnerten sie in hohem Maße an das Ende der Weimarer Republik. 60 Untersuchungsteilnehmer verglichen die politische Lage im Deutschland der frühen 90er Jahre mit jener in der Weimarer Republik. Sie betonten, daß auch der Nationalsozialismus zunächst von einer radikalen Minderheit auszugehen schien. Ein Drittel der Untersuchungsteilnehmer vertrat die Auffassung, das Problem des Rechtsradikalismus werde in Deutschland allgemein unterschätzt; während man den „Linksterrorismus" immer entschieden bekämpft habe, sei man gegenüber dem „Rechtsterrorismus" zu zaghaft. So würden etwa rechtsextreme Parteien zu lange toleriert. Weiterhin werde der politische Fehler begangen, daß man davon ausgehe, Rechtsextremisten in Deutschland seien praktisch nicht organisiert, bei Anschlägen und Ausschreitungen handele es sich zum weit überwiegenden Teil um „spontane Krawalle".

Auf die Frage, bei welchen Generationen heute antisemitische und fremdenfeindliche Haltungen vorwiegend zu finden seien, antwortete etwa die Hälfte der Personen, man finde solche Haltungen eher bei der älteren Generation. In dieser Antwort spiegelt sich die Skepsis gegenüber Nichtjuden der eigenen Generation wider. Die Personen wissen, daß auch heute noch Menschen in Deutschland leben, die sich durch ihre Taten – oder Unterlassungen – im Nationalsozialismus schuldig gemacht haben. Sie wissen auch, daß sich diese Menschen nur in den seltensten Fällen offen zu ihrer Vergangenheit im „Dritten Reich" bekennen würden. Aus diesem Grunde erscheint es verständlich, daß in Interaktionen mit Nichtjuden der eigenen Generation (zunächst) oft eine gewisse Skepsis besteht. Etwa ein Drittel der zurückgekehrten Untersuchungsteilnehmer vermutete Antisemitismus und Fremdenfeindlichkeit sowohl in der älteren als auch in der jüngeren Generation. Die Generation der Deutschen, die den Nationalsozialismus in Deutschland teils aktiv unterstützt, teils mitgetragen, teils passiv hingenommen haben, unterscheidet sich in ihren politischen Anschauungen für diese Untersuchungsteilnehmer nicht wesentlich von den nachfolgenden Generationen: Man habe in Deutschland aus der Zeit des Nationalsozialismus nichts gelernt.

Neben den Sorgen wegen manifester Tendenzen von Antisemitismus und Fremdenfeindlichkeit – Ausschreitungen gegen Asylbewerber und Ausländer, Schändungen und Zerstörungen jüdischer Friedhöfe und Gedenkstätten, Schmierereien nationalsozialistischer Symbole und Parolen, etc. – wurde auch die Konfrontation mit der Vergangenheit in Deutschland genannt.[77] In diesem Zusammenhang sind zunächst soziale Kontakte zur älteren Generation deutscher Nichtjuden zu nennen. Die grundsätzliche Skepsis, die diese sozialen Kontakte oft begleitet, wurde oben bereits angesprochen. Von einem Teil der Untersuchungsteilnehmer wurden die sozialen Kontakte zu Nichtjuden – insbesondere, aber nicht ausschließlich zu jenen der eigenen Generation – auch inhaltlich als problematisch empfunden. So sei das Schicksal der Juden in Deutschland kein integrierter Bestandteil der deutschen Geschichte geworden. Es werde zu oft ausschließlich das Leid der nichtjüdischen Zivilbevölkerung im Zweiten Weltkrieg – der Verlust von Angehörigen, die Bombardierung deutscher Städte, die Vertreibung der deutschen Bevölkerung aus den Ostgebieten, die Zeit der Entbehrungen nach dem Krieg – geschildert, das Schicksal von jüdischen Lagerhäftlingen und Emigranten werde dagegen verschwiegen und vergessen. Insofern wird die Beschäftigung „der Deutschen" mit ihrer Vergangenheit als egozentrisch empfunden. Was für die Leiden der Bevölkerung während und nach dem Krieg festgestellt wurde, gilt auch für die Leistungen beim Wiederaufbau nach dem Zweiten Weltkrieg. Während das deutsche „Wirtschaftswunder" als eine großartige Leistung des deutschen Volkes

---

[77] Vgl. hierzu die in Kapitel 6 dargestellten Ergebnisse.

dargestellt werde, würden die Leistungen der Deutschen in der Emigration vergessen, obwohl dort zum Teil noch weit ungünstigere Bedingungen und weniger Unterstützung (z. B. durch den Marshall-Plan) vorgefunden wurden. Die dargestellte Art der Rezeption der deutschen Geschichte behalte die – im Nationalsozialismus eingeführte – Ausgrenzung der Juden aus der Gemeinschaft des „deutschen Volkes" bei. Es erscheint naheliegend, daß Erzählungen über die Kriegszeit jüdische Emigranten an ihr Schicksal in dieser Zeit erinnern können. Diese Erinnerungen sind einer sozialen Integration in Deutschland hinderlich, wenn sie gleichzeitig die Zugehörigkeit zu unterschiedlichen sozialen Kategorien oder Gruppen nahelegen.

Ein weiterer Aspekt, unter dem die sozialen Beziehungen zu Nichtjuden als (potentiell) problematisch erscheinen, besteht darin, daß man in der deutschen Bevölkerung auch heute noch Stereotype und Vorurteile gegenüber „den Juden" findet. Auch diese unzutreffenden Verallgemeinerungen – als Ausdruck der Tendenz, „die Juden" als eine Gruppe zu sehen, die sich dadurch auszeichnet, daß sie eben „anders" ist als „andere Deutsche" – können Erinnerungen an Erfahrungen im Nationalsozialismus wecken.

Zusammenfassend lassen sich unseres Erachtens vier Barrieren einer sozialen Integration jüdischer Emigranten in Deutschland unterscheiden:

- Manifeste Tendenzen von Antisemitismus und Fremdenfeindlichkeit,
- die Bedeutung der deutschen Vergangenheit in sozialen Beziehungen zur älteren Generation deutscher Nichtjuden,
- die Rezeption der deutschen Geschichte durch die nichtjüdische Bevölkerung, und
- das Fortbestehen von Stereotypen und Vorurteilen gegenüber „den Juden".

Wie sich die Rückkehr nach Deutschland auf die (soziale) Identität jüdischer Emigranten auswirkt, läßt sich nicht generell beantworten. Die genannten Barrieren sozialer Integration erschweren die Identifikation mit Deutschland und den Deutschen und können sich so als hinderlich für die (Wieder-)Entstehung und Aufrechterhaltung einer „deutschen Identität" erweisen. Unserer Auffassung nach muß aber auch beachtet werden, daß den sozialen Beziehungen zu Freunden, Bekannten und anderen persönlich wichtigen Personen zentrale Bedeutung für die soziale Integration zukommt. Durch das soziale Netzwerk einer Person können Barrieren sozialer Integration kompensiert und die Identifikation mit Deutschland gefördert werden.

Unsere Ergebnisse zur sozialen Identität legen nahe, daß die Identifikation mit dem Judentum für die Mehrzahl der jüdischen Emigranten heute wichtiger ist als die Identifikation mit Deutschland. Die Juden außerhalb Deutschlands bilden für die Rückkehrer eine wichtige Vergleichsgruppe, deren Einstellung zu der Frage, ob man heute „als Jude" wieder in Deutschland leben soll und leben darf, die soziale Identität der Juden in Deutschland beeinflußt. Wird diese Einstellung als negativ (ablehnend) wahrgenommen, so kann für den einzelnen ein Identitätskonflikt entstehen. Unseres Erachtens ist deshalb die Integration von Juden, die wieder nach Deutschland zurückkehren, in bestehende jüdische Gemeinden von zentraler Bedeutung für deren soziale Identität. Dieser Punkt ist schon deswegen wichtig, weil der jüdischen Religion von einem erheblichen Teil der Untersuchungsteilnehmer heute – anders als früher – hohe Bedeutung beigemessen wird und durch Kontakte zu jüdischen Gemeinden (in der Regel) gewährleistet ist, daß die Religion ausgeübt werden kann. Weiterhin wird durch Kontakte zur jüdischen Gemeinde ein soziales Umfeld gefördert, das zum Teil vor der Konfrontation mit Antisemitismus schützt und Barrieren sozialer Integration kompensiert. Es werden Kontakte zu anderen Juden ermöglicht, vor denen die Entscheidung, wieder in Deutschland zu leben, nicht gerechtfertigt werden muß. Der Kontakt zu Menschen, die sich ebenfalls entschieden haben, wieder in Deutschland zu leben, schützt unter Umständen vor Selbstzweifeln, Gewissensbissen und Schuldgefühlen.

9.6 Die Frage der Auswanderung bei jüdischen Emigranten, die im Zielland der Emigration geblieben sind

Welche persönlichen Motive berichten die bis heute in Argentinien, Israel oder den Vereinigten Staaten lebenden Untersuchungsteilnehmer für das Verbleiben im Zielland der Emigration? Tabelle 9.2 faßt die in den Interviews gegebenen Antworten auf diese Frage zusammen.

Aus Tabelle 9.2 geht zunächst hervor, daß sich die von den Untersuchungsteilnehmern am häufigsten genannten persönlichen Motive für das Verbleiben auf positive Aspekte der Lebenssituation im Zielland der Emigration beziehen. Die jeweils überwiegende Mehrheit der Untersuchungsteilnehmer betonte, im Zielland der Emigration eine neue Heimat gefunden zu haben und enge Kontakte zu Familienangehörigen, Freunden und Bekannten zu unterhalten, die man nicht aufgeben möchte. Für 29 in Israel und 23 in Argentinien lebende Untersuchungsteilnehmer, dagegen nur für 10 in den Vereinigten Staaten lebende Untersuchungsteilnehmer stellte die Vertrautheit mit Menschen und Lebensformen im Zielland der Emigration ein weiteres wichtiges Motiv dar; 15 Untersuchungsteilnehmer aus Argentinien und 14 Untersuchungsteilnehmer aus Israel betonten ihre Freude an der Natur und Kultur im Zielland der Emigration, während dieses Motiv in den Vereinigten Staaten nicht explizit genannt wurde. Dieser Unterschied mag darauf zurückgehen, daß die Untersuchungsteilnehmer in den Vereinigten Staaten ihren Alltag stärker als durch eine multikulturelle Gesellschaft geprägt erleben als die Untersuchungsteilnehmer in Argentinien und Israel, weshalb nicht mehr von „der Kultur" des Landes gesprochen wird. Möglicherweise kommt in diesem Unterschied aber auch eine Distanzierung von einzelnen Aspekten der amerikanischen Kultur (zum Beispiel Ernährungsgewohnheiten) zum Ausdruck. Für 24 Untersuchungsteilnehmer bildete das Gefühl, in Israel vor Verfolgung und Diskriminierung in besonderem Maße geschützt zu sein, ein zusätzliches wichtiges Motiv für das Verbleiben im Zielland der Emigration. Neben diesen positiven Aspekten der Lebenssituation im Zielland der Emigration wurden von der Mehrzahl der Untersuchungsteilnehmer auch negative Aspekte der Lebenssituation in Deutschland als wichtige persönliche Motive für ein Verbleiben im Emigrationsland genannt. Jeweils 24 Untersuchungsteilnehmer aus Argentinien und Israel sowie 18 Untersuchungsteilnehmer aus den Vereinigten Staaten befürchteten, in Deutschland an die frühere Verfolgung stärker erinnert zu werden; erneute soziale Diskriminierungen befürchteten jeweils 22 Untersuchungsteilnehmer aus Argentinien und Israel sowie 12 Untersuchungsteilnehmer aus den Vereinigten Staaten. Gegen eine Rückkehr nach Deutschland sprach für etwa zwei Drittel der Untersuchungsteilnehmer die Tatsache, dort keine Angehörigen und Bekannten zu haben. In dieser Sorge vor Einsamkeit und Isolation im Falle einer Rückkehr fanden sich keine bedeutsamen Unterschiede zwischen den drei Zielländern der Emigration.

Die bis heute in den drei Zielländern der Emigration lebenden Untersuchungsteilnehmer wurden auch gefragt, ob sie sich während ihrer Emigrationszeit einmal überlegt hätten, Argentinien, Israel oder die Vereinigten Staaten zu verlassen und nach Deutschland oder nach Israel auszuwandern. Lediglich 10 der 90 befragten Untersuchungsteilnehmer gaben an, sie hätten in Erwägung gezogen, wieder in Deutschland zu leben; sieben haben sich gegen eine Rückkehr nach Deutschland entschieden, da sie der Auffassung waren, ihre fi-

Tabelle 9.2. Persönliche Motive für das Verbleiben im Zielland der Emigration (angegeben ist jeweils die Anzahl der Personen, die das Motiv genannt haben)

Argentinien (n = 30)	Israel (n = 30)	Vereinigte Staaten (n = 30)
Gefühl, in Argentinien eine Heimat gefunden zu haben n = 27	Gefühl, in Israel eine Heimat gefunden zu haben n = 29	Gefühl, in den Vereinigten Staaten eine Heimat gefunden zu haben n = 26
Enge Kontakte zu Familienangehörigen, Freunden, Bekannten, die man nicht aufgeben möchte n = 25	Vertrautsein mit Menschen und Lebensformen in Israel n = 29	Enge Kontakte zu Familienangehörigen, Freunden, Bekannten, die man nicht aufgeben möchte n = 24
Befürchtung, durch die Rückkehr nach Deutschland an die frühere Verfolgung stärker erinnert zu werden n = 24	Enge Kontakte zu Familienangehörigen, Freunden, Bekannten, die man nicht aufgeben möchte n = 27	Fehlen von Angehörigen, Freunden und Bekannten in Deutschland n = 20
Vertrautsein mit Menschen und Lebensformen in Argentinien n = 23	Erlebte Sicherheit in Israel (Schutz vor Verfolgung und Diskriminierung) n = 24	Befürchtung, durch die Rückkehr nach Deutschland an die frühere Verfolgung stärker erinnert zu werden n = 18
Eine als ausreichend empfundene soziale Sicherung n = 23	Befürchtung, durch die Rückkehr nach Deutschland an die frühere Verfolgung stärker erinnert zu werden n = 24	Befürchtung, daß Juden in Deutschland diskriminiert werden könnten n = 12
Befürchtung, daß Juden in Deutschland diskriminiert werden könnten n = 22	Befürchtung, daß Juden in Deutschland diskriminiert werden könnten n = 22	Vertrautsein mit Menschen und Lebensformen in den Vereinigten Staaten n = 10

Fehlen von Angehörigen, Freunden und Bekannten in Deutschland
n = 19

Freude an der Natur und Kultur Argentiniens
n = 15

Fehlen von Angehörigen, Freunden und Bekannten in Deutschland
n = 18

Eine als ausreichend empfundene soziale Sicherung
n = 15

Freude an der Natur und Kultur Israels
n = 14

nanziellen Mittel würden für ein Leben in Deutschland nicht ausreichen, drei sind im Zielland der Emigration geblieben, weil sie Angst hatten, in Deutschland keine sozialen Kontakte zu finden und allein zu sein.

Eine Auswanderung nach Israel hatten deutlich mehr Untersuchungsteilnehmer erwogen. 35 hatten sich konkret überlegt, in Israel zu leben. Bei 17 dieser 35 Personen konnte aus beruflichen Gründen keine entsprechende Entscheidung getroffen werden. Mit der eigenen Berufsausbildung hätte man in Israel keine Perspektiven gehabt. Neben beruflichen Gründen waren gesundheitliche Gründe ausschlaggebend. In 12 Fällen ließen es der eigene Gesundheitszustand oder der Gesundheitszustand naher Angehöriger nicht zu, nach Israel auszuwandern. Bei 6 Untersuchungsteilnehmern wurde die Entscheidung, nach Israel auszuwandern, vom Ehepartner nicht mitgetragen.

9.7 Kinderlosigkeit und Rückkehr nach Deutschland

Die Entscheidung, im Alter wieder nach Deutschland zurückzukehren, hängt unseren Ergebnissen zufolge auch mit der familiären Entwicklung in der Emigrationszeit zusammen. 56 der 90 nach Deutschland zurückgekehrten Emigranten haben nie Kinder gehabt, hinzu kommen sieben Untersuchungsteilnehmer, deren Kinder zwischenzeitlich verstorben sind. Dagegen haben nur 24 der 90 bis heute in den drei Zielländern der Emigration lebenden Untersuchungsteilnehmer keine Kinder.

Die Anforderungen im Emigrationsland haben bei einem Teil der Untersuchungsteilnehmer dazu geführt, daß die familiäre Entwicklung verzögert wurde. Die meisten hatten nach der Emigration zunächst nicht die Möglichkeit, in dem in Deutschland erlernten Beruf zu arbeiten, sei es aufgrund bestehender Sprachschwierigkeiten, des Entwicklungsstandes im Zielland der Emigration, fehlenden Kapitals, gesetzlicher Regelungen oder ähnlicher Schwierigkeiten. Für viele war es ein ernsthaftes Problem, den eigenen Lebensunterhalt zu bestreiten. Weiterhin waren große Anstrengungen notwendig, um im Zielland der Emigration beruflich voranzukommen. Deshalb war für viele Untersuchungsteilnehmer an Nachkommen zunächst nicht zu denken. Als die Emigranten sich beruflich etabliert hatten, waren sie unter Umständen schon zu alt, um Kinder zu bekommen und großzuziehen. Die Lebenssituation vieler jüdischer Emigranten im Alter ist unter anderem dadurch gekennzeichnet, daß – wenn überhaupt –

nur sehr wenige Kontakte zu Angehörigen bestehen. Die Verfolgung im Nationalsozialismus hat dazu geführt, daß heute nur wenige Angehörige vorhanden sind. Im Alter ergibt sich deswegen – da eine Unterstützung durch Familienangehörige nicht möglich ist – für einen Teil dieser Menschen die Notwendigkeit, sich nach Möglichkeiten des Wohnens in einem Wohnheim oder Wohnstift umzusehen. Wenn nun im Zielland der Emigration kein ausreichender Versorgungsstandard anzutreffen ist, sind diese Menschen unter Umständen genötigt, wieder nach Deutschland zurückzukehren, da die Einreise in Drittländer (z. B. die Schweiz) oft aus finanziellen und rechtlichen Gründen nicht möglich ist.

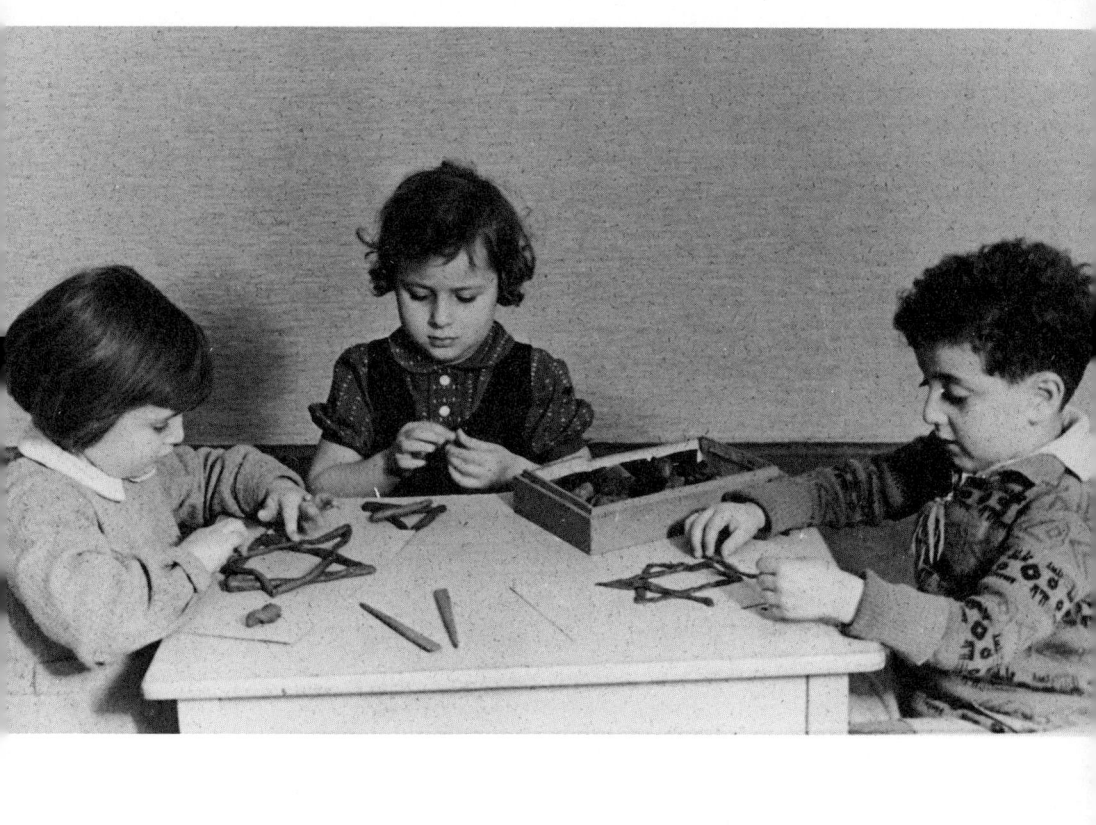

KAPITEL **10** Erinnerungen an traumatische Erlebnisse im Nationalsozialismus bei ehemaligen jüdischen Lagerhäftlingen

Es gibt vier Gründe, die für die Notwendigkeit einer Unterscheidung zwischen der Gruppe ehemaliger jüdischer Lagerhäftlinge und der Gruppe (ehemaliger) jüdischer Emigranten sprechen.
- Bereits die Deportation ließ viele Lagerhäftlinge ahnen, daß sie der organisierten, zerstörerischen Gewalt anderer Menschen ausgeliefert waren und sich in höchster Lebensgefahr befanden. Bei der Ankunft im Vernichtungslager, spätestens aber nach den ersten Tagen im Lager wurde diese Ahnung zur Gewißheit. Die Lagerhäftlinge mußten jederzeit damit rechnen, gequält, gefoltert oder ermordet zu werden. Sie befanden sich nicht nur in ständiger Lebensgefahr, sondern ihnen war diese auch ständig bewußt.
- Die Erfahrung, sich gegen die willkürlichen, sadistischen Handlungen der Lageraufsicht sowie gegen „Selektionen" nicht schützen zu können, bildete die Ursache für stark ausgeprägte Gefühle der Hilflosigkeit. Auch wenn versucht wurde, sich an das Verhalten der Lageraufsicht und die Erfordernisse des Alltags im Lager anzupassen (soweit dies überhaupt möglich war), so konnten diese Versuche doch in den meisten Fällen das Auftreten von stark ausgeprägten Gefühlen der Hilflosigkeit nicht verhindern. Denn die Häftlinge erlebten immer wieder mit, daß sich die willkürlichen, sadistischen Handlungen gegen jeden Menschen richten konnten und daß von den „Selektionen" jeder betroffen sein konnte, so daß man auch selbst jederzeit damit rechnen mußte, Opfer solcher Handlungen und „Selektionen" zu werden.
- Das Miterleben von Qualen, die anderen Menschen zugefügt wurden, von Morden oder von Todesfällen durch körperliche und seelische Erschöpfung stellte eine weitere extreme seelische Belastung dar, die ebenfalls dazu beitrug, daß das Erleben der Lager-

häftlinge in hohem Maße von Ängsten vor Vernichtung bestimmt gewesen ist. Dabei ist auch zu berücksichtigen, daß viele Lagerhäftlinge mit ansehen mußten, wie ihnen nahestehende Menschen gequält oder ermordet wurden, und daß sie diesen in ihrer Lage nicht beistehen oder helfen konnten.

- Zu den extremen seelischen Qualen traten extreme körperliche Qualen. Zu diesen zählten härteste „Arbeitsbedingungen", völlig unzureichende oder fehlende Ernährung und Kleidung, körperliche Mißhandlungen sowie das Leben auf engstem Raum.

Um in den Gründen für die vorgenommene Unterscheidung zwischen (ehemaligen) Emigranten und ehemaligen Lagerhäftlingen nicht falsch verstanden zu werden, sei betont, daß auch die seelischen Belastungen, mit denen Emigranten konfrontiert worden sind, in vielen Fällen sehr hoch gewesen sind. Außerdem wurde aufgezeigt, daß viele (ehemalige) Emigranten bis ins hohe Alter von Erinnerungen an Diskriminierung, Verfolgung und Vertreibung gequält werden.

Doch sind wir auch der Überzeugung, daß die Belastungen, mit denen die Emigranten konfrontiert worden sind, nicht mit jenen Belastungen verglichen werden können, denen Lagerhäftlinge während der Deportation und Internierung ausgesetzt waren. Das Ausgeliefertsein an lebenszerstörende Gewalt, die ständig andauernde Lebensgefahr, der Verlust nahestehender Menschen, das Erleiden von Peinigung und Qualen sowie das Miterleben von Peinigung oder Ermordung anderer Menschen lassen sich nicht mit den Belastungen der Emigranten gleichsetzen.

In diesem Kapitel wird zunächst auf die Geschichte der Konzentrations- und Vernichtungslager im Nationalsozialismus eingegangen. In einem weiteren Schritt beschreiben wir die Stichprobe jener 68 ehemaligen Lagerhäftlinge, die in unserem Forschungsprojekt befragt wurden. Danach wenden wir uns den Themen der Erinnerung an das persönliche Schicksal im Nationalsozialismus zu: Wie wurden diese Themen erfaßt, welche Themen stehen im Vordergrund des Erlebens? Daran anschließend beantworten wir zwei Fragen:

1) In welchen Kontexten (oder Situationen) treten die Erinnerungen im Alter auf?
2) Wie intensiv sind die Erinnerungen zu verschiedenen Zeitpunkten des Lebenslaufs gewesen; hat sich deren Intensität im Alter gegenüber früheren Lebensjahren verändert?

10.1 Zur Geschichte der Konzentrations- und Vernichtungslager im Nationalsozialismus

Am 28. Februar 1933, einen Tag nach dem Brand des Berliner Reichstags, wurden mit der „Verordnung des Reichspräsidenten zum Schutz von Volk und Staat" die in der Weimarer Verfassung garantierten Grundrechte aufgehoben. Die Verordnung ermächtigte die Länder, als „gefährlich" geltende Personen ohne gerichtliches Verfahren auf unbestimmte Zeit zu inhaftieren. Damit war eine rechtliche Grundlage für die willkürliche Verhaftung politischer Gegner aus den Reihen der KPD und SPD geschaffen: Diese konnten von Gestapo, SA und SS legal in „Schutzhaft" genommen werden. Mit dem „Gesetz zur Behebung der Not von Volk und Staat", dem sogenannten „Ermächtigungsgesetz" vom 24. März 1933, wurde der mit der „Notverordnung" zunächst vorübergehend verhängte Ausnahmezustand auf Dauer festgeschrieben.

Die Gründung der ersten Konzentrationslager geht nicht auf die neue Reichsregierung, sondern auf die Initiative untergeordneter Dienststellen und regionaler Parteiorganisationen zurück, die vermeintliche Gegner des nationalsozialistischen Regimes nicht in die durch die Verhaftungswelle nach der nationalsozialistischen Machtübernahme überfüllten Gefängnisse, sondern in eigene Haftlokale überstellten.

Bis 1936 diente die sogenannte „Schutzhaft" vor allem der innenpolitischen Festigung des Systems durch Abschreckung und Einschüchterung. Deshalb lag es durchaus im Interesse des nationalsozialistischen Regimes, daß die Orte der Konzentrationslager in der Öffentlichkeit bekannt waren und daß durch die aus der „Schutzhaft" entlassenen Personen deutlich sichtbar wurde, daß abweichende politische Meinungen nicht toleriert würden. Später wurden neben den politischen Gegnern zunehmend sogenannte „Volksschädlinge" inhaftiert. Arbeitsämter und Staatspolizei wurden angewiesen, „Arbeitsscheue" und „Asoziale" zu erfassen und zur Inhaftierung vorzuschlagen. In diese Sammelkategorien fielen unter anderem Bettler, Landstreicher, „Raufbolde", Geschlechtskranke, Prostituierte, Homosexuelle, Alkoholiker, „Psychopathen", „Querulanten", Sinti und Roma. Während man zunächst Konzentrationslager errichtet hatte, weil die zu inhaftierenden Personen nicht anders untergebracht werden konnten, wurden später zunehmend Personen inhaftiert, damit die Kapazität der Konzentrationslager ausgeschöpft wurde und Arbeitskräfte für SS-Betriebe bereitgestellt werden konnten. Der Standort der Lager wurde zunehmend durch die Lage von Produktionsstätten (Steinbrüche, Ziegelwerke, etc.) bestimmt. 1938 bildeten die politischen Gefangenen in den Konzentrationslagern bereits eine Minderheit.

Nach der Pogromnacht vom 9. November 1938 wurden etwa 36000 Juden in die nationalsozialistischen Konzentrationslager verschleppt. Einige wurden im Lager gezielt ermordet, andere fielen den katastrophalen Bedingungen in den überfüllten Lagern – in Sonderabschnitten zusammengepfercht, ohne medizinische Versorgung, ohne Nahrung und ohne angemessene Bekleidung – zum Opfer. Mit einigen hundert Menschen in den ersten zwei Monaten erreichte die Sterberate ein in den nationalsozialistischen Konzentrationslagern bis dahin nicht gekanntes Ausmaß. Die vorrangige Zielsetzung der Inhaftierung der Juden bestand aber zu diesem Zeitpunkt noch nicht in deren Vernichtung; sie sollten vielmehr so weit eingeschüchtert werden, daß sie sich bereit erklärten, einen Vertrag zu unterschreiben, in dem die „Arisierung" ihres Vermögens geregelt wurde und sie sich zur baldigen Auswanderung verpflichteten.[78]

Mit dem Beginn des Zweiten Weltkrieges verschärfte sich der Haftvollzug erheblich: die Verpflegung wurde drastisch reduziert, gleichzeitig wurden Arbeits- und Appellzeiten ausgedehnt. Obwohl die Sterberate deutlich anstieg, waren die Lager aufgrund der Zugänge von Kriegsgefangenen aus den besetzten Ländern ständig überfüllt.[79] Der Anteil der deutschen Häftlinge während des Krieges lag nur zwischen 5 und 10%.

Wegen der Überfüllung der Konzentrationslager gründete man ab 1940 neue Lager, die vor allem die Gefangenen aus den besetzten Gebieten aufnehmen sollten. Im Juni 1940 wurden die ersten polnischen Gefangenen nach Auschwitz gebracht. Obwohl Auschwitz ursprünglich nur als Durchgangslager für etwa 10000 Gefangene geplant war, befanden sich dort Mitte 1941 bereits 17000 Häftlinge. Im März 1941 wurde 3 km von Auschwitz entfernt mit dem Bau von Birkenau begonnen. Dort waren in 250 Baracken später zeitweise bis zu 100000 Menschen inhaftiert.

Im Verlauf des Zweiten Weltkrieges wurden die Konzentrationslager mehr und mehr Stätten der Exekution, zuerst von „Kriegssaboteuren" und Strafgefangenen, die man ohne Gerichtsverfahren loswerden

---

[78] Aufgrund vorliegender Dokumente muß nach Strauss (1985) davon ausgegangen werden, daß selbst der sogenannte „Madagaskarplan" zeitweise ernsthaft erwogen worden ist.

[79] Die Zahl der Häftlinge stieg von etwa 60000 im Monatsdurchschnitt für 1941 bis auf ca. 115000 im August 1942. Im Mai 1943 lag die Zahl der Häftlinge bereits über 200000, im August 1944 bei 524268, Mitte Januar 1945 bei 714211 (davon 202764 Frauen) (Zahlen nach Sofsky, 1993).

wollte, später auch von registrierten Häftlingen und Kriegsgefangenen. Wenig später wurden Exekutionsanweisungen wieder gelockert, man bevorzugte die „Vernichtung durch Arbeit". Infolge unzureichender Verpflegung reduzierten sich die Arbeitsleistungen und damit auch die Überlebenschancen der Häftlinge erheblich. Um Platz für neue, arbeitsfähige Häftlinge zu schaffen, wurden jene, die nicht mehr arbeiten konnten, ermordet.

Neben der Bereitstellung von Arbeitskräften diente das Lagersystem im Nationalsozialismus der spätestens ab Winter 1941/42 forcierten Politik des Völkermordes an den europäischen Juden. Bereits im Juli 1941 hatte Reichsmarschall Hermann Göring an SS-Obergruppenführer Heydrich den Auftrag erteilt, die „Endlösung" der Judenfrage vorzubereiten. Mit der Massenvernichtung begonnen wurde in den von der Wehrmacht eroberten Ostgebieten. Der kämpfenden Truppe folgten vier von Heydrich aufgestellte Einsatzgruppen der SS, die durch sogenannte „Hilfswillige" aus der Ukraine und Lettland sowie durch russische Freiwillige verstärkt wurden. Die Aufgabe dieser Einsatzgruppen bestand darin, die besetzten Gebiete von Juden zu „säubern".[80] Zu diesem Zweck wurden zunächst vor allem Massenerschießungen durchgeführt. Die Zahl der in den ersten neun Monaten erschossenen Juden schätzt man auf 700 000 bis 750 000. Hierbei sind Massaker durch die regulären Truppen oder durch der Wehrmacht unterstellte Waffen-SS-Einheiten nicht mitgerechnet. Um den Massenmord zu beschleunigen, griff man Ende 1941 mit dem Einsatz von Gas auf eine im Euthanasieprogramm[81] bereits an Zehntausenden erprobte Praxis zurück. Zu diesem Zeitpunkt wurden im neu ge-

---

[80] Unmittelbar nach der Invasion in Polen wurde dort mit der Ermordung der polnischen Intelligenz begonnen. Durch die Beseitigung der Führungsschicht sollte das Land auf die bevorstehende Kolonialisierung durch deutsche Siedler vorbereitet werden. Nachdem die Mordaktionen in Polen auf massive Kritik durch die Wehrmacht gestoßen waren, erklärte Hitler, ein „harter Volkstumskampf" gestatte keine gesetzliche Bindung. Die von SS und SD in diesem „Volkstumskampf" begangenen Handlungen wurden einer dem Einfluß der Wehrmacht entzogenen Sondergerichtsbarkeit unterstellt. Der Massenmord lag damit außerhalb der Zuständigkeit der Armeebehörden.

[81] Das am 1. September 1939 begonnene Euthanasieprogramm kann als ein erster Vorläufer des Massenmordes an den Juden betrachtet werden. Im Verlauf dieser ersten „rassenpolitischen Maßnahme" wurden etwa 90 000 Menschen als „nutzlose Esser" und „Parasiten" ermordet (vgl. etwa Strauss, 1985). Nach einer von Hitler persönlich unterschriebenen Vollmacht konnte von eigens hierzu eingesetzten Ärzten insbesondere Personen, die unter unheilbaren Geisteskrankheiten litten, „der Gnadentod gewährt werden" (ausführlich hierzu

gründeten Vernichtungslager Chelmno erstmals sogenannte „Gaswagen", speziell konstruierte Lastwagen, in denen die Opfer durch die Abgase der Motoren getötet wurden, eingesetzt. Ab März 1942 wurden als Duschräume getarnte Gaskammern verwendet.

Im Protokoll der am 20. Januar 1942 unter Vorsitz von Heydrich abgehaltenen Wannsee-Konferenz taucht erstmals der Begriff „Endlösung" auf.[82] Punkt 2 des Protokolls beginnt mit den Worten: „Chef der Sicherheitspolizei und des SD, SS-Obergruppenführer Heydrich, teilte eingangs seine Bestallung zum Beauftragten für die Vorbereitung der Endlösung der europäischen Judenfrage durch den Reichsmarschall mit." In der Einleitung zu Punkt 3 heißt es dann: „An die Stelle der Auswanderung ist nunmehr als weitere Lösungsmöglichkeit nach entsprechender vorheriger Genehmigung durch den Führer die Evakuierung der Juden nach dem Osten getreten. Diese Aktionen sind jedoch lediglich als Ausweichmöglichkeit anzusprechen, doch werden hier bereits jene praktischen Erfahrungen gesammelt, die im Hinblick auf die kommende Endlösung der Judenfrage von wichtiger Bedeutung sind. Im Zuge dieser Endlösung der europäischen Judenfrage kommen rund elf Millionen Juden in Betracht." Zu diesen elf Millionen gehörten – dies geht aus einer folgenden Auflistung hervor – unter anderem auch 330 000 Juden aus England, 4 000 aus Irland, 18 000 aus der Schweiz und 6 000 aus Spanien. Die Juden sollten „in großen Arbeitskolonnen, unter Trennung der Geschlechter, straßenbauend in diese Gebiete (des Ostens) geführt" werden, „wobei zweifellos ein Großteil durch natürliche Verminderung ausfallen wird. Der allfällig endlich verbleibende Restbestand wird, da es sich bei diesem zweifellos um den widerstandsfähigsten Teil handelt, entsprechend behandelt werden müssen, da dieser, eine natürliche Auslese darstellend, bei Freilassung als Keimzelle eines neuen jüdischen Aufbaus anzusprechen ist". Weiter heißt es im Protokoll: „Abschließend wurden die verschiedenen Arten der Lösungsmöglichkeiten besprochen, wobei (...) der Standpunkt vertreten wurde, gewisse vorbereitende Arbeiten im Zuge der Endlösung gleich in den betreffenden Gebieten selbst durchzuführen, wobei jedoch eine Beunruhigung der Bevölkerung vermieden werden müsse." Zum Zeitpunkt der Wannsee-Konferenz lebten noch etwa 131 000 Juden in Deutschland. Die

---

Majer, 1992; Scheffler, 1985). Im Zuge des Euthanasieprogramms entstanden die ersten Gaskammern auf deutschem Boden. Nachdem es nicht gelungen war, das Programm geheimzuhalten, mußte es im August 1941 infolge des Protests einiger prominenter Geistlicher offiziell für beendet erklärt werden.

[82] Vgl. hierzu etwa Heydecker & Leeb, 1979.

Beschlüsse der Wannsee-Konferenz galten in gleicher Weise für „Mischlinge" und „Mischehepartner", auch wenn sie auf diesen Personenkreis in der späteren Praxis nicht immer angewendet wurden.

Im besetzten Polen hatte man die Juden gezwungen, in Ghettos zu leben, so daß später gezielt „Selektionen" vorgenommen werden konnten. Schon im Herbst 1939 wurden 87000 Juden aus den nach der Teilung Polens zur Annexion bestimmten polnischen Westgebieten in das sogenannte „Generalgouvernement" deportiert. Zudem begannen 1939/1940 erste Deportationen deutscher und Wiener Juden in dieses Generalgouvernement. Die Arbeitsfähigen wurden in neu eingerichtete „Zwangsarbeitslager" überstellt und überlebten die dortigen „Arbeitsbedingungen" in der Regel nur kurze Zeit. Die „Vernichtung durch Arbeit" war eine erklärte Zielsetzung des nationalsozialistischen Regimes. Die durchschnittliche Überlebensdauer in den Zwangsarbeitslagern wurde später auf etwa 10 Monate berechnet.[83] Jene, die nicht arbeitsfähig waren, wurden – sofern man sie nicht direkt ermordete – in „Vernichtungslagern" umgebracht.[84] Zu diesen zählen ab Dezember 1941 Chelmno, ab 1942 Belzec, Sobibór und Treblinka, ab 1943 Lublin-Majdanek und Auschwitz-Birkenau. Die Vernichtungslager gehörten nicht zum Verwaltungsbereich der KZ-Inspektion, sondern unterstanden direkt der lokalen SS-Führung.

Mit dem Vormarsch der Alliierten kommt es zur Auflösung des Lagersystems. Die zum Zeitpunkt der Auflösung eines Lagers übriggebliebenen Häftlinge sollten in anderen Lagern bis zuletzt „kriegswichtige" Arbeiten verrichten. So marschierten Kolonnen mit oft Tausenden von Häftlingen von Lager zu Lager. Die Zahl der Menschen, die in den Lagern und auf den „Todesmärschen" umgekommen sind, läßt sich nicht exakt ermitteln.

In nachfolgender Tabelle sind Einlieferungs- und Todeszahlen für jene Lager zusammengestellt, für die nach der gegenwärtigen Forschungslage einigermaßen gesicherte Zahlen vorliegen (nach Sofsky, 1993):

---

[83] Vgl. hierzu Strauss, 1985.
[84] Für einen Überblick über Entstehungsgeschichte, Struktur und Funktion der Vernichtungslager vgl. Eisner, 1983; Hamburger Institut für Sozialforschung, 1994; Sofsky, 1993; Buszko, 1988.

Lager	Zugänge	Tote
KZ-System		
Dachau (1933–45)	206 206	31 591
Buchenwald (1937–45)	238 979	56 545
Mauthausen (1938–45)	197 464	102 795
Neuengamme (1938–45)	106 000	55 000
Flossenbürg (1938–45)	96 217	28 374
Groß-Rosen (1940–45)	120 000	40 000
Auschwitz (1940–45)	405 000	261 000
Majdanek (1941–45)	250 000	200 000
Mittelbau (1943–45)	60 000	20 000
Bergen-Belsen (1943–45)	125 000	50 000
Vernichtungslagersystem		
Chelmno		225 000
Belzec		600 000
Sobibór		250 000
Treblinka		974 000
Auschwitz-Birkenau		1 000 000

10.2 Stichprobe der befragten ehemaligen Lagerhäftlinge

Wie haben wir die Stichprobe der ehemaligen Lagerhäftlinge gewonnen? In Israel wurde der Kontakt zu potentiellen Teilnehmern im wesentlichen durch Mitarbeiter dreier Universitäten (Haifa, Jerusalem, Tel Aviv) und eines Forschungsinstituts (Brookdale-Institute, Jerusalem) sowie durch Psychologen hergestellt, die in Einrichtungen arbeiteten (oder früher gearbeitet hatten), in denen auch ehemalige Lagerhäftlinge leben. In Deutschland unterstützten uns jüdische Gemeinden und Organisationen, Leiter von Wohnheimen und Wohnstiften sowie Privatpersonen bei der Herstellung von Kontakten. Von diesen wurden potentielle Untersuchungsteilnehmer direkt auf eine mögliche Teilnahme angesprochen. Wir hatten darum gebeten, die Zielsetzung des Forschungsprojekts etwa in folgender Weise zu erläutern: „Wissenschaftler der Universität Heidelberg (von 1993 bis 1995: der Universität Greifswald) führen derzeit in mehreren Ländern eine Befragung von Menschen durch, die im Nationalsozialismus aufgrund ihrer Zugehörigkeit zum Judentum verfolgt worden sind, die auswandern mußten oder die in einem Lager interniert waren. Ich spreche Sie an, weil ich weiß, daß sie im Nationalsozialismus in einem Vernichtungslager interniert waren. Die Wissenschaftler der Universität Heidelberg würden gerne mit Ihnen ein Gespräch führen, in dem es um die Frage geht, wie Sie heute auf Ihr Leben zurückblicken und welche Einstellung Sie gegenüber Deutschland, seinen Menschen, seiner Geschichte und Kultur haben. In diesem Gespräch sollen nicht die Erlebnisse angesprochen werden, die Sie während der Deportation und im Lager hatten. Es geht vielmehr um die Frage, was Sie alles getan haben, um nach der Befreiung eine neue Existenz zu gründen, wie sich Ihre weitere persönliche Entwicklung gestaltet hat, wie Sie heute im Alter leben und wie Sie Ihre persönliche Entwicklung rückblickend bewerten. Die Informationen, die Sie in dem Gespräch geben, werden selbstverständlich streng vertraulich behandelt."

Es wurden 98 ehemalige Lagerhäftlinge angesprochen und um Mitarbeit an dem Forschungsprojekt gebeten. Nur vier Personen haben die Mitarbeit abgelehnt, wobei sie als Grund für die Ablehnung angaben, sich körperlich zu schwach zu fühlen, um an einer solchen Befragung teilnehmen zu können. Von jenen 94 Personen, die zu einem Interview bereit gewesen waren, haben 79 neben ihrer Zustimmung zur Teilnahme auch ihr großes Interesse an einem solchen Forschungsprojekt bekundet. Es wurde von ihnen positiv bewertet, daß es in Deutschland junge Menschen gibt, die sich für das weitere persönliche Schicksal der im Nationalsozialismus Verfolgten interessieren. Weiterhin wurde betont, daß es nicht mehr viele Überlebende des Holocaust gebe, so daß man selbst die Notwendigkeit sehe, nachfolgenden Generationen Auskunft über das persönliche Schicksal im Nationalsozialismus und in der Zeit danach zu geben. Diese subjektiv bedeutsame Aufgabe wurde vielfach mit dem Begriff des „Vermächtnisses an die nachfolgenden Generationen" umschrieben.

Von jenen 94 ehemaligen Lagerhäftlingen, die ihre Bereitschaft zur Teilnahme an dem Projekt bekundet hatten, wurden acht für eine Vorstudie ausgewählt, die dazu diente, den endgültigen Interviewleitfaden zu entwickeln sowie den Lebenslauf in mehrere Zeitpunkte und Zeiträume („biographische Stationen") zu untergliedern, für die die Teilnehmer jeweils die Intensität ihrer Erinnerungen an Verfolgung und Internierung im Nationalsozialismus bestimmen sollten (s. S. 125 ff., Zweite Vorstudie). Diese acht Personen wurden nicht in die Stichprobe der Hauptuntersuchung aufgenommen.

Bei 18 ehemaligen Lagerhäftlingen mußten wir das Interview (zum Teil schon nach einer halben Stunde) abbrechen, da diese physisch zu schwach waren, um an der Befragung teilzunehmen (dies war bei zehn Personen der Fall), oder weil sie so depressiv waren, daß wir davon ausgehen mußten, daß sie das Interview psychisch nicht durchstehen würden (dies war bei acht Personen der Fall). Somit verblieben 68 jener 94 ehemaligen Lagerhäftlinge, die ihre Bereitschaft zur Teilnahme an dem Projekt bekundet hatten, in der Stichprobe für die Hauptuntersuchung.

Tabelle 10.2 gibt einen Überblick über die Stichprobe der von uns befragten ehemaligen Lagerhäftlinge. Diese waren nach 1941 in nationalsozialistische Vernichtungslager deportiert worden, die meisten nach Auschwitz-Birkenau, einige auch nach Sobibór und Treblinka.

Die von uns gezogene Stichprobe mag sehr klein erscheinen. Doch mußten für die Untersuchung Gesprächspartner gefunden werden, die vor 1933 im Besitz der deutschen Staatsangehörigkeit gewesen waren. In Kapitel 2 wurde bereits berichtet, daß von den ca. 525 000 Juden, die 1933 im damaligen Deutschen Reich gelebt haben, ca. 278 500 emigrierten und ca. 134 000 deportiert wurden. In den nationalsozialistischen Vernichtungslagern waren also – gemessen an der Gesamtzahl – vergleichsweise wenige Juden mit deutscher Staatsangehörigkeit interniert. Unter Berücksichtigung der in den nationalsozialistischen Vernichtungslagern sehr geringen Überlebenswahrscheinlichkeit erscheint uns die erreichte Anzahl von 68 Gesprächspartnern als nicht gering.

Nach dem Ende des Zweiten Weltkriegs wanderten die 48 heute in Israel lebenden Untersuchungsteilnehmer als sogenannte „Displaced Persons" nach Palästina aus. Die heute in Deutschland lebenden 20 ehemaligen Lagerhäftlinge hatten nach 1945 die Absicht gehabt, Deutschland zu verlassen. Die geplante Ausreise in die Vereinigten Staaten oder nach Israel (bzw. Palästina) verzögerte sich aber, zum Teil wegen organisatorischer Schwierigkeiten der Alliierten bei der „Repatriierung" der etwa 4,5 Millionen Displaced Persons in den drei westlichen Besatzungszonen, zum Teil auch aus gesundheitlichen und familiären Gründen. Die Konsolidierung der Gesundheit sowie die Suche nach Familienangehörigen und Freunden, die im nationalsozialistischen Deutschland „verschwunden" waren, nahmen bei einigen Menschen mehrere Jahre in Anspruch. Des weiteren ist zu bedenken, daß eine Einwanderung von Displaced Persons in das bis 1948 unter britischem Mandat stehende Palästina nicht immer den Interessen der britischen Besatzungsmacht entsprach. Dieser war an einer Einwanderung von Personen, die möglicherweise später im Untergrund für einen unabhängigen jüdischen Staat kämpfen würden, nicht gelegen.

Einige Teilnehmer betonten, daß es ihr Ziel gewesen sei, vor der Auswanderung eine ausreichende finanzielle Basis für den Neuanfang in den USA oder in Palästina (bzw. Israel) zu schaffen; aus diesem Grunde hätten sie sich dafür entschieden, zunächst eine Arbeit

KAPITEL 10 Erinnerungen an traumatische Erlebnisse im Nationalsozialismus 245

Tabelle 10.2. Stichprobe der ehemaligen jüdischen Lagerhäftlinge

	Ehemalige jüdische Lagerhäftlinge Gesamt (n=68)	Ehemalige jüdische Lagerhäftlinge in Israel (n=48)	Ehemalige jüdische Lagerhäftlinge in Deutschland (n=20)
Rekrutierung der Stichprobe			
– über jüdische Gemeinden und Organisationen	23	13	10
– über Universitäten	28	28	–
– über Altenheime und Wohnstifte	3	–	3
– über private Kontakte	14	7	7
Geschlecht			
– Männer	27	19	8
– Frauen	41	29	12
Geburtsjahr			
1915–1922	21	14	7
1905–1914	42	30	12
1895–1904	5	4	1
Schulabschluß			
– Hochschulstudium	6	4	2
– Abitur	27	19	8
– Oberrealschule u.ä.	17	12	5
– Volksschule	2	1	1
– kein Schulabschluß	16	12	4

Tabelle 10.2 (Fortsetzung)

	Ehemalige jüdische Lagerhäftlinge Gesamt (n = 68)	Ehemalige jüdische Lagerhäftlinge in Israel (n = 48)	Ehemalige jüdische Lagerhäftlinge in Deutschland (n = 20)
Familienstand			
– ledig	4	2	2
– verheiratet	28	20	8
– verwitwet	35	26	9
– geschieden	1	–	1
Zahl der Kinder (inklusive Verstorbene)			
– keine Kinder	31	22	9
– 1	18	13	5
– 2	13	8	5
– 3 und mehr	6	5	1
Staatsangehörigkeit			
– deutsche Staatsangehörigkeit	20	–	20
– israelische Staatsangehörigkeit	48	48	–

in Deutschland anzunehmen. Weiterhin wurde die Sorge genannt, sich an eine neue Kultur nicht anpassen zu können; diese Sorge habe wie eine Barriere gegen die Auswanderung gewirkt. Die Tatsache, daß die Auswanderung zunächst immer wieder verschoben und später nicht mehr wirklich geplant wurde, wird in der Literatur mit der Metapher der „gepackten Koffer"[85] umschrieben. Doch ist auch zu berücksichtigen, daß sich der größere Teil der befragten Personen (14 von 20) nach mehrmaliger Verschiebung der Auswanderung *bewußt dafür entschieden hat, in Deutschland zu bleiben*. Dies geschah zum einen im Vertrauen auf eine demokratische Entwicklung im neuen Deutschland, zum anderen in dem Vorsatz, die nationalsozialistische Zielsetzung eines „judenreinen" Deutschlands auch im nachhinein nicht in Erfüllung gehen zu lassen, an das Schicksal der Verfolgten zu erinnern sowie dazu beizutragen, daß sich ein neuer (alter) Antisemitismus in den folgenden Generationen nicht entwickeln werde.

Zum Zeitpunkt der Befragung standen ca. zwei Drittel der Untersuchungsteilnehmer im neunten Lebensjahrzehnt, ca. ein Drittel im achten Lebensjahrzehnt, fünf Untersuchungsteilnehmer waren 90 Jahre und älter. Alle Personen hatten zum Zeitpunkt der Deportation das Erwachsenenalter erreicht oder standen bereits im mittleren Erwachsenenalter. Von jenen 40 Untersuchungsteilnehmern, die verwitwet waren, hatten 35 ihren Ehepartner oder ihre Ehepartnerin im höheren Lebensalter verloren. Dieser Verlust lag zum Zeitpunkt der Untersuchung zwischen drei und acht Jahren zurück. Von den 68 befragten ehemaligen Lagerhäftlingen hatten neun ihren Ehepartner oder ihre Ehepartnerin im Vernichtungslager verloren; diese neun Personen haben mehrere Jahre oder ein bis zwei Jahrzehnte nach Ende des Nationalsozialismus wieder geheiratet. Der Familienstand „verwitwet" bezieht sich in der Stichprobenbeschreibung also nicht auf den Verlust des Ehepartners oder der Ehepartnerin im Vernichtungslager, da diese verwitweten Menschen später wieder geheiratet haben.

---

[85] Vgl. Fleischmann, 1981.

10.3 Themen der Erinnerungen an das persönliche Schicksal im Nationalsozialismus

Ebenso wie in der Teilstichprobe der (ehemaligen) jüdischen Emigranten interessierte uns auch hier die Frage, wie stark die Erinnerungen an das persönliche Schicksal im Nationalsozialismus in früheren Stationen des Lebenslaufs ausgeprägt waren bzw. wie stark diese in der Gegenwart ausgeprägt sind und um welche Themen sie sich zentrieren. Entsprechend orientierten sich die Interviews mit ehemaligen jüdischen Lagerhäftlingen an den gleichen prototypischen Fragen wie die Interviews mit (ehemaligen) jüdischen Emigranten:[86] Wir haben nicht direkt nach *spezifischen persönlichen Situationen während der Deportation und Internierung* gefragt, sondern vielmehr nach Themen, die in den Erinnerungen an das persönliche Schicksal im Nationalsozialismus auftreten. Mit dieser Art der Befragung wollten wir den Gesprächspartnern die Möglichkeit geben, selbst zu entscheiden, wie genau sie einzelne persönliche Situationen schildern.

Wir baten die Untersuchungsteilnehmer darum, die *Themen* zu nennen, um die sich ihre aktuellen Erinnerungen an das persönliche Schicksal im „Dritten Reich" zentrieren. Bei der Schilderung dieser Themen kamen sie *spontan* auf spezifische persönliche Situationen zu sprechen,

- an die sie sich immer wieder erinnert fühlten und/oder
- die sie als geeignet ansahen, die Themen ihrer Erinnerung zu veranschaulichen.

Wir haben weitgehend darauf verzichtet, die Schilderung spezifischer persönlicher Situationen durch Nach- oder Ergänzungsfragen zu vertiefen, um mögliche seelische Überforderungen der Gesprächspartner zu vermeiden.

Ausgehend von der Annahme, daß das Schicksal der ehemaligen Lagerhäftlinge nicht mit jenem der (ehemaligen) jüdischen Emigranten gleichgesetzt werden kann, entschieden wir uns dafür, für die beiden Teilstichproben separate Kategoriensysteme zur Erfassung von Themen der Erinnerungen an das persönliche Schicksal im Nationalsozialismus zu entwickeln. Das methodische Vorgehen bei der Entwicklung des Kategoriensystems zur Erfassung von Themen der Erinnerungen bei ehemaligen Lagerhäftlingen soll im folgenden beschrieben werden.

---

[86] Vgl. hierzu die in Kapitel 4 wiedergegebenen prototypischen Fragen.

KAPITEL 10 Erinnerungen an traumatische Erlebnisse im Nationalsozialismus 249

- ■ Entwicklung eines Kategoriensystems zur Erfassung von Erinnerungen an die Zeit im Nationalsozialismus:
  - Nach Zufallsprinzip wurden 30 Tonbandtranskripte von Interviews mit ehemaligen Lagerhäftlingen ausgewählt.
  - Drei unabhängig voneinander arbeitende Diplompsychologen suchten in diesen 30 Interviews nach jenen Textstellen, in denen die Untersuchungsteilnehmer auf Erinnerungen an die Zeit im Nationalsozialismus zu sprechen gekommen waren. Es wurden von den drei Auswertern übereinstimmend 261 entsprechende Textstellen identifiziert (185 Textstellen in Antworten auf direkt gestellte Fragen nach Erinnerungen an die Zeit im Nationalsozialismus, 76 Textstellen in Antworten auf Fragen zu anderen Themenbereichen des Interviews). Textstellen, die nicht übereinstimmend von allen drei Auswertern ausgewählt worden waren (23 Textstellen), wurden in einer Fallkonferenz besprochen. In dieser Konferenz einigten sich die drei Auswerter auf 17 Textstellen, die zusätzlich in die folgenden Analysen aufgenommen werden sollten. Ingesamt wurden somit 278 Textstellen für die weitere Analyse ausgewählt.
  - Von diesen Textstellen wurden 30 zufällig ausgewählt und von den drei Auswertern gemeinsam thematisch charakterisiert. Daran anschließend hatte jeder der drei Auswerter die Aufgabe, die verbleibenden 248 Textstellen thematisch zu charakterisieren. In 225 der 248 Textstellen stimmten die Auswerter in der thematischen Charakterisierung überein.
  - In einer Fallkonferenz wurde von den drei Auswertern gemeinsam überprüft, welche der für ein Interview benannten Themen zu einer Kategorie zusammengefaßt werden konnten. Nach der Erstellung einer Kategorienliste für jedes Interview wurden die 30 Kategorienlisten miteinander verglichen. Dieser Vergleich diente dazu, eine endgültige Kategorienliste zu erstellen, die die Grundlage für die Auswertung der Interviews bilden sollte. Für die Gruppe der ehemaligen jüdischen Lagerhäftlinge wurden 12 Kategorien ermittelt, denen sich die Themen ihrer Erinnerungen an die Zeit im Nationalsozialismus zuordnen ließen.
- ■ Anwendung des Kategoriensystems auf die ausgewählten Transkripte: Die drei Auswerter kodierten unabhängig voneinander die ausgewählten 278 Textstellen auf der Grundlage des entwickelten Kategoriensystems. Bei 26 der 30 ausgewählten Tonbandtranskripte stimmten die Kodierungen der drei Auswerter völlig überein; bei vier Transkripten ergaben sich geringfügige Abwei-

chungen zwischen den Kodierungen der drei Auswerter. Die Überprüfung dieser Abweichungen legte allerdings keine Veränderung des Kategoriensystems nahe.

- Anwendung des Kategoriensystems auf die anderen Interviews: Die bislang nicht berücksichtigten 38 Interviews wurden von zwei unabhängig voneinander arbeitenden Auswertern auf der Grundlage des Kategoriensystems kodiert. Es ergab sich eine zufriedenstellende Übereinstimmung zwischen den beiden Auswertern.[87]

Wie aus Tabelle 10.3 hervorgeht, berichteten alle 68 befragten ehemaligen Lagerhäftlinge das Wiederaufleben von *unspezifischen* Ängsten und Panikzuständen, also solchen, die im Erleben der Betroffenen zwar in enger Beziehung zur Verfolgung, Deportation und Internierung stehen, die jedoch nicht auf spezifische, abgrenzbare Erinnerungen oder Erfahrungen bezogen sind. Ebenso wie in der Teilstichprobe (ehemaliger) jüdischer Emigranten wird hier deutlich, daß sich die mit der Verfolgung im Nationalsozialismus verbundenen emotionalen Zustände zum Teil verselbständigt, das heißt, von konkreten Inhalten gelöst haben, wodurch die Möglichkeiten einer „Verarbeitung" erheblich reduziert werden. 66 der befragten ehemaligen Lagerhäftlinge berichteten zudem ein Wiederaufleben von Ängsten und Panikzuständen mit *spezifischen* Inhalten.

Auch für die Gruppe der ehemaligen Lagerhäftlinge gilt, daß die Erinnerung an traumatisierende Erlebnisse und Erfahrungen im Nationalsozialismus nicht als eine rein rationale Vergegenwärtigung der persönlichen Geschichte verstanden werden darf, sondern daß diese mit intensiven Emotionen verbunden ist, die jenen, die in der ursprünglichen Situation empfunden wurden, durchaus vergleichbar zu sein scheinen. Auch über 50 Jahre nach der Deportation ist es nicht möglich, die Erlebnisse und Erfahrungen im Lager quasi „von außen" zu betrachten: *die Zeit hat den Erlebnissen und Erfahrungen nicht ihren Schrecken genommen, also auch keine „Wunden geheilt".*

Ebenso wie die unspezifischen Ängste und Panikzustände treten spezifische Erinnerungen an traumatische Erfahrungen und Erlebnisse plötzlich auf. In den Interviews wurde deutlich, daß weder das Auftreten belastender Erinnerungen noch die Zeitspanne, in der diese das Erleben bestimmen, von den betroffenen Menschen beeinflußt

---

[87] Für die verbleibenden Tonbandtranskripte ergab sich ein Kappa-Wert von 0,88, für die Interviews, von denen keine Tonbandaufzeichnungen zur Verfügung standen, von 0,75.

Tabelle 10.3. Überblick über die Themen der Erinnerungen an das persönliche Schicksal im Nationalsozialismus. Angegeben ist jeweils die Anzahl der befragten ehemaligen Lagerhäftlinge, die dieses Thema genannt hatten (Mehrfachnennungen sind möglich).

- Wiederaufleben von unspezifischen Ängsten oder Panikzuständen, die im Erleben der betroffenen Menschen in enger Beziehung zur Verfolgung, Deportation oder Internierung stehen (n=68)
- Wiederaufleben von Ängsten oder Panikzuständen mit spezifischen Inhalten (dominante Inhalte: a.) drohende Mißhandlung, Erschießung oder Vergasung; b.) drohender Verlust nahestehender Menschen während der Deportation oder im Vernichtungslager) (n=66)
- Wiederauftretende Bilder von Menschen, die verhungert sind oder ermordet wurden (n=64)
- Erinnerungen an erfahrene Mißhandlungen, verbunden mit Ängsten oder Panikzuständen (n=56)
- Erinnerungen an körperliche Qualen, die durch Hunger, Durst und extreme Kälte verursacht wurden (n=53)
- Wiederauftretende Bilder von Verfolgungen und Zerstörungen in der Pogromnacht vom 9. November 1938 und im nachfolgenden Zeitraum (n=51)
- Immer wieder auftretende Phasen der Trauer über nahestehende Menschen, die im Vernichtungslager umgekommen sind (n=41)
- Erinnerungen an Appelle und Schreie im Vernichtungslager (n=39)
- Befreiung des Vernichtungslagers (n=37)
- Hilfen, die man von anderen Menschen während der Verfolgung im Nationalsozialismus erhalten hat (n=24)
- Wiederauftretende Bilder von Angehörigen oder Freunden nach ihrer Rückkehr aus einem Konzentrations- oder Vernichtungslager – Erinnerungen an die körperlichen und seelischen Schäden, die diesen Menschen zugefügt worden sind (n=21)
- Hilfen, die man von anderen Menschen im Vernichtungslager erhalten hat (n=11)

werden können. Die befragten ehemaligen Lagerhäftlinge berichteten vielmehr übereinstimmend, *von Erinnerungen und den mit diesen verbundenen emotionalen Zuständen „überwältigt" zu werden.*

In Tabelle 10.3 fällt auf, daß unter den 68 befragten ehemaligen Lagerhäftlingen auch eine sehr hohe Übereinstimmung in den spezifischen Themen der Erinnerung besteht: 64 Untersuchungsteilnehmer berichteten von wiederauftretenden Bildern von Menschen, die verhungert sind oder ermordet wurden, 56 von Erinnerungen an erfahrene Mißhandlungen, 53 von Erinnerungen an körperliche Qualen, 51 von wiederauftretenden Bildern von Verfolgungen und Zerstörungen in der Pogromnacht vom 9. November 1938. Die hohe Anzahl der Nennungen für diese spezifischen Themen der Erinnerungen spricht dafür, daß es sich hier um Ereignisse handelt, die von den betroffenen Menschen nicht vergessen werden können. Das in der hohen Übereinstimmung zwischen den Untersuchungsteilnehmern zum Ausdruck kommende Fortbestehen spezifischer Erinnerungsinhalte deuten wir als Hinweis auf prinzipielle Grenzen der „Verarbeitung" von traumatischen Erinnerungen an das persönliche Schicksal im Nationalsozialismus: Wenn spezifische Erinnerungen immer wieder auftreten, immer wieder Ängste und Panikzustände hervorrufen, dann *muß auch die Auseinandersetzung mit diesen Erinnerungen immer wieder neu geleistet werden*, dann können Bemühungen um eine Verarbeitung oder Bewältigung auch immer nur vorläufigen Charakter haben, kann auch die effektivste Form der Auseinandersetzung immer nur zu einer vorläufigen, zeitlich begrenzten Entlastung beitragen.

10.4 Alltägliche Kontexte der Erinnerungen an das persönliche Schicksal im Nationalsozialismus

Das Vorgehen bei der Ermittlung von Situationen, in denen Erinnerungen an die Zeit im Nationalsozialismus auftreten oder an Intensität gewinnen, wurde bereits in Kapitel 6 beschrieben. Bei der Erstellung eines Kategoriensystems für die inhaltliche Beschreibung solcher Situationen gingen wir davon aus, daß sich (ehemalige) jüdische Emigranten und Lagerhäftlinge zwar in den Themen ihrer Erinnerungen unterscheiden, daß jedoch hinsichtlich der Situationen, in denen diese Erinnerungen auftreten oder an Intensität gewinnen, zwischen den beiden Teilstichproben keine grundsätzliche Unterscheidung getroffen werden muß. Aus diesem Grunde wurden für die Entwicklung eines Kategoriensystems zur Erfassung von Situationen, in denen Erinnerungen an die Zeit im Nationalsozialismus auftreten oder an Intensität gewinnen, 60 Tonbandtranskripte von Interviews mit (ehemaligen) jüdischen Emigranten und 30 Tonbandtranskripte von Interviews mit ehemaligen jüdischen Lagerhäftlingen ausgewählt.[88] Die hohe Übereinstimmung der unabhängig voneinander arbeitenden Auswerter bei der Anwendung des Kategoriensystems auf die beiden Gruppen spricht dafür, daß sich sowohl die Inter-

---

[88] Vgl. S. 156f.

views mit (ehemaligen) jüdischen Emigranten als auch die Interviews mit ehemaligen jüdischen Lagerhäftlingen durch das entwickelte Kategoriensystem beschreiben lassen.

In Tabelle 10.4 sind die Ergebnisse unserer Analyse von Situationen, in denen Erinnerungen auftreten oder an Intensität gewinnen, für die Gruppe der ehemaligen Lagerhäftlinge zusammengefaßt. Ähnlich wie in der Gruppe der (ehemaligen) jüdischen Emigranten berichtete auch hier die Mehrzahl der Untersuchungsteilnehmer von belastenden Erinnerungen in Situationen, in denen sich auch für sie selbst keine Hinweise auf ihre persönliche Geschichte im Nationalsozialismus finden lassen. Gerade das spontane Auftreten von Erinnerungen wurde als belastend erfahren, da den betroffenen Menschen deutlich wurde, daß sich das Auftreten solcher Erinnerungen häufig nicht nur nicht erklären, sondern auch nicht vorhersehen oder beeinflussen läßt. Diese Einsicht trug zu dem Gefühl bei, *belastenden Erinnerungen nicht nur gegenwärtig, sondern auch zukünftig hilflos ausgeliefert zu sein.*

Neben spontan und unerwartet auftretenden Erinnerungen wurden ständig wiederkehrende Gedanken an das Schicksal von Familienangehörigen und Freunden genannt. Hier bestehen Unterschiede zwischen (ehemaligen) Emigranten und ehemaligen Lagerhäftlingen. Zwar haben auch die meisten der (ehemaligen) Emigranten nahestehende Menschen im Nationalsozialismus verloren, jedoch sind diese Verluste nicht mit jenen der ehemaligen Lagerhäftlinge zu vergleichen. Während die von uns befragten (ehemaligen) jüdischen Emigranten in vielen Fällen mit Mitgliedern ihrer Kernfamilie emigriert sind oder die Möglichkeit hatten, diese zu einem späteren Zeitpunkt nachkommen zu lassen, wurden die meisten der ehemaligen Lagerhäftlinge zusammen mit Familienmitgliedern und nahestehenden Menschen deportiert, von denen die meisten die Zeit im Lager nicht überlebt haben.

Aus Tabelle 10.4 geht hervor, daß jene vier Kontexte, die in engem Zusammenhang mit Fragen nach der eigenen Identität stehen, in der Gruppe der ehemaligen Lagerhäftlinge von geringerer Bedeutung sind als in der Gruppe der (ehemaligen) Emigranten. Die Frage, ob man sich angesichts der nationalsozialistischen Vergangenheit Deutschlands heute wieder als Deutscher fühlen darf und ob man das Recht hat, heute wieder in Deutschland zu leben, wird ebenso wie die Suche nach einer persönlichen Definition von „Judentum" und „jüdischem Volk" lediglich von einem Viertel der ehemaligen Lagerhäftlinge als alltäglicher Kontext von Erinnerungen an traumatische Erlebnisse beschrieben. Die Frage, welche Gemeinsamkeiten man mit „den Deutschen"

Tabelle 10.4. Alltägliche Kontexte, die von persönlichen Erinnerungen an die Zeit im Nationalsozialismus bestimmt sind

	Ehemalige Lagerhäftlinge in Israel (n = 48)	Ehemalige Lagerhäftlinge in Deutschland (n = 20)	Gesamt (n = 68)
Spontan auftretende Erinnerungen an die Zeit im Nationalsozialismus oder unerwartet auftretende Erinnerungen an diese Zeit beim Anblick von Zeichen, Emblemen und Parolen	31	15	46
Ständig wiederkehrende Gedanken an das Schicksal von Familienangehörigen und Freunden (auch im Sinne von Überlebensschuld)	30	15	45
Engagement in Schulen und Vereinen mit dem Ziel, das Wissen der jüngeren Generation um die deutsche Geschichte zu fördern	26	9	35
Die Vermeidung von Situationen, von denen man glaubt, mit Erinnerungen an den Nationalsozialismus oder mit Antisemitismus konfrontiert zu werden	12	17	29
Jahrestage, Gedenktage, Gedenkfeiern etc.	21	8	29
Die Wahrnehmung der politischen Entwicklung in Deutschland, insbesondere von Fremdenfeindlichkeit und Antisemitismus	15	14	29
Die Beschäftigung mit der eigenen Endlichkeit, verbunden mit dem Bemühen, das eigene Leben zu ordnen	16	12	28
Persönliche Konfrontationen mit Antisemitismus	–	19	19

KAPITEL 10 Erinnerungen an traumatische Erlebnisse im Nationalsozialismus

9	9	18	Die Frage, ob man sich angesichts der nationalsozialistischen Vergangenheit Deutschlands heute wieder als Deutscher fühlen darf und ob man das Recht hat, heute wieder in Deutschland zu leben
6	11	17	Die Frage, inwieweit sich die Menschen der eigenen Generation nach 1945 vom Nationalsozialismus distanziert haben
10	7	17	Suche nach einer persönlichen Definition von „Judentum" und „jüdischem Volk"
12	4	16	Konflikte im Nahen Osten
9	7	16	Die Frage nach der Zukunft von Verwandten, insbesondere der Enkelgeneration
8	4	12	Die Frage, welche Gemeinsamkeiten man mit „den Deutschen" hat und wodurch man sich von diesen unterscheidet
2	6	8	Persönliches Engagement für die Verständigung zwischen christlicher und jüdischer Religion, Engagement in jüdischen Gemeinden, Vereinen und Organisationen
4	4	8	Rassistische und fremdenfeindliche Tendenzen in anderen Staaten
1	5	6	Die Beschäftigung mit der Integration der deutschen Juden vor 1933
4	2	6	Die deutsche Wiedervereinigung

hat und wodurch man sich von diesen unterscheidet, beschäftigte nur 12, die Integration der deutschen Juden vor 1933 sogar nur sechs der 68 ehemaligen Lagerhäftlinge. In der vergleichsweise geringen Bedeutung von alltäglichen Kontexten, die sich auf Fragen der persönlichen und sozialen Identität beziehen, kommt unseres Erachtens zum Ausdruck, daß sich für die Mehrzahl der ehemaligen Lagerhäftlinge die Frage nach der Zugehörigkeit zu „den Deutschen" nach den Erfahrungen im Lager nicht mehr stellt. Das persönliche Schicksal im Nationalsozialismus begründet für ehemalige Vernichtungslagerhäftlinge eine grundsätzliche Unmöglichkeit, sich wieder als „Deutscher" zu fühlen, zumindest in dem Sinne, daß man Gemeinsamkeiten mit anderen Deutschen erleben und von den in der persönlichen Lebensgeschichte begründeten Unterschieden absehen könnte. Dagegen hatten wir für die Gruppe der (ehemaligen) Emigranten festgestellt, daß sich aus dem persönlichen Schicksal im Nationalsozialismus geradezu eine subjektiv erlebte Notwendigkeit, sich mit Fragen der eigenen Identität zu beschäftigen, ergibt.

In Tabelle 10.4 fällt weiterhin auf, daß das Engagement in Schulen und Vereinen mit dem Ziel, das Wissen der jüngeren Generation um die deutsche Geschichte zu fördern, zu den am häufigsten genannten Kontexten persönlicher Erinnerung zählt. Hier deutet sich an, *daß in der Gruppe der ehemaligen Lagerhäftlinge – noch häufiger als in der Gruppe (ehemaliger) jüdischer Emigranten – aus der Geschichte im Nationalsozialismus eine besondere Verpflichtung zur Weitergabe von Erinnerungen und Erfahrungen abgeleitet wird.* Viele ehemalige Lagerhäftlinge fühlten sich auch trotz der damit verbundenen Belastungen, trotz des nicht zu kontrollierenden Wiederauflebens von Ängsten und Panikzuständen verpflichtet, den Kontakt zu anderen – vor allem jüngeren – Menschen zu suchen und „Zeugnis abzulegen". Dieses Engagement beinhaltet ein Risiko: Indem sich die ehemaligen Lagerhäftlinge anderen Menschen öffnen, rufen sie bewußt Erinnerungen hervor, die sie nicht immer kontrollieren können, von denen sie emotional überwältigt werden können. Des weiteren setzen sie sich durch die Schilderung traumatischer Erfahrungen und Erlebnisse dem Urteil anderer Menschen aus, ohne zu wissen, inwieweit sie bei diesen mit verständnisvollem und empathischem Verhalten rechnen können oder aber auf Unverständnis, Zurückweisung und Ablehnung stoßen werden. Mit anderen Worten: Es ergibt sich aus einem besonderen Engagement unter Umständen auch eine besondere Verletzlichkeit, welche unseres Erachtens wiederum eine besondere Verantwortung der Gesellschaft deutlich macht.

Der Vergleich zwischen ehemaligen Lagerhäftlingen in Israel und Deutschland zeigt, daß einige der in Tabelle 10.4 unterschiedenen alltäglichen Kontexte unter den heute in Deutschland lebenden Menschen häufiger genannt wurden als unter den heute in Israel lebenden. Dies geht sicher zum Teil darauf zurück, daß einige der umschriebenen Kontexte in Deutschland häufiger auftreten als in Israel. So ist etwa die persönliche Konfrontation mit antisemitischen Tendenzen in Deutschland wahrscheinlicher als in Israel. Weiterhin ist die Vermeidung von Situationen zu nennen, von denen man glaubt, mit Erinnerungen an den Nationalsozialismus oder mit Antisemitismus konfrontiert zu werden. Darüber hinaus mag es für Personen, die nach der Zeit des Nationalsozialismus über fünf Jahrzehnte in Deutschland gelebt haben, schwieriger sein, sich völlig von der Zeit vor 1933 zu distanzieren. Die Ausreise nach Palästina und die Teilhabe am Aufbau eines jüdischen Staates stellten nach der Befreiung aus dem Vernichtungslager auch eine wichtige Identifikationshilfe dar. Indem die dort lebenden Menschen die Möglichkeit hatten, die Solidarität einer neuen Gemeinschaft zu erfahren, war es für sie auch leichter, „ein neues Leben zu beginnen" und zu einem neuen, gegenüber der Zeit vor 1933 deutlich veränderten Selbstverständnis zu finden.

10.5 Haben im Alter Erinnerungen an traumatische Erlebnisse in der Zeit des Nationalsozialismus zugenommen?

In den Interviews mit ehemaligen Lagerhäftlingen wurden sieben Phasen der persönlichen Entwicklung nach dem Holocaust unterschieden:
1) Phase der gesundheitlichen Stabilisierung,
2) Phase der Existenzgründung und Sicherung des Lebensunterhalts,
3) Phase beruflicher und familiärer Entwicklung,
4) Ausscheiden (des Ehepartners) aus dem Beruf,
5) Eintritt der Enkelkinder in das Jugendalter,
6) Tod des Ehepartners,
7) die letzten zwei bis vier Jahre.

Die Auswahl dieser sieben Phasen war das Ergebnis einer Voruntersuchung,[89] in der acht ehemalige Lagerhäftlinge darum gebeten worden waren, ihren Lebenslauf nach der Befreiung in subjektiv bedeutsame Abschnitte zu gliedern. Für jede der sieben Phasen wurden die

68 Untersuchungsteilnehmer gebeten, die Intensität der Erinnerungen an Erlebnisse und Erfahrungen im Nationalsozialismus auf einer 5stufigen Skala (1 = sehr schwache oder keine Erinnerungen; 5 = sehr starke Erinnerungen) einzuschätzen. Die Ergebnisse finden sich in Abbildung 10.1.[90]

Im ersten der unterschiedenen Abschnitte der persönlichen Entwicklung ehemaliger jüdischer Vernichtungslagerhäftlinge nach dem Holocaust („Phase der gesundheitlichen Stabilisierung") war die Intensität von Erinnerungen an traumatische Erlebnisse im Nationalsozialismus sehr hoch. Dies kann darauf zurückgeführt werden, daß gesundheitliche wie seelische und soziale Probleme in diesem Abschnitt in hohem Maße mit nationalsozialistischer Verfolgung und Deportation assoziiert sind.

Die neuen Aufgaben und Herausforderungen in einem in aller Regel bis dato unvertrauten kulturellen Kontext, der Aufbau des Staates Israel, dessen Bedrohung durch die angrenzenden arabischen Staaten (für die ehemaligen Lagerhäftlinge in Israel), oder neue Aufgaben und Herausforderungen in einem einerseits unter den Folgen des Zweiten Weltkrieges leidenden, andererseits durch Demokratisierung und Wiederaufbau geprägten, zumindest zum Teil auch um „Wiedergutmachung" bemühten Deutschland (für die ehemaligen Lagerhäftlinge in Deutschland) mögen auch in der Gruppe der ehemaligen Lagerhäftlinge dazu beigetragen haben, daß die Intensität von Erinnerungen an traumatische Erlebnisse im mittleren Erwachsenenalter zurückgegangen ist. Die Sicherung des Lebensunterhalts, die Gründung einer Familie und der spätere berufliche und soziale Aufstieg erforderten in vielen Fällen hohen Einsatz der Person, so daß eine Beschäftigung mit der persönlichen Vergangenheit, den erlittenen Verlusten und der Bedeutung der in Deutschland verlebten Kindheit und Jugend für die eigene Identität in den Hintergrund trat. Darüber hinaus konnten neue soziale Beziehungen geknüpft werden, die zumindest zum Teil vor ständig wiederkehrenden Zuständen von Angst und Depression zu schützen vermochten.

Unsere Daten legen die Aussage nahe, daß in der Gruppe der ehemaligen Lagerhäftlinge mit dem Tod des Ehepartners die soziale Integration und die Verfügbarkeit sozialer Unterstützung vielfach zu-

---

[89] Vgl. S. 125.
[90] Die Gründe für die variierende Anzahl von ehemaligen Lagerhäftlingen, für die zu den einzelnen Abschnitten Angaben vorliegen, entsprechen den auf S. 171 für die (ehemaligen) Emigranten genannten.

KAPITEL 10 Erinnerungen an traumatische Erlebnisse im Nationalsozialismus

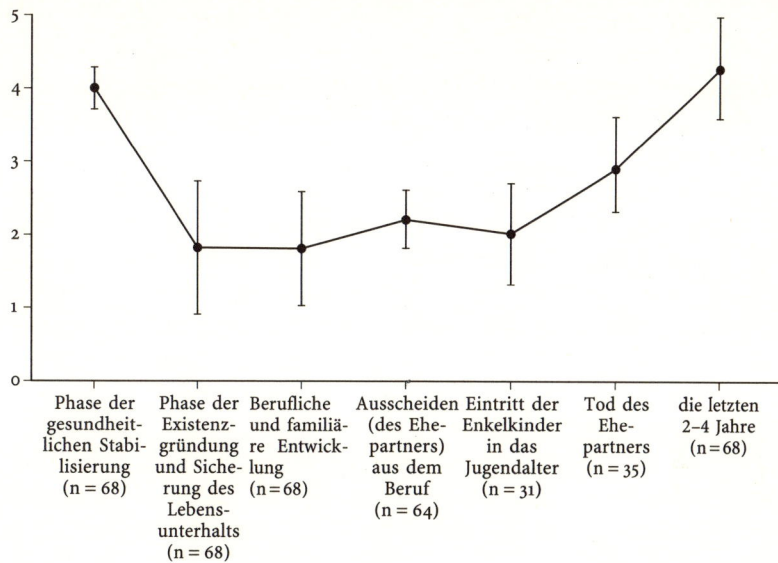

Abb. 10.1. Intensität der Erinnerungen an Erlebnisse im Nationalsozialismus in verschiedenen biographischen Abschnitten bei ehemaligen Lagerhäftlingen (n = 68; Mittelwerte, Standardabweichungen)

rückgegangen sind. Hierdurch erklärt sich die Zunahme von Ängsten, Gefühlen sozialer Isolation und Überlebensschuld.

Ein weiterer Anstieg in der Intensität von Erinnerungen an traumatische Erlebnisse im Nationalsozialismus ist für den Zeitraum der letzten zwei bis vier Jahre zu beobachten. Dieser ist weitaus stärker als in der Gruppe der (ehemaligen) jüdischen Emigranten. Die Intensität von Erinnerungen in den letzten 2–4 Jahren wurde von den befragten ehemaligen Lagerhäftlingen ebenso hoch eingeschätzt, wie jene unmittelbar nach der Befreiung aus dem Vernichtungslager.

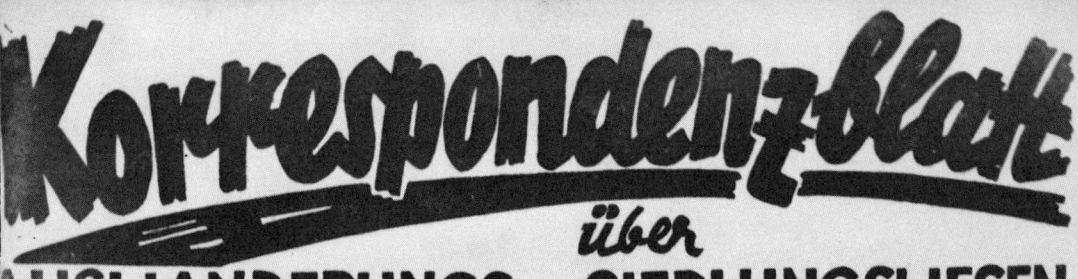

Korrespondenzblatt
über
AUSWANDERUNGS- u. SIEDLUNGSWESEN

Herausgegeben vom
HILFSVEREIN DER DEUTSCHEN JUDEN
Zentralbüro für jüdische Auswanderungsangelegenheiten
BERLIN W 30, MARTIN LUTHER-STRASSE 91

Vom Reichswanderungsamt anerkannte gemeinnützige Auskunftsstelle für jüdische Durchwanderung und Auswanderung

INFORMATIONEN
über
100 Länder
in
EUROPA
ASIEN
AMERIKA
AFRIKA
AUSTRALIEN

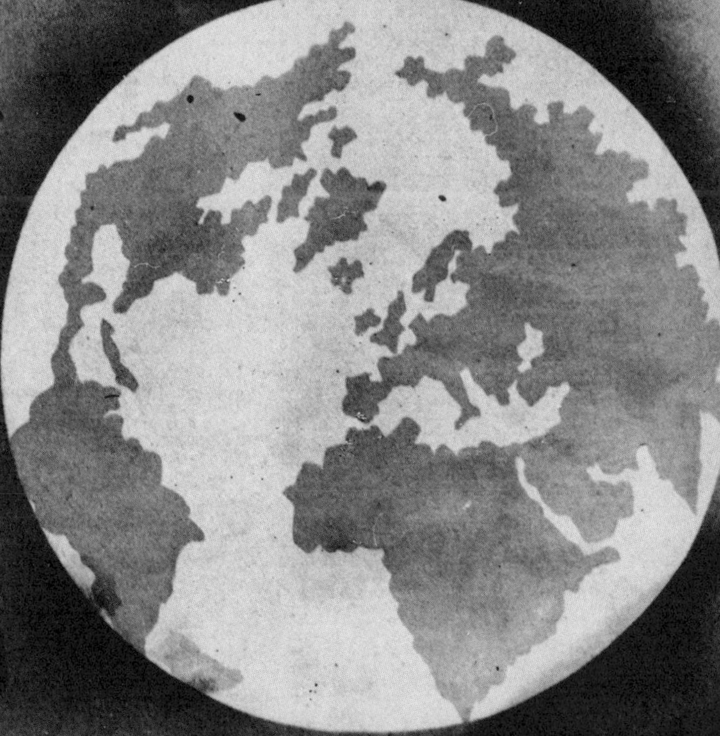

AUGUST 1934

Kapitel 11 Zusammenfassung und Ausblick

In den vorangegangenen Kapiteln des vorliegenden Buches haben wir Forschungsergebnisse zu den Erinnerungen an traumatische Erlebnisse im Nationalsozialismus, zu Formen der Auseinandersetzung mit diesen Erinnerungen, zu zentralen Aspekten der Identität sowie zu Motiven, die nach Auffassung der Untersuchungsteilnehmer entscheidend für eine Rückkehr oder für ein Verbleiben im Zielland der Emigration waren, berichtet. Diese Forschungsergebnisse beruhen auf ausführlichen Interviews mit 180 (ehemaligen) jüdischen Emigranten und 68 jüdischen Überlebenden der Vernichtungslager Auschwitz-Birkenau, Sobibór und Treblinka in Argentinien, Israel, den Vereinigten Staaten und Deutschland. Mit unserem Forschungsprojekt haben wir im Jahre 1987 begonnen, die letzten Interviews wurden im Jahre 1995 geführt.

Schon aufgrund der relativ kleinen Stichprobe, aber auch durch die Beschränkung auf die genannten Länder, die Auswahl von Kooperationspartnern und die Definition spezifischer Voraussetzungen für die Teilnahme an der Untersuchung (deutsche Staatsangehörigkeit vor 1933, zum Zeitpunkt der nationalsozialistischen Machtergreifung wohnhaft in Deutschland und mindestens 10 Jahre alt, für einen Teil der Stichprobe Rückkehr nach Deutschland im Alter) können die dargestellten Ergebnisse keine Repräsentativität für die Gesamtheit der von der nationalsozialistischen Judenverfolgung betroffenen Menschen beanspruchen. Die aus dem „Dritten Reich" emigrierten Juden verteilen sich bis heute auf eine Vielzahl von Staaten in aller Welt. Mit der Auswahl von Argentinien, Palästina/Israel und den Vereinigten Staaten haben wir die drei gemessen an der Zahl der aufgenommenen Flüchtlinge bedeutendsten Zielländer der jüdischen Emigration im Nationalsozialismus berücksichtigt. Die Zusammenarbeit mit unseren Kooperationspartnern hat die Durchführung unserer Untersuchung überhaupt erst möglich gemacht, möglicherweise aber auch dazu beigetragen, daß jene Personen, die sich heute in jüdischen Gemeinden und Einrichtungen engagieren, in stationären Einrichtungen leben oder ihr persönliches Schicksal im Nationalsozialismus in Gesprächen mit anderen Menschen thematisieren, überrepräsentiert sind. Durch die Festlegung eines Mindestalters sollte sichergestellt werden, daß die Untersuchungsteilnehmer in der Lage sind, persönliche Erlebnisse aus der Zeit vor 1933 zu berichten, durch die Beschränkung auf Untersuchungsteilnehmer mit deutscher Staatsangehörigkeit vor 1933 sollte vor allem die Interpretation unserer Ergebnisse zur sozialen Identität erleichtert werden. Die in unserer Studie behandelten Fragestellungen setzen eine Untersuchungsmethodik voraus, die es den Untersuchungsteilnehmern gestattet, Erlebnisse, Ereignisse und Entwicklungen in ihren jeweils bedeutsam erscheinenden Aspekten ausführlich darzustellen. Deshalb haben wir uns für die Methode des halbstrukturierten Interviews entschieden. Schon aufgrund des mit solchen Interviews verbundenen Zeitaufwandes, aber auch infolge der für jüdische Überlebende des Holocaust mit einer ausführlichen Darstellung der eigenen Entwicklung verbundenen psychischen Anforderungen, war die Teilnahme an unserer Untersuchung auch an einen zufriedenstellenden Gesundheitszustand gebunden. Aus den genannten Gründen ist zu fragen, inwieweit unsere Ergebnisse zur Lebenssituation und zum Lebensrückblick (ehemaliger) jüdischer Emigranten und Lagerhäftlinge auf andere übertragbar sind.

Für die Gruppe der (ehemaligen) jüdischen Emigranten ist unseres Erachtens zunächst zu bedenken, daß 89 der 180 Untersuchungsteilnehmer nicht direkt in das spätere Zielland der Emigration ausgewandert sind. Einige sind zunächst in die angrenzenden europäischen Staaten geflüchtet, andere in die damals noch wenig entwickelten Länder Lateinamerikas, nach Südafrika oder Schanghai. Aus diesem Grunde scheinen uns unsere Ergebnisse letztlich auch eine gewisse Gültigkeit für andere Staaten zu besitzen, zumal eine Tendenz zur Weiterwanderung – vor allem in die Vereinigten Staaten und nach Israel, innerhalb der lateinamerikanischen Staaten auch in größerem Umfang nach Argentinien – für weite Teile der jüdischen Emigration aus dem nationalsozialistischen Deutschland durchaus charakteristisch ist.

In den Daten zum Schulabschluß der Untersuchungsteilnehmer spiegelt sich die Zugehörigkeit eines im Vergleich zur Gesamtbevölkerung großen Teils der damaligen deutschen Juden zum Bildungsbürgertum wider: 81 der 180 befragten (ehemaligen) Emigranten hatten Abitur, weitere 33 ein abgeschlossenes Hochschulstudium. Zwar finden sich in unserer Stichprobe auch Angehörige aus Familien, deren Alltag in der Weimarer Republik eher durch wirtschaftliche Schwierigkeiten gekennzeichnet war und deren Nachkommen schon aus diesem Grunde keine höheren Schulabschlüsse machen konnten, doch entspricht der Anteil dieser Familien in unserer Untersuchung nicht den Daten zur Sozialstruktur der deutschen Juden im Jahre 1933. In dieser Abweichung zeigt sich unseres Erachtens allerdings weniger eine Schwäche unserer Untersuchungsplanung, vielmehr wirken sich hier die je nach sozialer Schichtzugehörigkeit unterschiedlich ausgeprägten Chancen, in anderen Ländern Aufnahme zu finden, eine neue Lebensperspektive aufzubauen und ein hohes Alter zu erreichen, aus. Wir gehen deshalb davon aus, daß die Befragung einer größeren Anzahl (ehemaliger) jüdischer Emigranten oder die Berücksichtigung weiterer Zielländer der jüdischen Emigration aus dem nationalsozialistischen Deutschland zumindest zu ähnlichen Ergebnissen geführt hätte.

Im Vergleich zur Gruppe (ehemaliger) jüdischer Emigranten konnten nur relativ wenige Überlebende der nationalsozialistischen Vernichtungslager befragt werden: 48 Personen in Israel und 20 Personen in Deutschland. Wir haben im einleitenden Kapitel darauf hingewiesen, daß wir zunächst nicht die Absicht hatten, Interviews mit ehemaligen Vernichtungslagerhäftlingen zu führen. Wir haben uns später auf eine Befragung von Überlebenden in Israel und Deutschland beschränkt, weil wir uns vor allem für die Frage interessierten, wie es sich auf die betroffenen Menschen ausgewirkt hat, im Land der Täter oder aber in einem jüdischen Staat, in dem die Zeit des Nationalsozialismus und das Schicksal der Opfer wahrscheinlich ein weit größeres öffentliches Interesse erfahren haben und in dem deshalb auch mehr Unterstützung gegeben werden konnte, zu leben. Auf eine Befragung ehemaliger Vernichtungslagerhäftlinge in den Vereinigten Staaten haben wir verzichtet, obwohl dort die meisten der ehemaligen Lagerhäftlinge nach dem Ende des Zweiten Weltkriegs gelebt haben. Auch aus diesem Grunde kann von einer Repräsentativität der in unserer Untersuchung befragten Stichprobe ehemaliger Vernichtungslagerhäftlinge nicht ausgegangen werden. Darüber hinaus ist zu bedenken, daß die überwiegende Mehrzahl der in die nationalsozialistischen Vernichtungslager deportierten Menschen nicht im Besitz der deutschen Staatsangehörigkeit gewesen ist. Die im vorliegenden Buch dargestellten Ergebnisse zu den Themen und Kontexten traumatischer Erinnerungen an Erlebnisse im Nationalsozialismus und zur Intensität dieser Erinnerungen in verschiedenen Abschnitten der persönlichen Entwicklung nach dem Holocaust erscheinen uns dennoch geeignet, die bis heute deutlich erkennbaren Auswirkungen der Zeit des Nationalsozialismus auf die Lebenssituation ehemaliger Vernichtungslagerhäftlinge und den in dieser Gruppe im Vergleich mit (ehemaligen) jüdischen Emigranten noch höheren Belastungsgrad aufzuzeigen. Dagegen haben wir im vorliegenden Buch auf die Darstellung von Analysen zur sozialen Identität und zu Versuchen der Belastungsverarbeitung ehemaliger Vernichtungslagerhäftlinge verzichtet.

Die vorgelegten Ergebnisse müssen unseres Erachtens auch vor dem Hintergrund zeitgeschichtlicher Ereignisse und Entwicklungen interpretiert werden. Im Zeitraum der Durchführung unserer Untersuchung hat sich die weltpolitische Lage durch die Auflösung der ehemaligen UdSSR, die deutsche Wiedervereinigung, die Invasion des Irak in Kuwait und den sich anschließenden Golfkrieg sowie durch erhebliche Fortschritte des Friedensprozesses im Nahen Osten erheblich verändert. In Deutschland wurde zu Beginn der 90er Jahre zum Teil sehr emotional über eine Veränderung des Asylrechts diskutiert, rechtsradikale Parteien erzielten in einigen Wahlen nicht unerhebliche Stimmengewinne, fremdenfeindliche Ausschreitungen wurden vorübergehend häufiger und traten stärker in das öffentliche Bewußtsein, die Arbeitslosenquote und die Staatsverschuldung stiegen deutlich an, der Prozeß der Wiedervereinigung erwies sich als langwieriger und schwieriger als zunächst erwartet. Die angeführten Beispiele mögen genügen, um aufzuzeigen, daß unsere Untersuchung in eine Zeit fällt, die sich durchaus als Umbruchsituation beschreiben läßt, in der einerseits grundlegende Veränderungen beobachtet und erwartet wurden, andererseits nicht vorherzusehen war, wie sich die deutsche Innen- und Außenpolitik in Zukunft gestalten, welche Bedeutung unterschiedlichen politischen Kräften zukommen und welche Konsequenzen dies für die soziale Integration von Minderheiten haben würde. In unseren Ergebnissen spiegeln sich zum Teil auch Unsicherheiten und Ängste wider, die möglicherweise heute nicht mehr oder nicht mehr mit der gleichen Intensität empfunden werden. Unsere Ergebnisse zu den alltäglichen Kontexten belastender Erinnerungen sind deshalb vor allem als Hinweis auf eine besondere Sensibilität und Verletzlichkeit zu deuten, aus der sich wiederum eine besondere gesellschaftliche Verantwortung ergibt. Auf diesen Punkt werden wir später zurückkommen.

Vor einer Zusammenfassung der wichtigsten Ergebnisse unserer Untersuchung soll noch darauf hingewiesen werden, daß die heutige

Lebenssituation (ehemaliger) jüdischer Emigranten und ehemaliger Lagerhäftlinge nicht nur auf die Entwicklung im nationalsozialistischen Deutschland zurückgeht, sondern auch Folge „normaler" Alternsprozesse ist. 116 der 180 (ehemaligen) Emigranten und 47 der 68 ehemaligen Vernichtungslagerhäftlinge sind vor 1915 geboren, viele waren zum Zeitpunkt der Untersuchung bereits deutlich über 80 Jahre alt. Aus gerontologischen Untersuchungen ist hinreichend belegt, daß sich die Anzahl von Bezugspersonen mit zunehmendem Alter reduziert und gesundheitliche Probleme wahrscheinlicher werden. Weiterhin wissen wir, daß sich Menschen mit zunehmendem Alter stärker hinsichtlich der zu beobachtenden Entwicklungsgewinne und -verluste unterscheiden, und daß der Lebenslauf in seiner Gesamtheit bedeutenden Einfluß auf die Lebenssituation im Alter ausübt. Aus diesem Grunde ist es nicht gerechtfertigt, die heutige Lebenssituation, insbesondere auch das heutige Selbstverständnis und die heute zu beobachtenden Versuche, Anforderungen und Belastungen zu bewältigen, allein auf das persönliche Schicksal im Nationalsozialismus zurückzuführen. Die Lebensläufe der Untersuchungsteilnehmer nach der Emigration oder nach der Befreiung unterscheiden sich erheblich, diese Unterschiede bestehen nicht nur zwischen, sondern auch innerhalb der einzelnen Teilstichproben. Wenn im vorliegenden Buch zum Beispiel Zusammenhänge gesellschaftlicher und familiärer Bedingungen mit sozialer Identität oder der Entscheidung, im Alter nach Deutschland zurückzukehren, aufgezeigt werden, so bedeutet dies nicht, daß sich diese Bedingungen auf alle Personen in vergleichbarer Weise ausgewirkt hätten, oder daß andere, in den jeweiligen Analysen nicht berücksichtigte Merkmale der Lebenssituation und des Lebenslaufs weniger bedeutend oder gar unbedeutend wären. So kann die erlebte Verpflichtung, sich für eine „bessere Gesellschaft" zu engagieren und auf diesem Wege dazu beizutragen, daß andere aus der Geschichte lernen können, ebensowenig auf der Grundlage des Ausmaßes und der Art öffentlichen Interesses an der Zeit des Nationalsozialismus vorhergesagt werden wie andauernde Empfindungen von Niedergeschlagenheit, Resignation und Überlebensschuld. Die Überlebenden der nationalsozialistischen Judenverfolgung unterscheiden sich wie alle anderen Menschen auch hinsichtlich ihrer persönlichen, auch biographisch gewachsenen Voraussetzungen, auf deren Grundlage sie Ereignisse und Entwicklungen wahrnehmen, interpretieren und gegebenenfalls bewältigen.

Die in Kapitel 3 wiedergegebenen Biographien machen deutlich, daß sich die Zeit in der Emigration nicht einfach als Fortsetzung des bisherigen Lebens in einem anderen Land beschreiben läßt. Die Emigration bedeutete für die Menschen vielmehr Diskontinuität: Eine begonnene (Schul-)Ausbildung konnte nicht fortgesetzt, ein angestrebter oder bereits ausgeübter Beruf mußte aufgegeben, auf berufliche Perspektiven mußte verzichtet, Eigentum und Kapital mußten zurückgelassen, Kontakte zu Freunden und Angehörigen konnten nicht aufrechterhalten werden. In unseren Gesprächen mit (ehemaligen) jüdischen Emigranten wurde immer wieder deutlich, daß mit der Emigration das bisherige Leben der betroffenen Menschen endete und ein „neues Leben" begann. Unabhängig von ihrer sozialen Position in der Zeit der Weimarer Republik waren die Untersuchungsteilnehmer nach ihrer Ankunft im Emigrationsland mit der Notwendigkeit konfrontiert, zunächst einmal ihren Lebensunterhalt zu sichern, was durch sprach- und mentalitätsbedingte Barrieren ebenso erschwert wurde wie durch das Fehlen spezifischer Qualifikationen, durch konkurrierende berufsständische Interessenvertretungen oder durch Vorbehalte gegenüber jüdischen Emigranten. Die Emigration hat sich nicht nur nachhaltig auf die berufliche, sondern auch auf die familiäre Entwicklung ausgewirkt. Ein Teil der befragten (ehemaligen) jüdischen Emigranten hat im Nationalsozialismus Familienangehörige und andere nahestehende Personen verloren, Rückschläge und Schwierigkeiten im Bereich des Erwerbslebens haben nicht selten die familiäre Entwicklung zusätzlich beeinflußt.

Die Ergebnisse der vorliegenden Untersuchung zeigen, daß Erinnerungen an die Zeit im Nationalsozialismus die betroffenen Menschen bis heute belasten, *die Zeit also keine Wunden geheilt hat.* Belastende Erinnerungen treten in einer Vielzahl alltäglicher Kontexte auf, können weder vorhergesehen noch bewußt gesteuert oder bewältigt werden. *Insofern ist die Vergangenheit im Nationalsozialismus für die betroffenen Menschen bis heute gegenwärtig.*

Aus diesem Grunde haben wir auch die Frage gestellt, wie sich (ehemalige) jüdische Emigranten mit den Erinnerungen an das persönliche Schicksal im Nationalsozialismus auseinandersetzen. Die Analyse der verschiedenen Formen der Auseinandersetzung spricht für die Fähigkeit zur Belastungsverarbeitung, denn den meisten (ehemaligen) jüdischen Emigranten ist es gelungen, trotz der wiederkehrenden, belastenden Erinnerungen eine tragfähige Lebensperspektive herzustellen und aufrechtzuerhalten. In Übereinstimmung mit den zitierten Biographien machen auch die in der Gesamtstichprobe der (ehemaligen) jüdischen Emigranten gewonnenen Ergebnisse deutlich, daß allein die Beschreibung von Folgeschäden der nationalsozialistischen Verfolgung den Überlebenden nicht gerecht wird. Vor allem die Auseinandersetzungsform „Erlebte Mitverantwortung" ist auch unter dem Aspekt des Engagements für die Gesellschaft (d.h. ihrer sozialkonstruktiven Bedeutung) zu betrachten. Indem sie auch die Weitergabe von Erfahrungen und Lebenswissen an die nachfolgenden Generationen umfaßt, fördert sie nicht nur das Erleben persönlicher Kontinuität, sondern trägt sie auch zu einem fruchtbaren Dialog zwischen den Generationen bei, durch den jüngere Menschen in ihrer Reflexion über die Verantwortung des einzelnen für die Erhaltung eines demokratischen, die Menschenrechte achtenden politischen Systems unterstützt und bereichert werden. Von den praktizierten Formen der erlebten Mitverantwortung profitieren sowohl die von belastenden Erinnerungen betroffenen Überlebenden des Holocaust als auch Angehörige jüngerer Generationen und die Gesellschaft insgesamt.

Damit ist nicht gesagt, daß die Auseinandersetzungsform „Erlebte Mitverantwortung" die einzige erfolgreiche Art des Umgangs mit belastenden Erinnerungen darstellt oder daß grundsätzlich zum Engagement für andere Menschen zu raten sei. Allein die Tatsache, daß eine Form der Auseinandersetzung dem einzelnen Menschen hilft, zu einer tragfähigen Lebensperspektive zu finden und diese aufrechtzuerhalten, ist entscheidend dafür, ob es sich um eine gelungene Art des Umgangs mit belastenden Erinnerungen handelt oder nicht.

Wie sich (ehemalige) jüdische Emigranten mit belastenden Erinnerungen auseinandersetzen, ist auch davon beeinflußt, wie die Gesellschaft das Thema der Verfolgung und Vernichtung im Holocaust öffentlich thematisiert. Der öffentliche Diskurs über den Holocaust und das öffentliche Interesse an den Entwicklungen im „Dritten Reich" und an dessen Folgen für jene Menschen, die der Verfolgung und Vernichtung ausgesetzt waren, bestimmen mit, inwieweit angesichts wiederkehrender Erinnerungen an erlittene Traumatisierungen auch weiterhin ein persönlich sinnerfülltes Leben möglich ist.

Die Ergebnisse zu den alltäglichen Kontexten belastender Erinnerungen zeigen, daß die Art und Weise, wie in unserer Gesellschaft über die Geschichte im „Dritten Reich" gesprochen oder auch nicht gesprochen wird, in starkem Maße Auswirkungen auf die psychische Situation (ehemaliger) Emigranten und Lagerhäftlinge hat. Diese erscheinen in besonderer Weise sensibilisiert, so daß unreflektierte öffentliche Äußerungen über die Zeit im „Dritten Reich" oder über das Schicksal der Juden gravierende Auswirkungen haben können. Einerseits ist das besondere Schicksal der deutschen Juden zu bedenken, andererseits ist es aber auch notwendig, diese nicht nur als Opfer von Diskriminierung und Verfolgung, sondern eben auch als Menschen zu sehen, die sich hinsichtlich ihrer Leistungen und Fähigkeiten genauso unterscheiden wie nicht-jüdische Deutsche auch.

Die jüdischen Überlebenden des Nationalsozialismus wünschen sich unseren Ergebnissen zufolge weder ständige Bekundungen von Mitleid und persönlicher Betroffenheit noch eine (falsch verstandene) ständige Rücksichtnahme auf ihr persönliches Schicksal im Nationalsozialismus. Im Interesse der Überlebenden liegt dagegen die Bereitschaft, einen offenen und aufrichtigen Dialog zu führen, sich mit Ängsten und Argumenten unvoreingenommen auseinanderzusetzen und unterschiedliche Sichtweisen sowie unterschiedliche Einstellungen nicht vorschnell auf eine besondere psychische Situation infolge erlittener Traumatisierung zurückzuführen. Die Untersuchungsteilnehmer waren vor allem an Kontakten zu anderen Menschen, die fähig und bereit sind, aus der Geschichte zu lernen, interessiert. Wir haben an mehreren Stellen des vorliegenden Buches darauf hingewiesen, daß die Bemühungen um eine Weitergabe von Wissen und Erfahrungen auf die empfundene Verpflichtung, einen Beitrag zu einer besseren Gesellschaft zu leisten, zurückgeht. Aus diesem Grunde ist das Bedürfnis, mit anderen über die Zeit im „Dritten Reich" zu sprechen, nicht mit einer Aufarbeitung der eigenen Vegangenheit gleichzusetzen. Auch diese Aussage verdeutlicht, daß die in Diskussionen des Schicksals der Überlebenden des Holocaust lange Zeit vorherrschende psychopathologische Perspektive zu ergänzen ist.

Der Titel des Buches: „Wir haben uns als Deutsche gefühlt" weist darauf hin, daß die persönliche Beziehung zu Deutschland, zu seiner Bevölkerung, zu seiner Geschichte und Kultur im Vordergrund unserer Analysen stand. Unser Forschungsprojekt hat deutlich gemacht, daß dieses Verhältnis von Person zu Person unterschiedlich ausfällt. Manche der von uns befragten Personen hoben in den Interviews zunächst hervor, daß sie von Deutschland „nichts mehr wissen möchten", daß sie nicht mehr Deutsch sprechen, daß sie nach dem Ende des Nationalsozialismus nicht mehr deutschen Boden betreten haben und daß sie Kontakte zu Deutschen sowie die Beschäftigung mit deutscher Literatur meiden. Und doch hatten sie der Teilnahme an unserem Projekt zugestimmt. Als Grund hierfür nannten sie die subjektiv erlebte Verpflichtung, nachfolgenden Generationen vor Augen zu führen, wohin Diktatur, Diskriminierung und Antisemitismus führen können. Auch betonten sie während der Interviews, daß es für sie eine Hilfe bei der Verarbeitung von Erinnerungen an Verfolgung, Flucht und Gefangenschaft sei, zu wissen, daß sich Menschen in Deutschland mit der Geschichte der (ehemaligen) jüdischen Emigranten und Lagerhäftlinge beschäftigen. Nach Abschluß des Interviews stellten uns einige Teilnehmer die Frage, wie wir den öffentlichen Diskurs in Deutschland über das Schicksal der Juden beurteilen, und baten uns, über historische, gesellschaftliche und kulturelle Entwicklungen in Deutschland zu berichten. So wurde im Laufe der Interviews des öfteren ein Interesse an politischen, gesellschaftlichen und kulturellen Strömungen in Deutschland deutlich.

Andere beschrieben ihr Verhältnis zu Deutschland, seinen Menschen, seiner Geschichte und Kultur als „gespalten". Manche äußerten großes Interesse an Literatur, Kunst und Musik aus diesem Land, doch betonten sie gleichzeitig, daß es für sie unmöglich (gewesen) sei, wieder deutschen Boden zu betreten. Manche gaben an, daß sie die Beschäftigung mit Deutschland, seiner Geschichte und Kultur eigentlich zu meiden versuchen, daß sie aber in Situationen, in denen sie Musik eines deutschen Komponisten hören oder ein Kunstwerk eines deutschen Malers erblicken, „Wehmut" empfinden. Für sie sei Deutschland einerseits „weit entfernt", andererseits in vielen Situationen „sehr nah".

Wir trafen in den Interviews auf eine dritte Gruppe von Personen, die die Überzeugung vertraten, daß das heutige Deutschland mit dem „Dritten Reich" nicht vergleichbar sei; so fiel es ihnen auch nicht schwer, nach Deutschland zu reisen. Manche hoben hervor, daß sie sich häufiger mit der Möglichkeit beschäftigt hätten, wieder in Deutschland zu leben, doch die Integration im Emigrationsland und die hohen (seelischen wie praktischen) Anforderungen, die mit einer Rückkehr verbunden seien, hätten sie daran gehindert, diesen Plan in die Tat umzusetzen.

Schließlich nahmen an unserer Studie Personen teil, die nach mehreren Jahrzehnten der Emigration wieder nach Deutschland zurückgekehrt oder die nach der Befreiung aus dem Vernichtungslager in Deutschland geblieben sind. Einige dieser Menschen betonten in den Interviews, daß sie sich heute trotz allem wieder als „Deutsche" fühlen und mit diesem Land, in dem ihre Familie über viele Generationen verwurzelt war und in dem sie ihre Kindheit und Jugend verbracht haben, identifizieren. Doch ist das Leben in Deutschland häufig mit Problemen und Zweifeln verbunden. Mehrere Problemkreise, die unmittelbare Auswirkungen auf das eigene Erleben haben, wurden genannt: So zum Beispiel die Begegnung mit Menschen, deren Verhalten und Äußerungen nahelegen, daß sich diese früher mit der Ideologie des Nationalsozialismus identifiziert hatten oder Teile dieser Ideologie noch heute vertreten, dann auch fremdenfeindliche Ausschreitungen, vor allem gegenüber ausländischen Mitbürgern, rechtsradikale Parolen oder antisemitische Äußerungen. Keine der von uns befragten Personen vertrat die Annahme, Deutschland sei allgemein ein „fremdenfeindliches Land", Deutsche hätten grundsätzlich ein „gestörtes Verhältnis zur Geschichte" oder das Schicksal der Juden in der.Zeit des Nationalsozialismus werde in Deutschland generell nicht ausreichend thematisiert. Doch wurde betont, daß es in Deutschland Gruppierungen gebe, die sich feindselig gegenüber ausländischen Mitbürgern verhalten, daß man auf Menschen gestoßen sei, die in ihren Äußerungen eine gewisse Nähe zur nationalsozialistischen Ideologie hätten erkennen lassen oder die die Ansicht vertreten hätten, daß es heute nicht mehr notwendig sei, öffentlich über das Schicksal der Juden in der Zeit des Nationalsozialismus zu sprechen. Gerade in solchen Situationen können Ängste und Zweifel auftreten, ob die Entscheidung, in Deutschland zu bleiben oder wieder nach Deutschland zurückzukehren, richtig gewesen ist; gerade dann kann der Eindruck entstehen, daß eine Identifikation mit Deutschland gegenüber den Opfern des Nationalsozialismus bis heute nicht zu verantworten ist.

Die Frage nach „der Identität" (ehemaliger) jüdischer Emigranten und Lagerhäftlinge in Deutschland muß offen bleiben. Inwieweit sich diese – ähnlich wie die Mehrzahl der Juden der Weimarer Republik – als „deutsche Juden" oder eher – wie die offizielle Bezeichnung ihrer Zentralvertretung nahezulegen scheint – als „Juden in Deutschland" verstehen, ist unseres Erachtens nicht nur eine Frage der sozialen, sondern gerade auch der persönlichen Identität. Das relative Ausmaß einer Identifikation mit Deutschland und mit dem Judentum ist das Ergebnis einer persönlichen Präferenz, die sich auf der Grundlage der individuellen Entwicklung ausbildet. Diese Präferenz kann – so haben unsere Ergebnisse gezeigt – sehr unterschiedlich ausfallen. Für den öffentlichen Diskurs in Deutschland gilt aber in jedem Falle, daß die Überlebenden der nationalsozialistischen Judenverfolgung nicht ein weiteres Mal sozial ausgegrenzt werden dürfen.

Abschließend gehen wir auf die Frage ein, wie Gespräche mit ehemaligen jüdischen Emigranten und Lagerhäftlingen über die persönliche Vergangenheit und über das Schicksal der Juden in Deutschland – vor allem im nationalsozialistischen Deutschland – geführt werden können, ohne daß durch diese Gespräche zusätzliche seelische Belastungen verursacht werden. Diese Frage ist insofern von großer Bedeutung, als in unserer Studie der Nachweis erbracht werden konnte, daß belastende Erinnerungen im Alter immer wieder auftreten und dabei vor allem bei den ehemaligen Lagerhäftlingen eine sehr hohe Intensität zeigen. Es kann also davon ausgegangen werden, daß bei den meisten ehemaligen jüdischen Emigranten und Lagerhäftlingen dieser Teil der Vergangenheit „gegenwärtig" ist, und daß eine hohe Sensibilität gegenüber der Art und Weise besteht, wie heute in Deutschland über das Schicksal der Juden im „Dritten Reich" gesprochen wird. Darüber hinaus geht aus den Befunden unserer Studie eindeutig hervor, daß die Erinnerungen an die persönliche Vergangenheit im Holocaust mit intensiven Gefühlen verbunden sind, die meistens nicht bewußt „kontrolliert" werden können, sondern eher einen „überwältigenden" Charakter haben. Wird in der Öffentlichkeit das Schicksal der Juden im nationalsozialistischen Deutschland verschwiegen, oder werden sogar Diskriminierung, Verfolgung und Ermordung geleugnet, so werden bei den Überlebenden des Holocaust Gefühle der Entfremdung gegenüber Deutschland und den Deutschen sowie Verbitterung über die fehlende Sensibilität hervorgerufen oder verstärkt. Auf der anderen Seite muß vermieden werden, daß durch unvorsichtig geführte, in die Intimsphäre des Menschen eindringende Gespräche Erinnerungen geweckt werden, vor denen sich diese Menschen zu schützen versuchen. In unserer Untersuchung wurde deutlich, daß solche Erinnerungen immer wieder auftreten – spontan oder angestoßen durch Ereignisse, Erlebnisse und Überlegungen. Doch zugleich versuchen die meisten Menschen, die Ausbreitung dieser Erinnerungen – in dem Sinne, daß immer mehr Ereignisse und Erlebnisse erinnert werden – oder die Zunahme ihrer Intensität – in dem Sinne, daß die Erinnerungen immer stärker aktuelles Erleben und Verhalten bestimmen – möglichst weit zu vermeiden. Wenn man in Gesprächen die schlimmsten Erlebnisse und Erfahrungen, wie zum Beispiel Deportation, Ankunft im Lager oder das Leben im Lager thematisiert, dann muß man damit rechnen, daß man die persönlichen Bemühungen dieser Menschen um eine möglichst weite Einengung der Erinnerungen erheblich behindert und zu einer möglichen Ausweitung und Intensivierung der Erinnerungen beiträgt. Sensibilität gegenüber der Situation ehemaliger Emigranten und Lagerhäftlinge in der Vergangenheit und Gegenwart bedeutet eben nicht, daß man Ausschnitte aus der persönlichen Vergangenheit thematisiert, die mit stärksten Traumatisierungen verbunden gewesen sind. Sensibilität meint vielmehr, daß man den Opfern des Holocaust gegenüber signalisiert, daß man das Schicksal der Juden im Nationalsozialismus sehr ernst nimmt, daß man dieses Schicksal nicht verschweigt, sondern – im Gegenteil – eine verantwortungsvolle öffentliche Auseinandersetzung mit diesem Thema zu unterstützen versucht. Die meisten Untersuchungsteilnehmer haben nach Abschluß des Interviews hervorgehoben, daß sie an unserer Befragung teilgenommen haben, weil ihnen *(a)* damit die Möglichkeit eröffnet worden sei, „Zeugnis abzulegen" und ihre Erfahrungen an nachfolgende Generationen weiterzugeben, weil sie *(b)* schon lange nach einer Möglichkeit gesucht hätten, einem anderen Menschen vom persönlichen Schicksal im Nationalsozialismus zu berichten, ohne dabei zu detailliert über Erlebnisse und Erfahrungen sprechen zu müssen, und weil sie *(c)* positiv bewertet hätten, daß es auch heute in Deutschland Menschen gibt, denen das Schicksal der Juden im Holocaust nicht gleichgültig ist, sondern die sich – im Gegenteil – bewußt mit diesem Teil der deutschen Geschichte auseinandersetzen.

Wie wir bei der Darstellung des methodischen Vorgehens hervorgehoben haben, sollten die Untersuchungsteilnehmer selbst entscheiden, über welche Erlebnisse und Erfahrungen sie sprechen wollten und über welche nicht. In den Interviews mit ehemaligen Lagerhäftlingen haben wir sogar ausdrücklich betont, daß wir nicht über die Deportation und das Leben im Lager sprechen wollten, um nicht Erinnerungen zu wecken, die nach Abschluß des Interviews Menschen noch viele Tage oder Wochen quälen würden. Diese Hinweise wurden von fast allen Untersuchungsteilnehmern mit Erleichterung aufgenommen und positiv bewertet. Uns ging es bei der Frage nach Erinnerungen an die persönliche Situation im Holocaust lediglich darum, Auskunft darüber zu erhalten, *welche* Erlebnisse und Erfahrungen erinnert würden und in welchen Situationen diese Erinnerungen aufträten. Mit anderen Worten: Die Erinnerungen sollten nur kurz umschrieben (oder benannt), aber keinesfalls detailliert geschildert werden. Mit diesem methodischen Vorgehen konnten wir einerseits deutlich machen, daß *(a)* die ehemaligen Emigranten und Lagerhäftlinge auch im Alter mit einer Vielzahl von Erinnerungen konfrontiert werden, daß *(b)* die Erinnerungen in vielen Fällen stark ausgeprägt sind und von intensiven Gefühlen begleitet werden, und daß *(c)* Erinnerungen in sehr verschiedenartigen Situationen auftreten können. Gleichzeitig – und diese Feststellung ist besonders wichtig – konnten wir durch dieses methodische Vorgehen vermeiden, daß durch die Befragung selbst zum Auftreten von Erinnerungen oder zur Zunahme der Intensität dieser Erinnerungen beigetragen wurde.

Wir denken, daß dieses methodische Vorgehen auch Anregungen für persönliche Gespräche mit ehemaligen jüdischen Emigranten und Lagerhäftlingen geben kann. Zunächst ist zu beachten, daß nicht auf die Darstellung persönlicher Erlebnisse und Erfahrungen gedrängt wird. Wir können nicht beurteilen, *in welchen Aspekten* die persönliche Vergangenheit gegenwärtig ist, das heißt, welche Erlebnisse und Erfahrungen aktuell präsent sind und welche nicht. Wir können zudem nicht beurteilen, mit welchen Gefühlen spezifische Erlebnisse und Erfahrungen der Vergangenheit verbunden sind und in welchem

Umfang diese Erlebnisse und Erfahrungen „nachwirken" würden, wenn sie im persönlichen Gespräch ausführlich thematisiert würden. Die Mehrzahl der Teilnehmer hat während oder nach der Befragung spontan darauf hingewiesen, daß eine Thematisierung jener Erlebnisse und Erfahrungen, die mit besonders hohen Belastungen verbunden waren, wahrscheinlich dazu geführt hätte, daß diese über viele Tage oder Wochen in vollem Umfang bewußt gewesen wären und damit in der Gegenwart hohe Belastungen verursacht hätten. Anders ausgedrückt: Hätten wir solche Erlebnisse und Erfahrungen direkt angesprochen und um deren ausführliche Darstellung gebeten, dann hätten wir in Kauf genommen, die Gesprächspartner hohen seelischen Belastungen auszusetzen, die zudem lange andauern. Damit ist ein entscheidender Punkt angesprochen: Ehemaligen jüdischen Emigranten und Lagerhäftlingen ist nicht damit „geholfen" (sofern überhaupt „Hilfe" die korrekte Kategorie oder das angemessene Ziel bildet), daß man diese drängt, über Erlebnisse und Erfahrungen im Holocaust zu sprechen, die traumatisierende Wirkung gehabt haben. Vielmehr genügt es unserer Erfahrung nach, daß man sich in Gesprächen gegenüber Themen der persönlichen Geschichte und gegenüber der persönlichen Auseinandersetzung mit dem aktuellen Verhältnis zu Deutschland, seiner Kultur und Geschichte öffnet. Natürlich werden in solchen Gesprächen persönliche Erlebnisse und Erfahrungen immer wieder angesprochen – sei es, daß diese dem Gesprächspartner spontan einfallen (wobei unsere Analyse gezeigt hat, daß nicht wenige Situationen in der Gegenwart persönlich bedeutsame „Zeichen" enthalten, die die Erinnerung an spezifische Erlebnisse und Erfahrungen hervorrufen), oder sei es, daß sie zur Veranschaulichung bestimmter Gedanken und Überlegungen angeführt werden. Doch sollte beachtet werden, daß es *(a)* ganz allein von dem Gesprächspartner abhängen sollte, mit welcher Ausführlichkeit und Tiefe solche Erlebnisse und Erfahrungen angesprochen werden, und daß *(b)* ein ausreichendes Maß an Sensibilität für die psychische Situation des Gesprächspartners notwendig ist, die uns in die Lage versetzt, den Bericht über spezifische Erlebnisse und Erfahrungen dann auf eine „allgemeinere" Ebene zu lenken, wenn wir spüren, daß die Darstellung dieser Erlebnisse und Erfahrungen den Gesprächspartner stark belastet.

In diesem Zusammenhang ist eine kritische Auseinandersetzung mit dem leichtfertigen Gebrauch des Begriffs „Hilfe" in den persönlichen Gesprächen notwendig. Nicht selten wird in der Öffentlichkeit die Annahme vertreten, die Überlebenden des Holocaust seien auf unsere Hilfe angewiesen, und durch die Thematisierung ihres Schicksals in persönlichen Gesprächen könnten wir die notwendige Hilfe leisten. Dieser Annahme ist entgegen zu halten, daß „Hilfe" im Erleben der ehemaligen Emigranten und Lagerhäftlinge *eben nicht* die entscheidende Kategorie oder das entscheidende Bedürfnis bildet. Vielmehr geht es den meisten dieser Menschen darum, daß in unserer Gesellschaft das Schicksal der Juden im Nationalsozialismus nicht vergessen oder in einem falschen Licht dargestellt wird, daß mit Taktgefühl über dieses Schicksal gesprochen wird und daß man mit Taktgefühl jenen Menschen begegnet, die dieses Schicksal erlebt haben.

Literaturverzeichnis

Bade KJ (Hrsg) (1992) Deutsche im Ausland – Fremde in Deutschland: Migration in Geschichte und Gegenwart. Beck, München
Baeyer W v, Häfner H, Kisker HP (1964) Psychiatrie der Verfolgten. Springer, Heidelberg
Benz W (1991) Das Exil der kleinen Leute. Alltagserfahrungen deutscher Juden in der Emigration. Beck, München
Berger L (1983) A psychological perspective of the holocaust: Is mass murder part of human behavior? In: Braham RL (Ed) Perspectives on the holocaust. Kluwer-Nijhoff Publishing, Dordrecht, pp 23–49
Blank I (1992) „... nirgends eine Heimat, aber Gräber auf jedem Friedhof": Ostjuden in Kaiserreich und Weimarer Republik. In: Bade KJ (Hrsg) Deutsche im Ausland – Fremde in Deutschland: Migration in Geschichte und Gegenwart. Beck, München, S 324–332
Blaschke M (1992) „Deutsch-Amerika" in Bedrängnis: Krise und Verfall einer „Bindestrichkultur". In: Bade KJ (Hrsg) Deutsche im Ausland – Fremde in Deutschland: Migration in Geschichte und Gegenwart. Beck, München, S 170–178
Bortz J (1993) Statistik. Springer, Heidelberg
Braham RL (Ed) (1983) Perspectives on the Holocaust. Kluwer-Nijhoff Publishing, Dordrecht
Brim OG (1960) Personality development as role-learning. In: Iscoe I, Stevenson HW (Eds) Personality development in children. University Texas Press, Austin, pp 23–49
Brumlik M (1986) Die Angst vor dem Vater. Judenfeindliche Tendenzen im Umkreis neuer sozialer Bewegungen. In: Silbermann A, Schoeps JH (Hrsg) Antisemitismus nach dem Holocaust. Bestandsaufnahme und Erscheinungsformen in deutschsprachigen Ländern. Westdeutscher Verlag, Köln, S 100–125
Buszko J (Hrsg) (1988) Auschwitz. Faschistisches Vernichtungslager. Polska Agencja Interpress, Warschau
Chodoff P (1997) The holocaust and its effects on survivors: an overview. Political Psychology 18:147–157

Cooley ChH (1968) Human nature and the social order. Schocken, New York
Eisner JP (1983) The genocide bomb: the holocaust through the eyes of a survivor. In: Braham RL (Ed) Perspectives on the holocaust. Kluwer-Nijhoff Publishing, Dordrecht, pp 149–164
Eitinger L (1990) KZ-Haft und psychische Traumatisierung. Psyche 2:118–132
Epstein H (1987) Die Kinder des Holocaust. Gespräche mit Söhnen und Töchtern von Überlebenden. Beck, München
Erel S (1983) Neue Wurzeln. 50 Jahre Immigration deutschsprachiger Juden nach Israel. Bleicher Verlag, Gerlingen
Erikson EH (1980) Identität und Lebenszyklus. Suhrkamp, Frankfurt
Fleischmann L (1981) Dies ist nicht mein Land. Eine Jüdin verläßt die Bundesrepublik. Heine, Hamburg
Frey D, Irle M (Hrsg) (1993) Theorien der Sozialpsychologie, Bd. 1–3, Huber, Bern
Friedmann P (1948) Some aspects of concentration camp psychology. American Journal of Psychiatry 105:601–605
Geulen D (1989) Das vergesellschaftete Subjekt. Zur Grundlegung der Sozialisationstheorie. Suhrkamp, Frankfurt/M
Giordano R (1990) Die zweite Schuld oder von der Last, Deutscher zu sein. Heine, Hamburg
Goffman E (1967) Stigma. Über Techniken der Bewältigung beschädigter Identität. Suhrkamp, Frankfurt
Goffman E (1990) The presentation of self in everyday life. Penguin Books, London
Graumann CF (1983) On multiple identities. Political Dimensions of Psychology 19:11–18
Hamburger Institut für Sozialforschung (Hrsg) (1994) Die Auschwitz-Hefte. Texte der polnischen Zeitschrift „Przeglad Lekarski" über historische, psychische und medizinische Aspekte des Lebens und Sterbens in Auschwitz. Beltz, Weinheim
Heenen-Wolff S (1992) Im Haus des Henkers. Gespräche in Deutschland. Dvorah Verlag, Frankfurt/Main
Heydecker JJ, Leeb J (1979) Der Nürnberger Prozeß. Kiepenheuer & Witsch, Köln
Hofer W (1985) Stufen der Judenverfolgung im Dritten Reich 1933–1939. In: Strauss HA, Kampe N (Hrsg) Antisemitismus. Von der Judenfeindschaft zum Holocaust. Campus, Frankfurt/M, S 36–58
Krappmann L (1993) Soziologische Dimensionen der Identität. Klett, Stuttgart
Kruse A (1989) Psychologie des Alters. In: Kisker KP, Lauter H, Meyer JE, Müller C, Strömgren E (Hrsg) Psychiatrie der Gegenwart, Band VIII: Alterspsychiatrie. Springer, Heidelberg, S 1–58
Kruse A (1992) Alter im Lebenslauf. In: Baltes PB, Mittelstraß J (Hrsg) Zukunft des Alterns und gesellschaftliche Entwicklung. de Gruyter, Berlin, S 331–355
Kruse A (1995) Entwicklungspotentialität im Alter. In: Borscheid P (Hrsg) Alter und Gesellschaft. Wissenschaftliche Verlagsgesellschaft, Stuttgart, S 63–86

Kruse A (1996) Alltagspraktische und sozioemotionale Kompetenz. In: Baltes MM, Montada L (Hrsg) Produktives Leben im Alter. Campus, Frankfurt, S 290–322

Krystal H, Niederland W (1968) Clinical observations on the survivor syndrome. In: Krystal H (Ed) Massive psychic trauma. International Universities Press, New York, pp 327–348

Krystal H, Niederland W (1971) Psychic traumatization. Little Brown, Boston

Lehr R (1988) Was ist Antisemitismus? Entstehung des Begriffs und konkreter Inhalt. In: Pototschnig F, Putzer P, Rinnerthaler A (Hrsg) Semitismus und Antisemitismus in Österreich. Roman Kovar Verlag, München, S 19–26

Lehr U (1978) Das mittlere Erwachsenenalter – ein vernachlässigtes Gebiet der Entwicklungspsychologie. In: Oerter R (Hrsg) Entwicklung als lebenslanger Prozeß. Hoffmann & Campe, Hamburg, S 147–177

Lehr U (1995) Zur Geschichte der Entwicklungspsychologie der Lebensspanne. In: Kruse A, Schmitz-Scherzer R (Hrsg) Psychologie der Lebensalter. Steinkopff, Darmstadt, S 3–14

Lehr U, Thomae H (1991) Alltagspsychologie. Aufgaben, Methoden, Ergebnisse. Wissenschaftliche Buchgesellschaft, Darmstadt

Lipstadt DE (1994) Denying the holocaust. The growing assault on truth and memory. Penguin Books, New York

Luel S, Marcus P (Eds) (1984) Psychoanalytic reflexions on the holocaust. Springer, New York

Majer D (1992) Justiz zwischen Anpassung und Konflikt am Beispiel der „Euthanasie". In: Jockusch U, Scholz L (Hrsg) Verwaltetes Morden im Nationalsozialismus. Roderer Verlag, Regensburg, S 26–40

Matussek P (1971) Die Konzentrationslagerhaft und ihre Folgen. Springer, Heidelberg

Mead GH (1968) Geist, Identität und Gesellschaft. Suhrkamp, Frankfurt/Main

Möller H (1984) Exodus der Kultur. Schriftsteller, Wissenschaftler und Künstler in der Emigration nach 1933. Beck, München

Morey L, Blashfield RK, Skinner HA (1983) A comparison of cluster analysis techniques within a sequential validation framework. Multiple Behavior Research 18:309–329

Niederland W (1980) Folgen der Verfolgung. Das Überlebenden-Syndrom. Suhrkamp, Frankfurt/Main

Parsons T (1959) An approach to psychological theory in terms of the theory of action. In: Koch S (Ed) Psychology: A study of science Vol. 3. McGraw-Hill, New York, pp 612–711

Riegner KJ (1991) Transiciones. Mi bioraphia hasta 1938. Edición privada y limitada, Buenos Aires

Rosen KH (1985) Vorurteile im Verborgenen. Zum Antisemitismus in der Bundesrepublik Deutschland. In: Strauss HA, Kampe N (Hrsg) Antisemitismus: Von der Judenfeindschaft zum Holocaust. Campus Verlag, Frankfurt/Main, S 256–279

Rosenberg A (1983) The philosophical implications of the holocaust. In: Braham RL (Ed) Perspectives on the holocaust. Kluwer-Nijhoff Publishing, Dordrecht, pp 1–18

Rosh L, Jäckel E (1990) Der Tod ist ein Meister aus Deutschland. Deportation und Ermordung der Juden, Kollaboration und Verweigerung in Europa. Hoffmann & Campe, Hamburg

Rürup R (1987) Emanzipation und Antisemitismus. Studien zur „Judenfrage" der bürgerlichen Gesellschaft. Fischer, Frankfurt/M

Rustin SL (1983) The post-holocaust generations: A psychological perspective. In: Braham RL (Ed) Perspectives on the holocaust. Kluwer-Nijhoff Publishing, Dordrecht, pp 30–40

Scheffler W (1985) Wege zur „Endlösung". In: Strauss HA, Kampe N (Hrsg) Antisemitismus. Von der Judenfeindschaft zum Holocaust. Campus, Frankfurt/M, S 186–214

Schmitt E, Kruse A (1998) Die Gegenwart des Holocaust im Erleben zurückgekehrter jüdischer Emigranten. In: Kruse A (Hrsg) Psychosoziale Gerontologie, Band I: Grundlagen. Hogrefe, Göttingen, S 276–298

Schoeps JH (1992) Jüdisches Leben im Nachkriegsdeutschland. In: Nachama A, Schoeps JH (Hrsg) Jüdische Lebenswelten. Essays. Jüdischer Verlag/Suhrkamp, Frankfurt/Main, S 352–384

Schultz J (1989) Es ist ein Weinen in der Welt. Quell-Verlag, Stuttgart

Schwarcz AJ (1995) Trotz allem ... Die deutschsprachigen Juden in Argentinien. Böhlau Verlag, Wien

Seligmann R (1991) Mit beschränkter Hoffnung: Juden, Deutsche, Israelis. Hoffmann und Campe, Hamburg

Silbermann A (1982) Sind wir Antisemiten? Ausmaß und Wirkung eines sozialen Vorurteils in der Bundesrepublik Deutschland. Westdeutscher Verlag, Köln

Silbermann A, Sallen H (1992) Juden in Westdeutschland. Selbstbild und Fremdbild einer Minorität. Westdeutscher Verlag, Köln

Sofsky W (1993) Die Ordnung des Terrors: Das Konzentrationslager. Fischer, Frankfurt/Main

Strauss HA (1985) Der Holocaust. Reflexionen über die Möglichkeit einer wissenschaftlichen Annäherung. In: Strauss HA, Kampe N (Hrsg) Antisemitismus. Von der Judenfeindschaft zum Holocaust. Campus, Frankfurt/M, S 215–233

Strauss HA, Kampe N (Hrsg) (1985) Antisemitismus. Von der Judenfeindschaft zum Holocaust. Campus, Frankfurt/M

Strauss HA, Röder W (1980–1983) Biographisches Handbuch der deutschsprachigen Emigration nach 1933. Saur Verlag, München

Tajfel H (1981) Human groups and social categories. Cambridge University Press, London

Tajfel H (1982a) Social psychology of intergroup relations. Annual Review of Psychology 33:1–30

Tajfel H (1982b) Social identity and intergroup relations. Cambridge University Press, London

Thomae H (1996). Das Individuum und seine Welt. Göttingen: Hogrefe

Thomae H, Lehr U (1986) Stages, crises, and life-span development. In: Sørensen AB, Weinert FE, Sherrod LR (Eds) Human development and the life course. Erlbaum, Hillsdale, NJ, pp 429–444

Volkov S (1990) Jüdisches Leben und Antisemitismus im 19. und 20. Jahrhundert. Beck, München

Sachverzeichnis

Affidavit 24
Akkulturation im Emigrationsland 172, 206–208, 227
American Jewish Joint Distribution Committee 32
Antijudaismus 103–104
Antisemitismus in der BRD 222, 224–225
Antisemitismus im Zielland der Emigration 24, 42, 78
Arisierung 15, 21, 51–52, 158, 238
Assimilation der deutschen Juden 65–66, 103, 149, 214–215
Asylrecht in der BRD 164
Ausreiseverbot – siehe Auswanderungsverbot
Auswanderungsstatistik 15–16, 25
Auswanderungsbestimmungen 21
Auswanderungsmöglichkeiten 21, 107
Auswanderungsverbot 16, 23
Authentizität der Erlebnisberichte 150–151

Barrieren sozialer Integration 225
Begutachtung von Folgen der Verfolgung 5
Bernstein-Linie 38–39
(Bildungs-)Bürgertum 3, 34, 64–66, 142, 194
Bund deutsch-jüdischer Jugend 32

Centralverein deutscher Staatsbürger jüdischen Glaubens 32, 123, 214
Colonia Avigdor 56

Deutsche Auswanderung vor 1933 26–27
Deutsche Staatsangehörigkeit 3–4, 115, 244, 265
Displaced Persons 244
Durchwanderung 26

Einwanderung in die Vereinigten Staaten 26–27
Einwanderung nach Palästina 25
Einwanderungsbestimmungen 19–20, 22–24, 39–40
Einwanderungsquoten 23
Einwanderungsstatistik 14
Emigrantenkultur 168, 208
Erlebte Mitverantwortung 165, 182–183, 255, 269
Ermächtigungsgesetz 237
Euthanasieprogramm 239–240

Familienzusammenführung 24
Fremdenfeindlichkeit in der BRD 7, 99–101, 164, 222–224, 272

Gesprächsführung 8, 120–121, 128, 135–136, 150–151, 270, 272–276

Sachverzeichnis

Haavara 18
Hilfsverein deutschsprechender Juden in Buenos Aires 19, 140
Hoover-Directive 23

Inflation in Argentinien 59, 94–96

Judenboykott 15, 51
Jüdische Bevölkerung vor 1933 14
Jüdische Gemeinden in Argentinien 18–19
Jüdische Winterhilfe 35–37
Jüdische Wohlfahrtspflege 34–36
Jugendaliya 18

Kollektivschuld 61–62, 167
Konfrontation mit Antisemitismus 158, 162–165, 167
Kulturelle Emigration 17, 23
Kulturelle Identität 7, 73–74, 103–104, 168, 204, 271
Kulturelle Leistungen jüdischer Emigranten 5, 17–19, 149
KZ-Syndrom – siehe Überlebendensyndrom

Llamada 24
Lebensperspektive 5–6, 172, 258, 265, 268
Lebensrückblick 31, 180–181, 185–186, 202–203
LPC-Klausel 23–24, 207

Machtergreifung 3, 14, 21, 31
Madagaskarplan 238
Militärdiktatur in Argentinien 75–77, 93–94, 220
Moderner Antisemitismus 19

Nürnberger Gesetze 21

Öffentliche Auseinandersetzung mit der Zeit im Nationalsozialismus 25, 158, 168, 183, 224, 269–270
Ostjuden 123, 141, 193

Patriotismus der deutschen Juden 102, 106, 202
Pestalozzi-Schule 78–79
Phasen der Judenverfolgung im Nationalsozialismus 15–16, 21
Politisches Exil 15, 17, 20
Psychopathologisch orientierte Holocaustforschung 4–5, 149–150, 270

Reichsbund jüdischer Frontsoldaten 214
Reichsfluchtsteuer 87
Reichskristallnacht 15, 21, 23, 68, 104–107, 238
Reichstagsbrand 37, 237
Reichsvertretung der Juden in Deutschland 32
Riegner-Gruppe 32, 67–69

San Miguel 19, 140
Selbstverständnis als „deutsch" 4, 6, 22, 31, 149, 163–164, 168, 202, 207, 222, 253, 255, 272
Soziale Aufstiegsmuster 33, 181
Soziale Integration im Emigrationsland 220
Soziale Kategorisierung 193–194, 197
Soziale Kontakte zu nichtjüdischen Deutschen 166, 182, 222, 224
Soziale Sicherung 217
Sozialstruktur der deutschen Juden 16, 18, 265
Soziale Vergleiche – siehe soziale Kategorisierung
Subjektive Gliederung des Lebenslaufs 119, 125–127, 171, 257–259

Überlebendensyndrom 4, 149
Überlebensschuld 162, 185–186, 259

Volks- und Berufszählung von 1933 18

Wahrnehmung antisemitischer Einstellungen in der BRD 213
Wannseekonferenz 240–241
Weiterwanderung 25, 27, 44, 264
Wiedergutmachung 20, 202, 258
Wirtschaftliche Bedeutung der jüdischen Emigration 18

Zeitgeschichtlicher Hintergrund 266
Zentralrat der Juden in Deutschland 214
Zentralstelle für jüdische Auswanderung 15
Zionismus 25, 115–116, 214

Bildnachweis

UMSCHLAG:
Klassenfoto aus dem Jahre 1933. Bad Soden, Privatbesitz.

KAPITEL 1:
Auswanderungsinformationsblätter im jüdischen Hilfsverein. Berlin, Bildarchiv Abraham Pisarek.

KAPITEL 2:
Warteraum der Auswandererberatung beim jüdischen Hilfsverein. Foto von A. Pisarek aus dem Jahre 1936. Berlin, Bildarchiv Abraham Pisarek.

KAPITEL 3:
Fremdsprachenunterricht für auswanderungswillige Juden beim jüdischen Hilfsverein. Foto von A. Pisarek aus dem Jahre 1936. Berlin, Bildarchiv Abraham Pisarek.

KAPITEL 4:
Jugendaliya. Abreise vom Anhalter Bahnhof Berlin am 7.9.1936. Foto von A. Pisarek. Berlin, Bildarchiv Abraham Pisarek.

KAPITEL 5:
Ein letztes Lebewohl am Kai. Foto aus dem Jahre 1938. Berlin, Bildarchiv preussischer Kulturbesitz.

KAPITEL 6:
Morgengebet an Bord eines Auswandererschiffes nach Südamerika. Foto von B. Federmeyer aus dem Jahre 1938. Berlin, Bildarchiv preussischer Kulturbesitz.

KAPITEL 7:
„Vaterland" – später „Leviathan" – in ihren New Yorker Docks. Foto aus dem Jahre 1931. Berlin, Ullstein Bilderdienst.

KAPITEL 8:
Einwanderer auf Ellis Island. Ein Auswandererschiff ist angekommen. Foto aus dem Jahre 1931. Berlin, Ullstein Bilderdienst.

KAPITEL 9:
Ellis Island (Einwanderungsprüfstelle der USA). Foto von E. Solomon aus dem Jahre 1930. Berlin, Ullstein Bilderdienst.

KAPITEL 10:
Jüdischer Kindergarten in Berlin, Spielkreis der Berliner Zionistischen Vereinigung. Foto von A. Pisarek aus dem Jahre 1935. Berlin, Bildarchiv Abraham Pisarek.

KAPITEL 11:
Korrespondenzblatt über Auswanderungs- und Siedlungswesen, Augustausgabe 1934 (herausgegeben vom Hilfsverein der deutschen Juden). Berlin, Bildarchiv Abraham Pisarek.